»Ich liebe dich nicht, aber ich möchte es mal können«

Das Buch

Tessa Korbers Sohn ist Autist. Man sieht Simon die Krankheit nicht sofort an. Wenn er sich im Supermarkt auf den Boden wirft und anfängt, laut zu schreien, erteilen ihr fremde Leute Erziehungsratschläge. Von morgens um 5 bis nachts um 22 Uhr ist sie seine Aufpasserin, Antreiberin, Welt-Vermittlerin und Dolmetscherin. Immer muss sie damit rechnen, dass er plötzlich wie wild um sich schlägt. Wenn sie ihn umarmt, weiß sie nicht, was von ihrer Zuneigung bei ihm ankommt. Was bedeutet es, akzeptieren zu müssen, dass das eigene Kind zur ewigen Abhängigkeit verdammt ist? Wo bleiben die eigenen Gefühle, wo bleibt das eigene Leben? In diesem Buch beschreibt Tessa Korber beeindruckend ehrlich die extremen Herausforderungen, die Simons Erkrankung von ihr abverlangt. Sie beschönigt nichts. Sie liebt ihren Sohn über alles und weiß, dass er ihre Unterstützung braucht. Doch die Liebe zu ihm kostet sie alle Kraft, die sie hat.

Die Autorin

Tessa Korber, Jahrgang 1966, ist Autorin zahlreicher historischer Romane und Krimis. Sie lebt in der Nähe von Nürnberg und ist Mutter von zwei Kindern. 2000 wurde ihr autistischer Sohn geboren.

Tessa Korber

Ich liebe dich nicht,
aber ich möchte es mal können

List Taschenbuch

Besuchen Sie uns im Internet:
www.list-taschenbuch.de

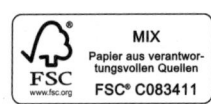

Ungekürzte Ausgabe im List Taschenbuch
List ist ein Verlag der Ullstein Buchverlage GmbH, Berlin.
1. Auflage Juni 2015
© Ullstein Buchverlage GmbH, Berlin 2012 / Ullstein Verlag
Umschlaggestaltung: Bürosüd° GmbH, München
nach einer Vorlage von Cornelia Niere, München
Titelabbildung: © Alex Telfer / gallerystock.com
Satz: Pinkuin Satz und Datentechnik, Berlin
Gesetzt aus der Adobe Caslon Pro
Papier: Pamo Super von Arctic Paper Mochenwangen GmbH
Druck und Bindearbeiten: CPI books GmbH, Leck
Printed in Germany
ISBN 978-3-548-61277-5

Für alle, die mir helfen, Simon zu tragen und zu lieben.
Und für Christian, der dasselbe für mich tut.

Inhalt

Vorwort

Eigentlich wollte ich ein Buch über *zwei* Menschen schreiben – über meinen autistischen Sohn Simon und mich. Wobei dieser zweite Mensch im Grunde nur in meiner Interpretation auftaucht. Simon kann nicht kommunizieren, er kann sich nicht selber darstellen, kann kein Bild von sich vermitteln, so wie wir alle das tun. Zu weiten Teilen bleibt er ein Rätsel. Er ist darauf angewiesen, dass jemand seine Handlungen und Äußerungen deutet und vermittelt, daher liegt es in der Natur der Sache, wenn nur ich erzähle. In gewisser Weise ist das ein Abbild unseres Lebens: Ich bin seine Aufpasserin, sein Halt, seine Energiezelle, seine Antreiberin, sein Felsen, seine Uhr, seine Erklärerin, seine Weltvermittlerin, sein Butler, seine Übersetzerin, seine Interpretin – die meiste Zeit des Tages, und das sind Tage, die gegen fünf beginnen und oft bis 22 Uhr und länger dauern. Manchmal finde ich das ungerecht *mir* gegenüber.

Was für ein Buch Simon über uns oder sich schreiben würde, vermag ich nicht einmal ansatzweise zu ahnen. Und das ist natürlich eine schreiende Ungerechtigkeit *ihm* gegenüber, ein Teil der Ungerechtigkeit des Lebens, das er führen muss, zur Unselbständigkeit verdammt, und es ist kein Wunder, wenn er bisweilen laut schreit vor Wut und Frustration.

Meist habe ich in solchen Momenten Verständnis für ihn, obwohl ich mir zur selben Zeit nichts sehnlicher wünsche, als dass dieses aus scheinbar heiterem Himmel über uns hereinbrechende Schreien und Sich-selber-auf-den-Kopf-Schlagen einfach wieder aufhören möge. Weil es nervt, weil es so erschreckend hemmungslos ist, weil es auf Dauer mürbe macht und weil es einem die eigene Hilflosigkeit vor Augen führt. Und letztlich die Unfähigkeit, sein Kind glücklich zu machen.

Dabei habe ich noch Glück: Simon ist ein Autist, der sich anfassen lässt, meistens zumindest. Zuzeiten darf ich ihn einfach in den Arm nehmen und halten und mir einbilden, ihm dabei all meine Liebe geben zu können. Ich weiß nicht genau, was davon bei ihm ankommt.

Meistens lacht Simon glücklicherweise, allerdings auch das oft ohne von außen erkennbaren Grund, genauso rückhaltlos und ebenso schwer zu steuern. Ich lebe leichter mit dem Lachen als mit dem Schreien, es ist das erträglichere Rätsel. Bisweilen erinnert es mich sogar an das archaische Lächeln der frühen griechischen Götterstatuen. Es ist, wie Simon selbst, auf ferne Weise schön. Aber dann wieder wünschte ich mir – und vielleicht ging es den Griechen mit ihren unergründlichen Göttern ja ebenso –, dieses ewige Lächeln möge doch bitte wieder enden. Weil das nicht Verstehbare so schwer auszuhalten ist.

Auch wenn ich es also bin, die unsere Geschichte erzählt, wird es dabei immer um meinen Sohn gehen. Weil mein ganzes Leben sich um ihn und fast nichts anderes dreht. Was immer ich auch tue, Romane schreiben und Lesungen halten, mich schminken und ausgehen, eine neue Beziehung beginnen, Zeit mit Freunden verbringen, es ist nur ein kleiner, gestohlener Teil meines Lebens. Ich bin immer zugleich die Mutter eines Kindes mit Autismus. Ich habe lebenslänglich.

Manchmal liebe ich meinen Sohn leidenschaftlich, manchmal möchte ich in einen Zug steigen und einfach davonfahren. Ich könnte ihn nie aufgeben, er ist ein Teil von mir. Aber mit ihm zu leben kostet mich alle Kraft. Schon oft habe ich davon geträumt, mit ihm ganz fest im Arm von einem Hochhaus zu springen. Was wir aus verschiedenen Gründen nicht tun werden.

Manchmal ist der Alltag einfach lähmend. Manchmal tanzen wir durch unsere Tage. Manchmal erarbeiten wir Fortschritte, dann wieder frisst uns das Chaos auf. In manchen Momenten glaube ich, die Kraft reicht für keinen weiteren Schritt, dann gibt es wieder wunderbar skurrile Nachmittage, an denen wir, egal ob schlechtes Wetter oder nicht, barfuß durch den Frühlingswald marschieren und Weihnachtslieder singen. An denen wir auf dem Trampolin springen bis in den blauen Himmel hinauf und in einem gemeinsamen Spiel abwechselnd Freunde und Obstsorten aufzählen: »Gabi sagt: Mmh, Banane.« – »Christoph sagt: Mmh, Zitrone.« – »Janek sagt: Mmh, Melone.« Und so ad infinitum, bis uns Freunde, Obstsorten oder die Lust ausgehen. Oder jene Momente, in denen mein Sohn, der normalerweise überwiegend dadaistische Wortgebilde produziert, plötzlich einen Satz von sich gibt, der aus dem innersten Kern seines Wesens zu stammen scheint. Einen Satz, den er an seinen fehlfeuernden Hirnsynapsen vorbeigeschmuggelt hat und den er mir schenkt, wie ein Orakel seinen Spruch. Einen Satz wie den, der diesem Buch seinen Titel gab.

Da hatte ich Simon zugeflüstert, dass ich ihn liebe, und, der Teufel ritt mich, ich fragte ihn, ob auch er mich liebhabe. Zu meinem Erstaunen antwortete er. Er sagte: »Nein, aber ich möchte es mal können.«

Simon weiß es vielleicht gar nicht, doch er hat es mehr als gelernt.

Alles noch heil oder das Wunschkind

Wenn etwas schon so lange andauert und einen noch das gesamte weitere Leben begleiten wird, ist es nicht einfach, einen Anfang zu finden. Simon ist jetzt elf. Und ich kann mir kaum mehr vorstellen, wie ein Leben ohne Autismus aussieht.

Könnte ich das Haus verlassen, wann immer ich wollte? Mal in die Stadt gehen, in ein Café? In meiner eigenen Geschwindigkeit durch die Straßen schlendern, mich umschauen nach Dingen, die mich interessieren, mal stehen bleiben, mal weitergehen. Ohne dabei jemanden anzutreiben, der nach fünf Schritten vergisst, den sechsten zu tun, wenn ihn keiner daran erinnert? Ohne ständig durch Stimme und Geste Ruhe vermitteln zu müssen, im Minutentakt immer wieder das nächste Ziel zu benennen wie der Ansager in der Straßenbahn, damit die Struktur fassbar bleibt? Ohne stets in Eile zu sein, damit sich nichts zu lange hinzieht, damit alles klappt, ehe das Kind einen Koller kriegt, und ohne dauernd darauf vorbereitet zu sein, laute Geräusche, Menschenansammlungen, Hunde und andere Aversionsobjekte, ja überhaupt alle möglichen Irritationen vorausschauend zu umkurven? Könnte ich Arbeiten beginnen und auch beenden, ohne tausend Unterbrechungen – »Mama, hilf mir!« Ohne die stets gespitzten Ohren, die darauf achten, was er tut, ob er Unfug macht, Dinge zerstört, Chaos anrichtet. Ohne die Geräuschkulisse von Simons permanent wiederholten Sätzen, die ohne Sinn sind, ohne sein ständiges Singen, sinnloses Lachen und ohne die plötzlichen Ausbrüche von Aggression, die ich zu ignorieren oder ganz beiläufig zu handhaben suche?

Es wäre ein Leben, ohne die eigenen Emotionen immer flach halten zu müssen. Ohne immer zusammenzuzucken: Wo ist er? Was stellt er jetzt wieder an? Ohne auf den nächsten Schrei zu warten.

Möglich ist das wohl. Aber vorstellbar?

Wo also beginnen?

Ich könnte bei Simons Geburt beginnen. Die verlief wunderbar, viel besser als die meines ersten Sohnes. Und brachte jenen rundgesichtigen, liebenswerten, ausgeglichenen, früh lächelnden Säugling hervor, über den die Ärztin bei der U1-Untersuchung zu unserem maßlosen Stolz sagte: »Ein schönes Kind.« Was für ein trügerischer Start.

Tatsächlich hatten wir drei glückliche Jahre mit einem kaum auffälligen, wunderhübschen, viel lachenden, verschmusten und sich normal entwickelnden Sohn. Es gibt die Fotos alle noch: Bilder, auf denen er strahlt. Bilder, die beweisen, dass er mal mit anderen Kindern spielte. Bilder aus einer Zeit, die so was von vorbei ist. Ich habe sie später mitgeschleppt von einem Arzt zum nächsten, wie einen Talisman, als könnte ich damit irgendetwas abwehren. Niemand wollte sie sich ansehen; es zählte nicht, was einmal gewesen war. Nur noch die blanken Fakten, der Ist-Zustand. Das Kind lachte nicht. Es spielte nicht. Es nahm keinen Blickkontakt auf. Es sprach keines der Wörter mehr, die ich auf einer Liste als Simons erste Begriffe notiert hatte.

Ich könnte mit Simons Vorfahren beginnen, der beiderseitigen Ahnenreihe, die wir sorgsam auf verdächtige

Außenseiter durchforsteten, die an jener Krankheit gelitten haben könnten, die zwar wie ein Blitz in unser Leben einschlug, aber eben doch eine logische Konsequenz unseres Erbgutes sein musste, sozusagen von langer Hand vorbereitet. Richtig fündig wurden wir allerdings nicht, kein schrulliger Junggeselle kam in Sicht, kein komischer Onkel, dessen Existenz alles erklärt hätte. Was vielleicht auch daran gelegen haben mochte, dass solche Störungen früher gar nicht diagnostiziert wurden. Jemand galt vielleicht als Sonderling, als etwas seltsam, und lebte doch sein Leben weitgehend innerhalb der Gesellschaft, die damals noch nicht so rigide sortierte. Auf dem Land fiel so einer oft nicht auf, es gab genug Freilauf und einfach strukturierte Arbeiten, mit denen er sein Leben halbwegs integriert hinbringen konnte.

Das, was wir fanden, gab lediglich Raum für Verdacht und bewies am Ende gar nichts. Mein Exmann hatte eine neurotische Mutter mit Angststörungen aufzuweisen, die sie ihm zweifellos weitergegeben hat. Es geht wohl kaum spurlos an einem dreijährigen Jungen vorüber, wenn die eigene Mutter durchs Haus tobt und ruft, sie sterbe, während das hilflose Kind sich im Schrank versteckt. Im Kindergarten hat er dann ein halbes Jahr nicht gesprochen. Angst? Trotz? Mutismus? Mein Exmann hat anfangs einmal sehr bitter zu mir gesagt, Simons Krankheit, das sei *sein* Autismus. Wahrscheinlich fiel es ihm deshalb auch so schwer, diese Behinderung anzunehmen, weil er an ihr so viele der Züge übernormal ausgeprägt fand, die er an sich selbst kannte und nicht mochte.

Aber ist so etwas pathologisch?

Auf meiner Seite gibt es einen Haufen Depressionen anzubieten, plus Paniksyndrom. Als mein Vater mit 67 deshalb zusammenbrach, war ich heilfroh, endlich gestehen zu können, dass mein Leben schon lange zwischen wenigen guten und vielen grauen Tagen pendelte. Dass diese Anfälle von »ich kann nichts, ich bin nichts« regelmäßig kamen. Und dass Urlaubsreisen, Flugzeuge, Schiffe, Autos und überhaupt das Verlassen meines Alltagslebens mir zunehmend Angst bereiteten.

Was gab es noch bei mir zu finden? Den Hang, die Welt manchmal nicht sehen zu wollen; dieses Gefühl, unter den Blicken der anderen zusammenzubrechen; diese plötzliche Introvertiertheit nach muntereren Phasen und das Genughaben von einem vertrauten Gegenüber; das Unbehagen in Gruppen, die mich erst aufdrehen und dann ganz schnell auslaugen; und die Unlust an manchen Tagen, auch nur den Telefonhörer abzunehmen.

Hatte Simon das also von mir?

Hätten wir, Simons Eltern, das alles kommen sehen müssen?

Im Rückblick denke ich, dass wir die Augen verschlossen, alles nur in Zeitlupe wahrgenommen haben, bis der Aufprall kam. Obwohl die beiden Züge doch schon in voller Fahrt aufeinander zurasten.

Vielleicht ist das ja der Beginn unserer Geschichte: der schleichende Verlust der Normalität, wenn plötzlich die Kindergärtnerin kommt und dir erzählt, dein Kind sei anders als alle anderen. Zuerst leugnest du das natürlich: Mein Kind, anders? Pah, klar ist es anders. Es ist was Besonderes! Diese Spießer haben doch für nichts Verständnis! Wir sind nie Mainstream gewesen, hatten nie Wert darauf gelegt, vielen Dank. Da ist schlicht Engstirnigkeit am Werk, Inkompetenz, Schubladendenken, ganz klar.

Du suchst die Schuld woanders: Im Kindergarten wird gemobbt. Die Erzieher sind unfähig. Die Großeltern haben ihm einen erschreckenden Fernsehfilm gezeigt. Oder hat der Gatte der Tagesmutter ihn etwa missbraucht? (Er möge mir vergeben, ein tadellos anständiger Mann. Es war auch nur ein Sekundenverdacht, geboren aus tiefster Verzweiflung.) Es musste irgendein Trauma gewesen sein, das dieses Kind verändert hat, uns zugemutet von der bösen Welt. Das Schlechte ist dort draußen. Aber bei uns zu Hause, in der Seele unserer Kinder, in der Familienatmosphäre, im Kern unseres Lebens, da ist alles heil. Und wenn wir nur genug Liebe um uns herumhäufeln, dann hält der Wall auch und alles wird gut.

Dann wirst du langsam weich und beginnst, voller Scham und schlechtem Gewissen, an deinem Kind zu zweifeln. Anfangs vertraust du ja darauf, es der Normalität erhalten zu können, indem du einfach fest daran glaubst, dass alles normal ist. Erst wenn du damit aufhörst, ins Wanken gerätst, zu fürchten beginnst, dann ergreift das System dein Kind, dreht es durch seine gleichmacherischen Mühlen und macht es zu einem Freak. Self fulfilling prophecy, weil das System nicht aushält, was anders ist, aus der Norm fällt. Du willst und wirst dieser Gesellschaft nicht erlauben, deinem Sohn ein Etikett aufzukleben. Du fühlst dich verachtet in deinem Kind. Du beginnst zu hassen.

Es dauerte Monate, bis wir aufhörten zu verdrängen und jener Augenblick kam, da ich abends in der Küche stand, den Telefonhörer am Ohr, zum ersten Mal weinend, wie ich später noch oft weinen würde, zum ersten Mal mit dem Gefühl, am Ende zu sein, obwohl ich noch so oft an solche Enden kommen würde. Und immer macht man weiter, einfach aus Mangel an Alternativen. Ich weiß noch, ich sagte zu meiner Mutter am anderen Ende der Leitung: »Mein Kind ist kaputtgegangen.« Es war, so empfand ich es, einfach zerbrochen.

Dieser Satz hat mich Überwindung gekostet. Ich hatte keine Vorstellung davon, welche Überwindungen noch kommen sollten. Erst die Ergotherapie, ein soziales Stigma, wie ich damals fand. Heute gehen wir in fünf Therapien, und ich bin für jede dankbar. Aber damals habe ich mich geschämt. Kaum, dass ich es jemandem zu erzählen wagte.

Die nächste Abweichung vom Pfad der Erwartungen: der Kinderpsychiater. Man steht auf dem Gehsteig und blickt scheu nach links und rechts, ehe man zum ersten Mal die Praxis betritt. Hoffentlich sieht mich keiner. Im Wartezimmer beobachtet man aus den Augenwinkeln neugierig die anderen Eltern, diese Verlorenen. Was haben die für ein Problem? Wie benehmen die sich? Gehören wir da jetzt dazu?

Und am Ende: das Ende. Die Behindertenschule, all die schlitzäugigen Trisomiekinder, die spastisch Gelähmten mit den sabbernden Mündern in ihren Rollstühlen, die seltsam Verwachsenen, Grunzenden, Hässlichen, Aussortierten. Gehörten wir da jetzt hin, ganz ans Ende des Spektrums?

Bitte seien Sie nachsichtig mit mir, nichts gegen Förder- oder Behindertenschulen. Heute haben wir dort unser Zuhause. Aber vielleicht erinnern Sie sich an die Hysterie und die heftigen Kämpfe, die an den Grundschulen in den vierten Klassen aufflammen, wenn es um die Frage geht: Gymnasium oder nicht, so, als ginge es um alles und jenseits des Königswegs Bayerisches Gymnasium sei kein menschenwürdiges Leben möglich. Auch wir waren nicht frei davon; wir hatten immerhin zwei Doktortitel aufzuweisen und gingen natürlich davon aus, dass unsere Kinder später einmal studieren würden. Beim Großen hat das auch alles wunderbar funktioniert. Doch für Simon führte die Rolltreppe scheinbar abwärts.

Es war ein heftiger Moment, nach drei Jahren des Wartens, Therapierens und Diagnostizierens, als die Scherben unserer Kindesträume den Namen Autismus bekamen.

Ärzte sind vorsichtig mit Diagnosen in diesem Alter, alles nennt sich erst einmal »Entwicklungsverzögerung«, eine Lumpensammler-Kategorie; man will sich nicht vorzeitig festlegen, keine Pferde scheu machen. Entwicklungsverzögerung heißt schlicht, dass etwas nicht stimmt. Aber auch, dass es noch werden kann.

Bei Autisten zieht sich dieses Hoffen und Bangen und Zerren oft Jahre hin. Es war der Ergotherapeut, der uns als Erster die Wahrheit sagte, die im Grunde offensichtlich war. Wir hatten uns nur angewöhnt, sie nicht zu sehen. Wir klammerten uns an die Traumathese, den Verspätungsverdacht. Und wir waren ja inzwischen bereit, jeden Umweg mit Simon zu gehen, wenn er nur irgendwann wieder in die Normalität mündete. Jeden Fachmenschen, der mit Simon zu tun hatte, fragte mein Mann, in sehr aggressivem Ton: »Und, wird das jemals wieder werden?« Noch jeder war uns ausgewichen. Wir erwarteten gar nichts anderes mehr.

Umso überraschender kam die Antwort.

Simons Ergotherapeut, ein Mann mit einfühlsamem Wesen und leiser Stimme, sagte auf seine ebenso sanfte wie leise, sehr leise Weise einfach: »Nein, das wird es nicht.«

Mein Mann bekam einen Kreislaufzusammenbruch. Er wurde weiß und sank vom Stuhl. Wir legten seine Füße hoch.

Ich blieb, wo ich war. Ich saß an diesem Tisch, starrte vor mich hin und wiederholte immer wieder: »Ich habe es gewusst. Ich habe es gewusst.« Dann sagte ich noch, ohne mich zu rühren: »Jemand sollte ihm ein Glas Wasser geben.«

Näher als in diesem fernen Moment sind mein Mann und ich einander nie wieder gekommen.

Rückblickend war das trotz allem ein guter Moment. Weil man ganz unten angekommen war, so weit unten, dass man endlich wieder festen Boden unter den Füßen hatte, egal, wie schlimm die Wahrheit war. Der Verlust aller Hoffnungen kann einen sehr soliden Halt geben.

Ist das also der Beginn unserer Geschichte?

Oder soll ich mit dem Jahr 2008 anfangen, in dem ich mich von Simons Vater trennte, um nur noch mit meinen beiden Söhnen zu leben? Als ich keine Lust mehr hatte, allein die Fassade einer heilen Familie aufrechtzuerhalten und mich zu lieben zu bemühen, wo definitiv keine Liebe mehr war, auch in mir selbst nicht mehr. Wie anstrengend, sich so lange zu belügen. Und als dann endlich die Angst weg war, dass das ganze vertraute Leben fortbrechen würde, und es tatsächlich umstandslos zusammenbrach: wie erleichternd.

Danach war ich, mit den Worten meines älteren Sohnes, alleine Simons »Zentrum«, und die Geschichte wurde wirklich seine und meine. Sein Vater wandelte sich zum Babysitter, als solcher engagiert und verlässlich, und vermutlich auch erleichtert über die gewandelte Last. Simon durfte Simon sein, ich schleppte mich nicht mehr mit der Angst ab, ihn jemandem erklären, annehmbar und liebbar machen zu müssen.

Ich war endlich wieder, so gut ich konnte, mit Übergewicht, Selbstzweifeln, Depressionen und doch einem neuen Lebenshunger: ich.

Es gab tatsächlich mal eine Zeit, als ich von Autismus und all dem noch nichts wusste. Wir führten ein ganz normales Kleinfamilienleben mit Vater, Mutter, zwei Kindern, zwei Katzen, diversen Meerschweinchen und Hasen. An diese Zeit kann ich mich zwar erinnern, nachempfinden kann ich sie allerdings nicht mehr. Es existieren nur noch die Fotos und ein paar vage Anekdoten, abgegriffen vom häufigen Erzählen.

In diesen drei Jahren nach Simons Geburt hatten wir zum ersten Mal so etwas wie eine normale bürgerliche Existenz, denn die mit Studienstress vollgestopften ersten Jahre unserer Studentenehe, in der ein Kind mit zwei Doktorarbeitsprojekten koordiniert werden musste, kann man nicht unbedingt als normal bezeichnen. Wir arbeiteten damals im Schichtbetrieb, einer in der Bibliothek, einer zu Hause bei Jonathan, aßen mit dem Kind in der Mensa, wechselten dann den Platz, tippten bis spät in die Nacht und starrten auf die tickende Zwei-Jahres-Uhr unserer Stipendien. Daneben und danach, denn das Ganze wollte ja auch im dritten Jahr finanziert sein, gab es, was mich betraf, Praktika und kleine Jobs in einer Werbeagentur. Ich erinnere mich gut an eine Nacht, in der ich meinen vom Reizhusten gebeutelten Säugling aufrecht herumtragen musste, damit er Luft bekam. Ich hielt ihn mit der Rechten an meine Schulter gedrückt und tippte mit der Linken Werbetexte für Kugelschreiber, die ich am nächsten Tag abgeben musste. Jonathan keuchte, die Mentholdämpfe quollen, es war 0.45 Uhr und ich textete: »Der Elegante unter den Bunten hat das Zeug zum Lieblingsstift Ihrer Kunden.« Oder etwas Ähnliches.

Irgendwie überstanden wir diese Zeit, unser Leben wurde etwas ruhiger. Ich weiß nicht mehr, ob es mir gefiel. Bei meiner zweiten Schwangerschaft war vieles anders, das meiste davon überaus positiv. Sicher, ich war sechs Jahre älter als beim ersten Mal, Jonathan hatte ich mit achtundzwanzig bekommen, jetzt war ich vierunddreißig, und das spürte ich deutlich. Ich war förmlich schlafkrank, mir fielen nachmittags mit solcher Macht die Augen zu, dass ich mich kaum dagegen wehren konnte. Ich lallte, es ging einfach nicht weiter. Dabei wollte doch ein Kind betreut sein, ein Haushalt gemacht, ein Roman geschrieben. Alles an mir war schwer.

Andererseits hatte ich diesmal nicht nebenbei eine Dissertation fertigzustellen, mit dem ewigen Zeitdruck und der Geldnot im Hintergrund. Das war schon einmal enorm erleichternd. Und ich brach mit der Schwangerschaft nicht aus einem völlig anderen, dem studentischen Milieu aus und hatte nicht gegen negative Erwartungen meiner Umwelt zu kämpfen wie beim ersten Mal, wo meine Freunde – ausgesprochen – erwarteten, ich würde jetzt verspießern, und meine Professoren – unausgesprochen – darauf lauerten, dass ich versagen würde.

Nein, diesmal passte alles: Ich wohnte in einem richtigen Haus, hatte einen Ehemann in Lohn und Brot, der, nach einem harten Jahr des Getrenntlebens aus beruflichen Gründen, endlich wieder mit mir unter einem Dach wohnte, dazu ein sechsjähriges Kind, das gerne entzückende philosophische Überlegungen anstellte wie: »Ich glaube, ich bin zum Denken auf der Welt.« Und ich trug ein absolutes Wunschkind in mir.

Nicht dass Jonathan nicht auch hocherwünscht gewesen wäre, das nicht, Jonathan, falls du das liest, ehrlich. Du warst sehr willkommen, sogar ein wenig riskiert worden, nur warst du nicht geplant gewesen. Zum festen Vorsatz hatte uns als Studenten noch der Mut gefehlt. Simon hingegen kam nach Plan. Er sollte unser Leben komplett machen.

Meine Eltern meldeten als Einzige Bedenken an, etwa dahin gehend, wir würden uns mit noch einem Kind emotional übernehmen. Wir seien doch beide keine so belastbaren, stressresistenten Menschen, und gerade liefe endlich mal alles rund und sei zu bewältigen. Ich wies das damals weit von mir. Meine Eltern waren immer schon der Ansicht gewesen, ich sei nicht wirklich alltags- oder lebenstauglich, ein Bücherwurm eben ohne praktische Begabung und wahnsinnig empfindlich, wenn auch sehr klug. Die halbe

Wahrheit war das ja, aber eben nur die halbe, fand ich. Immerhin hatte ich bis dahin alles geschafft, was ich mir vorgenommen hatte: Doktortitel, Familie, Beruf, erster Roman. Ich war summa cum laude promoviert worden, ohne abgeschrieben zu haben, war zwei Jahre lang Alleinverdienerin als Texterin gewesen und hatte dabei die Anzahlung für das Haus zusammengekriegt. Mein erster Sohn war mehr als geraten und das dritte Buch in Arbeit.

Dass ich in dieser Phase mehrfach am Rand des Nervenzusammenbruchs gestanden hatte, verdrängte ich. Ebenso die Magengeschwüre, die Hörstürze, die schwere Lungenentzündung, die seltsamen Schwindelzustände, deren Ursache nie geklärt wurde. Die hysterischen Tränen, in die ich am Tag meiner mündlichen Prüfung noch im Flur der Uni ausgebrochen war, und die stundenlang nicht versiegen wollten. Mein Professor war regelrecht beleidigt gewesen: »Sie sind die Erste, die hier mit einem Summa rausgeht und heult.« Aber ich konnte mich nicht freuen, ich verlor nur die Fassung. Noch Wochen später lief ich mit einem unwirklichen Gefühl herum, wie ein Zombie, mit zitternden Händen und völlig konzentrationsunfähig. Ich erinnere mich noch gut, wie ich verzweifelt versuchte, die Rückenlehne des Vordersitzes umzuklappen, um das Kind hinten ins Auto zu bugsieren. Es war ein Viertürer. Oder wie ich heulend am Küchentisch saß, weil ich auf dem Weg zwischen Arbeitsplatte und Herd vergessen hatte, neben dem Messer auch den Kochlöffel aus der Schublade zu nehmen, den ich brauchte, und nun noch mal zwei Schritte extra gehen musste. Das war suboptimal, eine lächerliche Kleinigkeit, aber die allein brachte mich zur Verzweiflung.

Die hochbeschleunigte, durchrationalisierte und fein austarierte Choreographie meines Lebens war kurz davor gewesen, aus den Fugen zu geraten. Und obwohl der Druck von außen inzwischen weitgehend weggefallen war, surrten in mir die Rädchen weiter, und ich kam nicht zur Ruhe. Das Jahr der Trennung von meinem Mann hatte es auch nicht besser gemacht. Im Gegenteil. Ich war ein Mensch voller Ängste geworden, die sich in dem leeren Haus frei austoben konnten. Stundenlang hockte ich vor haarigen Kellerspinnen, die drauf und dran waren, in die höheren Stockwerke vorzudringen, unfähig, sie anzufassen oder auch nur ein Glas über sie zu stülpen. Es kostete mich unendliche Überwindung, schließlich irgendetwas nach ihnen zu werfen.

Abends, wenn mein großer Sohn schlief und nicht sehen konnte, was ich tat, und ich mich also nicht schämen musste, ging ich durch das ganze Haus. Ich begann im Keller, durchsuchte jeden Raum, auch die Schränke, selbst die Hohlräume hinter den Heizöltanks, mit einem Messer in der Hand, und schloss, wenn ich fertig war, jede Tür hinter mir, damit ich merkte, wenn jemand sich im Haus bewegte. Mein Schlafzimmer kam als Letztes dran. Dort sah ich hinter der Tür, unterm Bett, im Schrank und in größeren Schubladen nach, bevor ich mich ins Bett legte. Mit dem Messer unter dem Kissen. Ich las bis zwei, drei Uhr morgens, bis mir die Erschöpfung die Lider herunterzog und ich mir sagte: In den paar Stunden bis zum Morgen wird schon nichts mehr passieren. Wenn der Bewegungsmelder draußen das Licht angehen ließ, lag ich regungslos da und starrte den gelblich blassen Kegel an, der durch das Fenster hereinfiel. Ich hatte Alpträume. Ich lebte mit angehaltenem Atem. Ich war sicherlich nicht gesund.

Einmal sprach ich meinen Hausarzt darauf an, der meinte, eine Therapie könne mir nur ein Psychiater verschreiben. Das Wort klang schrecklich in meinen Ohren, also ging ich nicht hin. So krank fühlte ich mich nicht, dass ich die Schwelle zum Reich des Anormalen hätte überschreiten mögen. Lieber riss ich mich zusammen, das hatte die letzten Jahre schließlich auch funktioniert.

Manchmal denke ich, dass meine Angst der körperliche Stoff war, aus dem Simon gemacht wurde, denn am Ende dieser Zeit war ich schwanger. Habe also doch *ich* ihn produziert? Haben der ständige Stress, unter dem ich stand, die Angst, die mich beherrschte und fühlbar in meinem Körper herumschwappte, der permanente Adrenalinausstoß sein Gehirn deformiert? Ich fürchte mich noch immer so sehr vor der Antwort, dass ich es bis heute nicht gewagt habe, einem Arzt diese Frage zu stellen. Lächerlich, nicht wahr?

Auch meine Ehe war, auf den zweiten Blick, nicht mehr das, was sie mal gewesen war. Andererseits: Was war sie je gewesen? Mir ist das Gespür dafür verlorengegangen. Ich brauche ein Foto aus unserer Kennlernzeit, um mir anhand des Blickes, den wir uns darauf zuwerfen, zu bestätigen, dass wir mal ineinander verliebt waren. Oder Jonathan, der mich kürzlich bat, die handschriftlichen Aufzeichnungen vorzulesen, die ich seinem Fotoalbum beigelegt hatte. Er konnte sie nicht entziffern, kein Wunder bei meiner Sauklaue. Beim Vorlesen wurde mir klar, dass wir gute Zeiten gehabt hatten. Es war das Tagebuch, das ich an dem Tag begonnen hatte, an dem ich erfuhr, dass ich mit Jonathan schwanger war. Ich führte es bis in die ersten Wochen nach seiner Geburt, bis die Arbeit das Weiterschreiben unmöglich machte. Es war für ihn und für mich eine schöne Lektüre: »Jedes Mal, wenn dein Vater dran war mit Wickeln, und sei es mitten in der Nacht, hob er dich als Erstes mit Schwung hoch über seinen Kopf, strahlte dich an und rief mit begeisterter Stimme ›Wickelkind‹.« Ich hatte es vergessen, aber es war so gewesen.

Schon das Jahr, in dem wir eine Wochenendbeziehung führten, hatte vieles verändert. Der Schwung war weg, die

Begeisterung auch. Als Paar existierten wir kaum noch. Ich dachte: Die viele Arbeit, der Stress, die Dissertation mit ihrer Kopflastigkeit, die Mehrfachbelastung, all das wird schuld sein. Wenn wir erst einmal wieder zusammen sind, er eine feste, zukunftssichere Stelle hat und alles wieder seine Form besitzt, dann fängt unser Leben an. Dann würden wir in unserem Reihenhaus auf dem Land miteinander leben und zur Ruhe kommen.

Wir hatten schlechte Zeiten gehabt, die würden vorbeigehen. Es war auf beiden Seiten Aufbruchswille da. Simon sollte unseren Neuanfang besiegeln. Später, als mit ihm dann alles losging, wurde die Frage, was sich zwischen uns abspielte oder nicht abspielte, was wir uns wünschten oder nicht, vom Leben oder voneinander, ohnehin vollkommen sekundär.

Tatsächlich sorgte Simon schon vor seiner Ankunft für ein kleines Wunder: Die anstrengende Mehrfachbelastung der letzten Jahre, die auch emotional einigen Spagat verlangt hatte, hatte mir, wie gesagt, eine Reihe von Warnkrankheiten beschert. Vom letzten Hörsturz hatte ich einen üblen Tinnitus zurückbehalten, ein schepperndes metallisches Geräusch, das sich über alle Klänge legte und es zu einer Qual machte, sich in Räumen mit hohem Geräuschpegel aufzuhalten. Kneipen oder Restaurants waren ein Alptraum, manchmal flüchtete ich förmlich die Straße entlang vor dem nächsten Motorengeräusch. Jeder Laut schien nur gemacht, um mich zu quälen. Am schlimmsten aber war die Stille, wenn alles um mich herum zur Ruhe kam, nur in meinem Kopf alles surrte und schepperte.

Im sechsten Schwangerschaftsmonat war damit Schluss. Die erhöhte Blutmenge, die in meinen Adern kreiste, oder wer weiß, welcher Effekt es war, ließ den Tinnitus verschwinden. Es war traumhaft.

Die Geburt verlief ebenfalls hoffnungsvoll. Nicht dass ich nicht vor Schmerzen geschrien und mit den Nägeln versucht hätte, mich durch die Wand hinter der Liege im EKG-Zimmer zu graben, und gebrüllt hätte: »Mit wem muss ich hier verhandeln, ich will eine PDA!« (Natürlich kriegte ich keine.) Aber ich schaffte es, bis zum Ende zu atmen. Es wurde keine Glocke und keine Zange gezückt wie bei Jonathan, der stecken blieb, da meine Wehen offenbar zu schnell, zu kurz, zu wenig voranschiebend waren. Simons Geburt bescherte mir einen schmerzhaften Dammriss, zu dem ich die Vision eines explodierenden Rosettenfensters in einer gotischen Kathedrale hatte, ein Bild aus einem abgedrehten Comic von Boucq, das mir in diesem Moment klar vor Augen stand. Ich verlor mich trotzdem nicht im Schmerz wie beim ersten Mal, driftete nicht ab in irgendwelche roten Lande, um anschließend zu kaputt zu sein, um mich gegen die Aufnahme auf Station zu wehren. Ich stand es durch und ging morgens um acht, stolz auf mich und ihn, mit meinem Kind nach Hause.

Tausendmal habe ich Simon später erzählt, wie das war, als wir dort ankamen: Was Jonathan sagte, als er ihn das erste Mal sah (»Gott, ist der klein«), was seine Großeltern taten (Oma kochte, Opa räumte auf), was auf dem gemalten Willkommensschild an der Tür stand. Ich erzählte es dutzende Male am Tag, immer mit denselben Worten, wie ein alter Indianer den Mythos von der Entstehung seines Volkes. Im Grunde war es ja auch so etwas Ähnliches. Der Mythos der eigenen Entstehung. Ich glaube, es war sehr wichtig für Simon, diese Geschichten immer wieder zu hören. Er besaß und besitzt nicht unsere Wahrnehmung von Zeit und hat kein Kontinuitätsgefühl für sich selbst. Zeit scheint für ihn nicht zu vergehen, alles ist irgendwie gleichzeitig da. Monate dauerten seine wütenden Versuche, wieder ein Baby zu werden. »Ich will wieder klein sein«, verlangte er, vielleicht, weil er mit drei Jahren wohl zu begreifen begann, dass diese Welt ihn überfordern könnte.

Es war ein verzweifeltes Begehren. Wir erklärten ihm wieder und wieder, dass die Lebensreise des Menschen unumkehrbar ist, aber er schrie und beharrte. Wir verwiesen in unserer Not schließlich auf Gott im Himmel, der das eben so eingerichtet hatte. Tags darauf mussten wir unseren Sohn vom Dach retten. Er war aus dem Dachfenster hinaus auf die Ziegel geklettert, schon auf halbem Weg zum First, um in den Himmel zu gelangen und mal ein Wörtchen mit diesem Gott zu reden.

Simon war ein bildhübsches Kind, von Anfang an: blond, proper, mit riesigen, fast überwachen blauen Augen, die von Wimpern beschirmt wurden, deretwegen sich ältere Damen entzückt über seinen Kinderwagen neigten. Er war verschmust, fröhlich, seine tägliche Babymassage genießend, ein begeisterter Esser, der sich prächtig entwickelte, altersgerecht saß, krabbelte, lief, brabbelte und zu reden begann. Mit eineinhalb Jahren stand auf seiner Wörterliste: Ja, Nein, Mama, Papa, Okay, Hallo und Tschüs. Wasser, Flugzeug, Pipi und Wauwau konnte er ebenso sagen wie Tiger, samt dazugehörigem Gebrüll. Blume, Affe, Prost, Mist, Licht, Ball, Nase und Haare waren im Angebot, auch Ohr, Bauch und Bein. Daneben die üblichen Iahs, Muhs, Brummbrumms und Hüs.

Auf allen Bildern, die es von ihm aus dieser Zeit gibt, und es gibt viele, strahlt er wie der kleine Sonnenschein, der er war. Alles Friede, Freude, Eierkuchen in unserem dörflichen Reihenhausidyll.

Weil nicht sein kann …

Heute frage ich mich manchmal, ob sich in diesen ersten drei Jahren des Glücks wirklich nichts angedeutet hat. Simon und ich besuchten eine private Krabbelgruppe, eine Art Überlebensprojekt vier junger ehemals berufstätiger Mütter, um etwas Abwechslung im Dorfsumpf zu haben. Dort erlebte ich immer wieder, dass wir ein wenig anders waren als die anderen. Simon krabbelte zwar munter, aber nie dorthin, wo die anderen Kinder spielten. Er wollte sich nicht mit ihnen knäueln, verließ sofort jedes Spielgerät, das jemand anderes ebenfalls begehrte, und wollte, als er größer wurde, oft vor der Zeit nach Hause. Würde man die anderen Frauen fragen, würden sie vermutlich sagen, dieser Simon, das ist damals schon ein Komischer gewesen. Aber ich fragte sie nicht.

Da ich mich in diesen Mütterwelten mit ihren ewig gleichen Gesprächsthemen, die ich beim ersten Kind schon überhatte, ohnehin nicht sonderlich wohl fühlte, gab ich Simons Wegstreben ganz gerne nach. Waren wir eben anders, er und ich. Damit hatte ich schließlich Erfahrung.

Zum einen war schon Jonathan so einer gewesen – lieber für sich, kaum Freunde, nur solche, die ihn massiv erwählten, und auch dann jeweils nur einen –, ohne Durchsetzungsfreude und ohne Spaß an Menschenmassen. Mit fünf

Jahren hatte er mal einen Ausbruch: »Erst Kindergarten, dann Schule. Sein Leben lang geht man in doofe Häuser.« Wenn er aus der Schule kam, brauchte er bis zu eine Stunde allein in seinem Zimmer, um Murmeln zu rollern und wieder runterzukommen. Einladungen und Übernachtungen bei Freunden erschöpften ihn stark. Noch am Gymnasium wurde er regelmäßig bei Fahrten ins Schullandheim oder ins Skilager krank, die Pausen verbrachte er am liebsten in der Bibliothek, und es dauerte lange, bis er sich von seiner Familie auf eine Peergroup umorientierte.

Später, als wir wussten, was Autismus ist, hat Jonathan sogar von sich aus den Wunsch geäußert, auf Asperger getestet zu werden, eine Autismusform, die mit normaler bis hoher Intelligenz einhergeht. Der Test fiel negativ aus; er entwickelte sich prächtig, langsam, eigenwillig, sicher nicht mainstreamig, aber immer in Richtung auf die Welt. Unter anderem deshalb war ich mir sicher, dass Simon das auch tun würde. Ich hatte eben solche Kinder, das war kein Anlass, sich von anderen verrückt machen zu lassen.

Der zweite Grund war, wie gesagt, dass auch ich in dieser Krabbelgruppe fremdelte. Es war und blieb eine Notgemeinschaft. Dass ich bald darauf mit der einzigen Frau, die mir wirklich sympathisch war und eine Freundin wurde, eine ganz andere Gruppe aufmachte, nämlich einen Lesekreis für Erwachsene, ist wohl typisch für mich. Irgendwie, dachte ich, spürte Simon meine eigene innere Distanz, meine Unbehaustheit in diesem Rahmen hier. Wie konnte ich von ihm erwarten, dass er sich wohler fühlte als ich mich selbst? Zu Hause jedenfalls war er ausgeglichen. Er spielte als Dreijähriger durchaus mit anderen Kindern, davon gibt es Fotos. Ich sehe noch deutlich vor mir, wie sie auf ihren Bobbycars durch die Straße sausten und auf der Rutsche herumkrabbelten. Simon war fröhlich, mittendrin und aktiv.

Sicher, Simon fremdelte manchmal stark. Im Sardinienurlaub, als er zwei Jahre alt war, war er der Schwarm aller Italienerinnen, weißblond, goldbraun gebrannt, mit diesen riesigen blauen Augen. Alle wollten ihn auf den Arm nehmen, aber er weinte sofort. Unter bedauernden »Ah, sempre la mama«-Rufen bekam ich ihn schnell wieder zurückgereicht.

Die Nachbarin, die ihn als Tagesmutter an zwei Vormittagen für je drei Stunden betreuen sollte, eine mütterliche Portugiesin und ausgebildete Krankenschwester, mussten wir ihm ein halbes Jahr lang schmackhaft machen. Anfangs durfte sie nicht einmal den Griff seines Kinderwagens berühren. Wir wählten endlich den kalten Schnitt, gaben ihn einfach ab und gingen dann. Siehe da: Bald hatte er Vertrauen gefasst und fühlte sich wohl bei ihr, lachte und spielte, unternahm Ausflüge mit ihr und ging sie auch zu anderen Zeiten gerne besuchen.

Also seltsam – oder doch normal? Es gab einfach nichts Eindeutiges, und das, was es gab, überschritt definitiv nicht meine Schwelle zur Beunruhigung.

Nein, es traf uns aus heiterem Himmel, was da geschah, als Simon später den Kindergarten besuchte. Ich hatte mich gefreut auf diesen Zeitpunkt, auf die wiedergewonnene Freiheit, den ersten Schritt zur Loslösung vom Exil auf den Spielplätzen und in den Mutter-Kind-Welten, die einfach nicht meine waren, sosehr ich meine eigenen Kinder auch liebte. Heute muss ich mir gestehen, dass in dieser Vorfreude auch Sorge war, Unbehagen und eine Ahnung, dass es nicht problemlos werden würde. Habe ich also doch etwas gewusst?

Nach und nach trafen die Horrormeldungen ein, zunächst nur vermittelt von den Kindergärtnerinnen: Simon liegt nur auf dem Boden; er hört nicht, wenn man ihm etwas sagt; er spricht nicht, er nimmt keinen Blickkontakt auf und verlässt fluchtartig das Zimmer, wenn der Kassettenrecorder angestellt wird. Er meistert keine altersgerechte Aufgabe etc. etc.

Dann erfasste es auch unser bisher so heiles Heim. Simon, der fleißig ferngesehen hatte, an der Seite seines großen Bruders selbst Filme, die vielleicht nicht ganz altersgerecht waren (er liebte die Szene mit dem fliegenden Auto aus »Harry Potter«), ertrug mit einem Mal weder TV noch CD. Sobald irgendein Gerät angestellt wurde, das Stimmen oder Geräusche produzierte, schrie und weinte er, versuchte hektisch, es abzustellen, rannte hinaus und verlangte, ins Bett gebracht zu werden. Es gab bald keine Möglichkeit mehr, solange er wach war, fernzusehen oder Musik zu hören. Und wach war mein Sohn jeden Abend bis ca. 22 Uhr!

Dann löste auf einmal auch das Klingeln an der Haustür und sogar der Besuch selbst jahrelang vertrauter Personen Panik bei ihm aus. Den Empfang von Päckchen quittierte ich nur noch mit einem ohrenbetäubend schreienden Kind auf dem Arm. Ebenso die kurze Frage einer Nachbarin auf der Türschwelle, ob ich ihr etwas Milch borgen könnte.

Simon gab alle außerhäusigen Aktivitäten auf. Er wollte nicht mehr zu seinen Großeltern, obwohl er bis dahin mit größtem Vergnügen in ihr weißes Auto gestiegen war, um mit ihnen wegzufahren. Auch seine in den letzten Jahren liebgewonnene Tagesmutter mochte er nicht mehr besuchen; nicht einmal mehr mit ihr und dem Hund wollte er mitgehen, seinem heißgeliebten »Popolino«, diesem kleinen weißen Fellknäuel, mit dem er früher auf dem Sofa eng zusammengekuschelt Mittagsschlaf gehalten hatte. Es sei denn, ich war dabei.

Heute, sieben Jahre später, verlangt er noch und wieder regelmäßig nach Popolino, will ihn »besuchen« und »haben«, manchmal mehrfach am Tag. Wenn es mir zu viel wird, dränge ich ihm die Gegenfrage auf: »Wo ist Popolino denn?«, die er korrekt beantworten kann: »Begraben.« Dennoch fragt er bald darauf wieder. Dieser Hund ist in seinem Gedächtnis und seinem Herzen, und Simons Herz ist stur. Nur seine Angst ist noch stärker.

Simon verweigerte den Besuch des Musikgartens, dem wir bislang angehört hatten. Ich erinnere mich noch an unsere letzte Stunde, es war die erste nach den Sommerferien. Wir kamen ein wenig zu spät, und ich spürte förmlich Simons körperlichen Schock, als wir den Raum betraten. Irgendetwas an der grundvertrauten Szenerie erschreckte ihn zutiefst. Er ging zwar in den Raum hinein und hielt die Stunde durch, aber ich fühlte, er zwang es sich ab, es ging ihm nicht gut; danach war er fieberheiß. Ein weiteres Mal betrat er den Raum nicht. In der Woche drauf scheiterten wir bereits auf der Treppe der Volkshochschule. Ich saß neben meinem schreienden Kind und fragte mich, was los war.

Eine Antwort fand ich nicht, ich ging in Verteidigungsstellung. Wer behauptete, dass mit unserem Kind etwas nicht stimmte, der sollte erst mal dafür sorgen, dass es in diesem überfüllten Kindergarten nicht gemobbt wurde. Dort hatten sie just ihre drei Gruppen auf zwei reduziert, kein Wunder, dass die mit 27 Kindern pro Gruppe überfordert waren. Die sahen vermutlich gar nicht, was da alles schieflief. Vermutlich war unser Kind das Opfer mangelnder Aufsicht und übler Schikanen, zugefügt von böswilligen Mitkindern. Ich konnte kaum noch durchs Dorf gehen, ohne Kleinkinder in Simons Alter misstrauisch zu betrachten.

Überhaupt, was hieß das schon: Das Kind spielt nicht »Fädelraupe«? Das wollten wir doch mal sehen.

Simons Vater setzte sich mit ihm hin, erzwang seine Aufmerksamkeit und spielte das Spiel mit ihm durch. Es war eine Qual für alle Beteiligten, für das widerstrebende, gänzlich uninteressierte Kind, für die hilflos lauschende Mutter und vor allem für den Vater, der bis zum Abwinken wiederholte: »Würfle, Simon, jetzt würfle doch. Wo ist der Würfel? Ja, da. Das ist der Würfel. Jetzt nimm den Würfel, nimm ihn. Wirf ihn. Nein, werfen, richtig werfen. Hierher werfen. Ja. Was ist das für eine Farbe, Simon? Was ist das für eine Farbe? Du kennst die Farben doch, Simon! Nimm die richtige Farbe. Nimm sie. Simon, nein, nicht aufstehen.« Er holte das flüchtende Kind wieder und wieder zurück, im Schweiße seines Angesichts.

Simon konnte die Farben übrigens. Bei der U-Untersuchung, bei der die Farbkenntnisse abgefragt wurden, irgendwann im Vorjahr, als die Welt noch in Ordnung war, hatte er nicht nur die erwarteten Farbtöne benennen können, sondern als Dreingabe noch rosa und lila. Alle hatten gelächelt und waren zufrieden gewesen.

Jetzt lächelte ich nicht mehr. Ich stand da, mit verkrampften Fingern und angespanntem Gesicht, und verfolgte den Verlauf dieses »Spiels«. Am Ende waren Vater und Sohn erschöpft, frustriert, aber Simon hatte das verdammte Spiel gespielt. Ohne Sinn zwar für Spannung und Spielverlauf. Ohne jedes Interesse, ohne Spaß. Aber er konnte es. Beweis erbracht.

Was wollten die also von uns?

Im Übrigen waren wir der Meinung: Wenn er nicht will, dann muss er auch nicht.

So wie mit der »Fädelraupe« erging es uns mit vielen Dingen. Wir bekamen beinahe täglich wahlweise empört oder besorgt mitgeteilt, was er nun schon wieder nicht konnte. Und wir mühten uns ab, das Gegenteil zu beweisen. Bis wir einsehen mussten, dass es das nicht sein konnte: sich so zu verausgaben für etwas, das bei Jonathan wie von selbst gegangen war.

Natürlich pilgerte ich mit Simon von einem Arzt zum anderen, um das Übliche auszuschließen, von dem ich doch schon wusste, dass es daran nicht liegen konnte: Augen, Ohren. Hörte das Kind nicht gut? War der Gleichgewichtssinn gestört? Verunsicherte ihn eine starke Kurzsichtigkeit? Dass Simon in den Wartezimmern randalierte und bei den Untersuchungen nicht kooperierte, machte es nicht leichter. Anstrengende Expeditionen waren das. Es kam rein gar nichts dabei heraus.

Der HNO-Arzt war ein sehr einfühlsamer Mann, der gleich meinte, so sanft und leise, wie ich mit Simon spräche, sei es sehr unwahrscheinlich, dass er schwerhörig sei, auch wenn Simon die Tests verweigerte. Er fragte mich, ob Simon eventuell ein schüchternes Kind sei, das in der Öffentlichkeit nicht täte, was es nicht gut zu können glaube, und ob es zwanghaft sauberkeits- und ordnungsliebend sei und leicht schwitze.

Ich erkannte Simon in den Fragen ganz gut wieder, er räumte penibel auf, manchmal zumindest, und wollte immer sofort umgezogen werden, wenn seine Sachen auch nur ein wenig feucht oder bekleckert waren. Einmal hatte ich ihn sehr für ein Bild gelobt, das eine rote Blüte auf leuchtend blauem Grund zeigte. Er schien unwillig, und plötzlich brach einer dieser Sätze aus ihm heraus, die manchmal kommen. »Das ist doch verlaufen.« Ich starrte erstaunt auf die rote Linie, die ich für den Blumenstängel gehalten hatte, und begriff: Simon hielt das Bild für missraten, er konnte das Lob nicht schätzen. So strenge Maßstäbe hatte mein Kind! Das war hart für ihn angesichts der Ungeschicklichkeit seiner Hände. Bastelte er deshalb so ungern, weil es ihm nicht gut genug war, was er konnte?

Ja, die Beschreibung des Arztes schien mir zu passen. Schwitzen allerdings tat Simon selten. Aber man kann ja nicht alles können. Der Arzt gab ihm eine Dosis Globuli.

Kurz darauf setzte bei Simon ein seltsames Verhalten ein: ein kurzes Wischen mit einer Hand über den Mund, rasch gefolgt von einem zweiten Wischen mit beiden Händen von hinten über die Ohren. Wieder und wieder tat er das, bei jeder Gelegenheit, seine Hände waren so mit Wischen beschäftigt, dass sie kaum noch etwas anderes tun konnten; es ließ sich nicht abstellen. Im ersten Moment dachte ich an eine Erstverschlechterung, wie sie für eine homöopathische Behandlung typisch ist, und versuchte – vergeblich – den Arzt noch einmal ans Telefon zu bekommen. Ich konnte ja nicht ahnen, dass es erst der Anfang einer ganzen Karawane von Ticks sein würde, die fortan in ununterbrochener Folge durch unser Heim marschieren sollte. Sie kamen, sie blieben eine Weile, um uns zur Verzweiflung zu treiben, sie gingen wieder, keine Ahnung, wohin.

Die Kügelchen waren daran vermutlich ganz und gar unschuldig. Eher war es schon so, dass Simon darauf zu reagieren begann, dass er langsam zu einem »Problemfall« wurde, den man von Pontius zu Pilatus schleppte, über den man mit ernster Miene sprach, dessentwegen gesonderte Sprechstunden abgehalten wurden und der in eine Therapie sollte.

Finger- und Fußnägel allerdings hat Simon schon immer abgekaut, die ersten Jahre seines Lebens musste ich die niemals schneiden. Und auch der »Darf ich«-Terror war älteren Datums. Der ging so, dass bei jeder noch so lächerlichen Aktivität vorher die Frage »Darf ich?« gestellt wurde. Worauf man mit einem lauten »Ja« zu antworten hatte, gerne mehrmals. Diesen Segen forderte Simon selbst, wenn er im Familienkreis vor dem Teller mit Mittagessen saß, alle die Löffel schon gehoben und sich einen guten Appetit ge-

wünscht hatten. Ohne »Darf ich?« – »Ja, du darfst!« führte Simon den Löffel nicht zum Munde. Nächster Löffel,
nächste Frage. »Ja.« – »Ja, du darfst!« – »Ja, jetzt iss endlich!« – »Ja, Himmelhergott noch mal.« Auch das ist vorbei,
ich weiß gar nicht, seit wann.

Das Wischen nach dem Arztbesuch wurde abgelöst vom
unauffälligeren Schulterhochziehen. Eine Weile hat er den
ganzen Tag absichtsvoll gehustet. Dann wieder wurde das
Einschlafen dadurch verkompliziert, dass er verlangte, ein
Stofftier müsse ihm gegeben, oder nein, doch: weggenommen, nein: wiedergegeben werden, in endlosen Schlaufen.
Oder er beharrte, dass an dem Tier irgendetwas gerichtet
werden müsse, was beim besten Willen nicht erkennbar war.

Bei Nervosität fragte er in allen möglichen Lebenslagen,
ob der Fernseher aus sei. Seine Socken mussten straff gezogen sein, der Reißverschluss seiner Jacke stets bis ganz
oben geschlossen. War er aufgeregt und unsicher, wie etwa
beim Laternenumzug, konnten wir das ganze Ereignis damit verbringen, dass wir seinen Ritualen folgten. Diesen
Umzug hatte ich aus Sturheit und Routine, und um an
diesem letzten Stückchen Normalität festzuhalten, unbedingt mitmachen wollen. Wir hatten noch jedes Jahr daran
teilgenommen. Der Umzug führte durch die lauschig er-
leuchteten, wohlbekannten Dorfstraßen, um uns herum
Menschen, die wir seit Jahren kannten, die faszinierenden
Lichter tanzten, es ging sogar ein romantisches Stück lang
durch den Wald, die vertrauten Lieder wurden gesungen –
und Simon sang eigentlich gerne. Am Ende gab es eine
Aufführung der Martinsgeschichte mit echten Pferden. Das
musste ihm doch gefallen!

Simon jedoch nahm nichts davon auf. Er quengelte nur
die ganze Zeit, ich solle den Reißverschluss seines Anoraks
zuziehen. Eine Weile versuchte ich ihm zu erklären, dass der

bereits zu war, hochgezogen bis zum letzten Zahn. Weil das nicht fruchtete, gab ich irgendwann auf und griff mit einer energischen Geste an den Reißverschluss. »Ist er zu?« – »Ja, ganz zu.«

Als Nächstes nahm Simon immer wieder meine Hand, um dann zu verlangen, ich solle sie loslassen, was ich tat, worauf er sie wieder nahm und so fort. Geholfen hat alles nichts. Wir kamen den ganzen Zug über weder zum Singen noch ich zum Glühweintrinken, so verstrickt waren wir in unseren dauernden Dialog. Genossen haben wir ganz sicher keine Minute.

So war es von da an bei allen offiziellen Ereignissen, soweit ich überhaupt noch versuchte, an ihnen teilzunehmen: Simon bekämpfte mit bizarren Ritualen seine Ängste. Ich verschloss die meinen in mir, schluckte meine Aggressionen hinunter und tat nach außen so, als gehörten wir hier noch dazu.

Im Laufe der Zeit wurde manches besser. So erlaubte Simon wieder, dass der Fernseher lief, mein Mann durfte wieder die Nachrichten sehen. Samstags guckte sogar Simon selbst mit seinem Bruder zusammen »Hund, Katze, Maus« und hin und wieder eine Tierdoku. Cartoons jedoch blieben zu Jonathans Leidwesen tabu. Ebenso die vielen Videos, die die Jungs besaßen. Simon kannte sie alle, er schleppte mir auch immer wieder die Hüllen an, aber wenn ich vorschlug, einen der Filme anzusehen, sagte er nein. Oder er stimmte zu, bekam aber Angst vor der eigenen Courage, sobald ich am Fernseher hantierte. Bei einigen wenigen gelang es uns, ihn in mühevoller Kleinarbeit über kurze, nur minutenlange Sequenzen Stück für Stück wieder an den Film heranzuführen.

Auch Musik hörte er nach einer Weile wieder, einzelne

Lieder nur, die er bestimmte, nie eine ganze CD. Es war auch hier schwer, sein Repertoire zu erweitern; immerhin schaffte ich es, dass wir Weihnachten eine neue CD mit Weihnachtsliedern hören konnten, da dem Rest der Familie die alten Songs so langsam zu den Ohren heraushingen. Wir spielten die neuen Stücke, aber immer nur nach Zustimmung und Ansage des konkreten Titels durch Simon.

Er schaute auch gerne beim Playstation-Spielen zu, aber nur, wenn die zwei bekannten Spiele dran waren; ein neues, das Jonathan zu Weihnachten bekommen hatte, musste erst einen Desensibilisierungsprozess durchlaufen: Mein Mann kam mit Simon auf dem Arm »zufällig« zum laufenden Spiel dazu, sie blieben eine kurze Weile im Zimmer, gingen hinaus, kehrten wieder zurück, anschließend stellten wir Simon Fragen dazu. Nach einigen Tagen erlaubte er, wenngleich sichtlich nervös, dass Jonathan in seiner Gegenwart das neue Spiel spielte. Der war überglücklich, sein Weihnachtsgeschenk endlich nutzen zu dürfen.

So erkämpften wir uns kleine Erfolge, stolz darauf, wenn wir etwas richtig gemacht und erreicht hatten – und verdrängten dabei, wie unnormal unser Leben geworden war. Getrieben von Simons Obsessionen, lief ich den ganzen Tag hindurch wie ein Hamster im Rad, dankbar für jede winzige Auszeit. Ruhe bewahren, dachte ich, Liebe geben. Zurückfinden zur Normalität, die doch eben noch da gewesen war.

In anderen Bereichen gab es hingegen Rückschritte. Simon hatte ganz normal begonnen zu sprechen, sein Wortschatz war eher groß für sein Alter, er hatte schon ganze Sätze gesprochen, selbst die ein oder andere »weil«-Konstruktion war ihm bereits entschlüpft. Nun aber verlangte er nur noch: »Gib!« Wenn ich wissen wollte, was ich ihm geben solle, nahm er meine Hand und führte sie zu dem begehrten Objekt. Oder er wiederholte seinen Befehl. »Gib!

Gib!« Was, das sollte ich mir wohl denken, aber ich musste schnell sein, denn der hysterische Anfall folgte auf dem
Fuße. So viel vermeintliche Unvernunft machte mich rasend. »Gib *was*?«, herrschte ich ihn an. Als Ergebnis eines
solchen Wortwechsels ließ er sich einmal herab zu sagen:
»Gib gelb.« Endlich begriff ich: Er meinte die Banane in
der Obstschale! Er kannte das Wort ›Banane‹, ich hatte es
ihn schon sagen hören. Also wollte ich ihn dazu zwingen,
es erneut auszusprechen. Mehr als »gib Ba« allerdings bekam ich nicht angeboten, unter Geschrei und Tränen. Mit
dem, was ich heute über autistische Sprachstörung weiß, erscheint mir das alles klar und typisch. Damals aber begriff
ich einfach nicht, was da vorging. Ich schrie ihn an, er schrie
zurück. Heute tut mir das alles so leid.

Lange hatte ich auf dem Standpunkt gestanden, dass Jonathan sprachlich so überdurchschnittlich begabt war, dass
es ungerecht gewesen wäre, Simon mit ihm zu vergleichen.
Irgendwann aber verglich ich ihn mit Gleichaltrigen. Der
Unterschied war nur nicht so leicht zu fassen; jedenfalls war
es kein simpler Rückstand.

Eine wohlmeinende Freundin, der das stumme Kind in
meinem Schlepptau unheimlich war, lieh mir ein Buch über
Spracherwerb. Doch wenn ich die Wortschatzliste dort
studierte: Das konnte er alles, daran lag es nicht. Wenn ich
glaubte, er könne keine Sätze bilden: Just sprach er einen,
und ich war wieder beruhigt. Dass er nie, niemals über etwas
sprach, was nicht unmittelbar zwischen uns geschah, er also
die Frage, wie es denn vormittags im Kindergarten gewesen
sei, nie beantwortete, nun gut, das taten viele Kinder nicht.
Fast alle Mütter um mich herum klagten darüber, dass sie
bei entsprechenden Fragen mit einem lapidaren »schön«
abgespeist würden.

Trotzdem war es bei uns auf schwer fassbare Art anders:

Es kam wirklich nie das Geringste, wenn ich wissen wollte, wie es ihm ging oder wozu er Lust hätte. Entweder sagte er gar nichts, oder er antwortete ausweichend. »Ich bin der Gromit« (ein Comic-Hund) war wochenlang seine Standardantwort auf alles, bis ich aufhörte, mit ihm ins Gespräch kommen zu wollen.

Wenigstens formulierte er nach der ersten großen Krise seine Bedürfnisse wieder, auf rudimentäre Weise: »Hunger«, »Darf ich die Ente sehen?« (ein Playstation-Spiel mit Donald Duck), »Spiel mit mir« oder »Ich will das Nemo-Puzzle«. Der überwiegende Anteil seiner Äußerungen bestand jedoch aus Sprachspielen, die Simons strengen Regeln folgten und bei denen er rhetorische Fragen stellte, um sich über meine erwarteten Antworten oder meine pflichtschuldig gespielte Erregung über die Frage zu amüsieren. Sein Wiederholungsbedürfnis dabei war endlos. Über Wochen hinweg führten wir zum Beispiel x-mal täglich den folgenden Dialog: Ob die Sonne aufgehe oder untergehe. Oder bald aufgehe oder untergehe. Ob ich eine Katze sei oder eine Frau oder der Papa eine Katze. Ob unsere Katze fliegen könne. Ob ich fliegen könne. Simon konnte sich dabei ausschütten vor Lachen. Dann war es sehr lustig mit ihm, ich schob meine Genervtheit und meine Frustration beiseite, und wir spielten eben.

Gerne sang er auch und ersetzte alle möglichen Wörter im Text des Liedes durch die Namen einer Gestalt aus einem Buch oder Film. Die allerneueste Entwicklung war das Spiel »Erzählen«, bei dem erst wir kleine Geschichten wiedergeben mussten, die strikt mit »Es war einmal ein Junge, und der hieß Harry« beginnen und mit »und dann ist die Geschichte aus« zu enden hatten. Dann »erzählte« Simon. Ein wirres, grammatikalisch nie korrektes Gemisch aus Textbrocken war das, die er aus seinen Büchern, Liedern und Filmen zusammenklaubte. Bis zu drei verschiedene Quellen mischte er manchmal in einem Satz. »Der Ron, es regnet seinen Lauf über dem Krankenhaus für Tiere« – so etwa klang das. Dabei marschierte er andauernd auf und ab. Für uns war das schon ein Fortschritt. Gott, was waren wir glücklich über diese Textfetzen. Es waren ja Sätze, Zwei-wort-, Dreiwortsätze. Mit funktionierender Grammatik, einem altersgerechten Wortschatz, allem, was das Herz be-gehrte. Nur eines war es nicht: Kommunikation.

Einmal schnappte ich mir ein Diktiergerät und lief den ganzen Nachmittag hinter Simon her, um aufzunehmen, was er da so von sich gab. Ich wollte es jemand anderen hören lassen, um nicht alleine so ratlos zu sein. Zweifellos war das, was ich da aufzeichnete, seltsam, reinste dadaistische Prosa. Das Seltsamste aber war wohl, dass Simon die ganze Zeit über nicht ein einziges Mal fragte, was ich da tat, weshalb ich ihm dauern folgte oder warum ich ihm ein Mikrophon hinhielt. Falls er es überhaupt zur Kenntnis nahm, irritierte es ihn offenbar nicht im Geringsten.

Reale Menschen kamen in diesen Erzählungen übrigens nicht vor. Eine der wenigen echten Personen, Janek, ein Kindergartenkind, wurde hartnäckig ein »Karnickel« ge-nannt. Die anderen »gibt es nicht«, »sind nicht echt«, sind »Marionetten« oder »Handpuppen«. Simons Version seines ersten Lebenstages ging so: »Ich lag auf dem Sofa, davor standen zwei Puppen, das wurden meine Mutter und mein Vater.«

Simon besaß ein Riesenrepertoire von Bilderbüchern, das war meine Schuld, ich liebe sie einfach, hatte schon Jonathan ganz viele angeschafft und wäre zweifellos zur Sammlerin geworden, wenn ich mehr Geld besessen hätte. Bilderbücher sind etwas Wunderbares.

Auch Simon schien anfangs ein Büchernarr zu sein. Er

kannte viele Passagen auswendig. Nun allerdings ließ er sich nichts mehr vorlesen, er »las« selber, das heißt: Er blätterte, memorierte laut den Text, so weit er ihn kannte, ersetzte dabei Lücken durch Nonsenstext oder dekonstruierte den Inhalt komplett.

Heute, fünf Jahre später, weiß ich, dass Simon tatsächlich lesen kann, vermutlich sogar ein fotografisches Gedächtnis hat, dass er aber, wie viele Autisten, nicht laut wiedergeben kann, was er liest. Ebenso wenig wie er zu formulieren vermag, was er denkt. Heute also glaube ich, er ließ sich nicht mehr vorlesen, weil es ihn langweilte, weil er das ganze Zeug bereits selbst lesen konnte. Nur laut zu lesen, das wollte und wollte ihm nicht gelingen. Aber wie weit war ich damals von einer solchen Erkenntnis entfernt!

Ganz selten hatte ich das Gefühl, dass er sich spontan zu etwas äußerte. Einmal etwa holte er sich andere Cornflakes als die, die ich ihm hingestellt hatte, und sagte dazu genussvoll: »Jetzt gibt's was Gutes.« Oder er antwortete – als er wieder bereit war, Musik zu hören – auf meine Frage, ob das Lied denn schön sei, mit einem leise geflüsterten, andächtigen »Ja«. Solche Aussagen waren ganz besondere Ereignisse für uns. So kostbar, dass ich sie immer noch erinnere. Mein Kind war in einem Raum, in einer Welt mit mir. Es war da.

Manchmal allerdings beschlich mich das Gefühl, dass Simon gar nicht wusste, wozu Sprache da ist: nämlich, um seine Seele auszudrücken. Oder dass er sich das nicht traute. Mich mit seinen Spielchen nur beschäftigte und davon ablenkte. Oder dass die Spiele eben sein Versuch waren, in Kommunikation zu treten. Ich wusste nicht, was ich denken sollte, es war ein vages Gefühl. An manchen Tagen hätte ich schreien können vor Frustration. Manchmal dagegen, wenn wir unsere Sprachspiele spielten und dabei lachten, wenn ich sah, wie er auf seinen Bruder zuging und ihn aufforderte mitzumachen, dann dachte ich auch: Was will denn die Welt von uns, das ist doch ein glückliches Kind.

Im Kindergarten herrschte vorerst Frieden. Simon war von zwei älteren Jungen »adoptiert« worden; sie waren sechs und sieben Jahre alt, kümmerten sich rührend um ihn, spielten mit ihm, führten ihn mir entgegen, wenn ich ihn abholen kam, und erklärten mir, was und wie viel er gegessen hatte. Der eine von ihnen war Asthmatiker, und ich denke, er hatte ein Gespür für Schwäche und Außenseitertum. Ich hätte ihn jeden Tag drücken können vor Dankbarkeit. Na bitte, dachte ich, mit Verständnis geht es doch. Wieso bringen die Kindergärtnerinnen das nicht auf, wo es ein Sechsjähriger schafft?

So verbrachte Simon das restliche erste Kindergartenjahr unauffällig im Windschatten seiner beiden Beschützer. Und ich war dankbar, weiter meinem Beruf nachgehen zu können und wenigstens vier Stunden am Tag nicht mit diesem bedrückenden, alle Kraft verschlingenden Rätsel verbringen zu müssen, meinem Sohn.

Natürlich verdeckte das nur die existierenden Probleme. Aber wir hofften so gerne. Bewies es nicht auch, dass Simon zu sozialen Kontakten fähig war?

Trotzdem wusste ich im Grunde, dass es spätestens, wenn Joshua und Konstantin im nächsten Jahr weg wären, weil sie eingeschult wurden, massive Schwierigkeiten geben würde. Diesmal konnten wir die Augen nicht mehr davor verschließen.

Das zweite Jahr begann, wie erwartet, mit einer Krise. Die Hiobsbotschaften häuften sich wieder, ernste Mienen, wann immer ich den Kindergarten betrat. Die Kindergärtnerinnen erklärten, Simon spräche nicht mit ihnen. Er spiele nicht von sich aus, sondern nur, wenn man ein Spiel vor ihn hinstellte, und nur, wenn er es bereits kannte. Wollte man ihm irgendetwas Neues nahebringen, drehte er einfach den Kopf weg. Obwohl er nicht antworte und nicht reagiere, wenn man ihn auffordere, mache er aber alles mit, was die Gruppe täte. Er schien also die Notwendigkeit, sich zu integrieren, zu begreifen, wollte das wohl auch bis zu einem gewissen Grad. Nur interagieren wollte oder konnte er dabei nicht. Er versteckte sich in der Menge.

Das fiel mir auch bei einem Kinderkonzert auf, das wir besuchten. Er machte zu meiner Überraschung die Gruppenspiele mit, zu denen der Sänger den Saal animierte. Er löste sich sogar, was ich nie erwartet hätte, mitten in dem Durcheinander in dieser vollen Turnhalle von mir, um auf die Bühne zu klettern und dort eine Polonaise mitzumachen. Sein Gesicht allerdings war die ganze Zeit in Panik verzerrt, er hatte sicher keinen Spaß dabei. Als ich ihn jedoch wegholen wollte, machte er sich los und schloss sich erneut dem Kinderzug an. Er hat sich das abverlangt. Was hatte das zu bedeuten?

Er liege viel auf dem Boden, sagten die Kindergärtnerinnen, und beobachte die anderen Kinder. Er werde manchmal von ihnen geholt, spreche auch mit ausgewählten Kindern ein wenig, ließe sich aber nie lange auf ihre Spiele ein und löse sich bald wieder von ihnen.

Immerhin, dachte ich, gab es ausgewählte Kinder. Da war etwa Sophia, ein süßes kleines blondes Mädchen, das ganz verrückt nach Simon zu sein schien, ihm über die Wangen strich und seine Hände nahm, um sie mit Küssen zu bedecken. Als wir sie an einem Nachmittag besuchten, verblüffte Simon mich damit, dass er mich in diesem völlig fremden Haus stehen ließ, um Sophia ins Kinderzimmer im ersten Stock zu folgen, wo die beiden auch eine Weile blieben. Die Mutter, mit der ich mich in der Zwischenzeit unterhielt, war freundlich und hielt mich klar erkennbar für überbesorgt. Als ich ihr schweren Herzens erzählte, dass wir für Simon eine Ergotherapie erwogen, fragte sie, wo das Problem sei, ihr größerer Sohn habe auch eine durchlaufen und alles hätte sich wunderbar gegeben. Außerdem spielten die beiden doch so schön.

Als ich ins Kinderzimmer ging, um mich davon zu überzeugen, sah ich, dass sie keineswegs gemeinsam spielten. Sondern nur nebeneinanderher an einer Eisenbahn herumhantierten, das heißt, Sophia hantierte und plapperte eifrig vor sich hin. Simon hingegen tigerte unruhig durchs Zimmer, wollte schließlich, dass ich ihm ein Bilderbuch vorlas. Nach alles in allem einer halben Stunde verlangte er nach Hause.

Es war, wie die Kindergärtnerinnen gesagt hatten. Er interagierte kaum. Waren die Kinder bei uns, sprach er nicht und versuchte lieber, mich in ein anderes Zimmer zu ziehen, um mich für sich alleine zu haben. Auch zu gemeinsamen Spielen animiert, blieb er auf Abstand, machte nur neben, nicht mit dem Kind am Puzzle oder der Eisenbahn herum.

Einmal zeigte er auf ein Besuchskind und spielte eines seiner Sprachspiele: »Ist das ein Taxi?« Er lachte. Wir antworteten: »Nein, das ist der Karim«, und er solle doch mal mit ihm sprechen. Er antwortete: »Ich spreche nicht mit Taxis«, und lachte wieder. Versuche, ihn mit Karim in eine Kaufladensituation zu verwickeln, ließ er erst zögernd geschehen, dann unterlief er sie bewusst, indem er behauptete, »Tralala« kaufen zu wollen. Alles war ab da »Tralala«.

Wir begannen uns zu fragen, ob unser Kind uns nicht auf den Arm nahm.

Mit der Ergotherapie, die uns auch die Kindergärtnerinnen nahegelegt hatten, begannen wir Ende November. Nach der ersten Stunde war die Therapeutin sehr zuversichtlich, dass bei dem Kind keinerlei Wahrnehmungsstörungen vorlägen. Und dass die Art, wie er uns ansehe und von uns Aufmerksamkeit fordere, auch nicht auf autistische Tendenzen schließen lasse. Er wirke wach und intelligent. Sie tippte auf eine Verweigerungshaltung, der sie schon beikommen werde.

Zwei Stunden später korrigierte sie sich. Er ließ Körperkontakt zu, ging mit ihr bereitwillig mit, etwa, um Spiele zu holen. Er begann auch, sie zu spielen. Er verweigerte sich nicht mehr so stark wie früher, wo er einfach weggegangen war, wenn man die Regeln erklären wollte. Er puzzelte sogar mit ihr, das Puzzeln war eine seiner Stärken. Simon bewältigte damals selbst Hunderter-Puzzle locker, er sah einfach mit einem Blick, wo ein Teil hingehörte. Er verweigerte sich also keineswegs. Nur bezog er seine Therapeutin weder in das Spiel mit ein, noch sprach er mit ihr. Sie sagte, es gelinge ihr einfach nicht, einen Kontakt zu ihm herzustellen. Er ignoriere sie, abgesehen von ihren Anweisungen, komplett.

Nach der vierten Stunde sprach er zum ersten Mal mit ihr, immerhin. Exakt nach dieser Stunde verlangte er auch zu Hause, Spiele zu spielen. Und obwohl es extrem anstrengend war, ihn bei der Stange zu halten und sein Verhalten meist unkonzentriert oder bewusst störend war – er warf die Würfel durch den Raum, sagte die Farben falsch an, machte Quatsch –, war es doch inzwischen möglich, mit ihm Fädelraupe und auch zwei Formlegespiele, die er mochte und oft hervorzog, bis zum Ende zu spielen. Vor allem ging die Initiative dazu von ihm aus.

Wir trösteten die zunehmend verzweifelnde Ergotherapeutin, immerhin schienen sich ja einzelne Erfolge zu zeigen. Aber insgeheim hielt ich sie, glaube ich, für einen schematischen, wenig einfühlsamen Geist. Nach der fünften Stunde gab sie auf und empfahl uns, einen Psychologen aufzusuchen, da sie ratlos sei und befürchte, Ergotherapie könnte nicht das Richtige für Simon sein. Etwas stimme nicht, etwas Grundlegendes, aber sie könne auch nicht sagen, was es sei.

Ich war hin- und hergerissen zwischen Wut und Verzweiflung: Wieder gehörten wir nicht dazu, waren die Ausnahme unter den Ausnahmen, bekamen auch noch den Vorwurf zu hören, wir wären uns nicht bewusst, wie ernst die Situation sei. Als ob die Therapeutin die Sache nicht selbst vor kurzem noch hoffnungsvoll eingeschätzt hätte. Und überhaupt: Konnte sie nicht einfach ihre Arbeit tun? Was wusste die denn schon? Heute weiß ich, dass sie letztendlich recht hatte. Aber in jenem Moment war sie für mich nur eine weitere Kandidatin für die lange Liste der Menschen, von denen ich mich im Stich gelassen fühlte.

Bei unserem nächsten Besuch beim Kinderarzt bekamen wir wieder einen Dämpfer. Simon verweigerte die anstehende Vorsorgeuntersuchung komplett. Er kooperierte nicht, antwortete auf keine Frage und vermied es, den Erläuterungen zu folgen, schweifte mit dem Blick ab. Er befolgte nur Aufforderungen wie die, sich auszuziehen oder zu hüpfen, also solche, die ihn nicht zwangen, mit jemandem zu kommunizieren oder zu interagieren. Bei alldem lachte er viel. Ich bemerkte, wie ansteckend es auf die Ärztin und ihre Helferin wirkte. Sie lachte auch und schien Simon zu mögen, es kam beinahe Stimmung auf. Ich warnte sie, dass sein Lachen nicht »echt« sei, ich wusste inzwischen schon, dass es im Gegenteil oft seine Unsicherheit und regelrechtes Unbehagen kaschierte. Je mehr er lachte, desto unwohler fühlte er sich. Gerade da konnte die Situation jeden Moment kippen. Für andere, die das fröhliche, sonnig-blonde Kind sahen, war das manchmal schwer zu glauben.

Die Kinderärztin war wahrhaftig keine Ignorantin. Sie hatte schon bei Jonathan ihren weltweisen, ganzheitlichen Blick auf ihre Patienten bewiesen und war für uns so etwas wie Mutter Erde persönlich. Ich erinnere mich noch, wie ich kurz nach Simons Geburt mit Jonathan bei ihr gewesen war, weil der beunruhigenderweise begonnen hatte, vom Sterben zu sprechen. Eines Tages war er plötzlich damit herausgeplatzt: dass er hoffe, einmal sein Leben für uns geben zu können, und dass er außerdem hoffe, dass das bald sein werde. Ab da verlangte er immer öfter zu sterben. Für einen Sechsjährigen waren das alarmierende Äußerungen, auch wenn man mitbedachte, dass eben ein neues Brüderchen angekommen war und vielleicht Eifersucht und der Wunsch nach Aufmerksamkeit eine Rolle spielten. Ich hatte damals versucht, Jonathan seine ihm unerklärliche Traurigkeit so zu erklären, dass es eine Art Wachstumsschmerzen seien. Wachstumsschmerzen gäbe es nämlich nicht nur in den Gelenken, sondern auch in der Seele. Aber ich war mir nicht sicher, ob diese Erklärung ausreichte.

Frau Flessa sagte dazu nur: »Allerdings, vor allem, wenn man viel Seele besitzt.« Dann sprach sie lange mit Jonathan und meinte hinterher, ich solle mir keine Sorgen machen. Da sei viel Positives, auf das er zurückgreifen könne. Nicht zuletzt unser gutes Verhältnis zueinander. Sie würde sich keine Sorgen machen. Es fügte sich dann ja auch alles wunderbar.

Jetzt erinnerte die Ärztin mich daran, dass Jonathan seinerzeit genau dasselbe getan hatte: Er hatte die U8 ebenfalls komplett verweigert und ihr außerdem noch in den – nicht unerheblichen – Busen getreten. Also Ruhe bewahren, riet sie, abwarten, das Kind nicht vorzeitig in Schubladen stecken.

Aber die Ruhe bewahren, das konnte ich zu diesem Zeitpunkt nicht mehr. Außerdem hatte ich zu Jonathan einen guten Draht, einen seelischen Kontakt. Ich wusste in jedem Moment, warum er etwas tat und was er dabei dachte und fühlte. Ich wusste, er hasste »blöde Häuser«, blöde Tests und blöde Beschäftigungen, ich wusste, dass er manchmal ausgesprochen in sich gekehrt sein, dann aber wieder unbeschadet auftauchen konnte. Auch bei ihm war aus dem Kindergarten einmal eine Hiobsbotschaft gekommen, im letzten Jahr, mit ernster Miene vorgetragen: Feinmotorik und Stifthaltung seien suboptimal. Aber da hatten wir zu Hause einfach gemeinsam Tiere abgepaust und ausgeschnitten und einen tischplattengroßen Zoo daraus geklebt, und danach war's gut.

Ich wusste auch, dass ich ihm beim Einschulungstest besser noch mal zuflüsterte: »Mal fünf Finger an die Hände von dem Männchen; das ist denen hier wichtig.« Und als die Amtsärztin ihm fünf Bilder zeigte, aus denen er das nicht dazu passende auswählen sollte – was er im ersten Durchgang souverän löste, um beim zweiten lange zu zögern –, und sie ihn mit spitzem Ton fragte: »Na, kannst du's nicht?«, da antwortete mein Sohn einfach: »Nein, ich denke nur gerade über was anderes nach.« Ich wusste, das stimmte ganz genau, und lächelte in mich hinein.

Was in Simon vorging, davon hatte ich keine Ahnung.

Wir baten die Kinderärztin um ein weiteres Gespräch. Damit ich dabei nichts vergaß, schrieb ich in den zwei Wochen Wartezeit bis zu unserem Termin eine kleine Zusammenfassung unserer Eindrücke von Simon, die ich ihr vorher überreichen wollte, damit sie bereits im Vorfeld ein möglichst umfassendes Bild bekäme und sich ihrerseits vorbereiten könnte. Wir hatten nur eine Stunde Zeit, und ich wollte das Maximale aus diesem Gespräch herausholen. Wir litten, wir waren am Ende, ich wusste, wir brauchten Hilfe und wollten alles tun, um sie zu bekommen.

Als das Dokument, an dem ich viele Stunden saß, endlich fertig war und ich es in die Praxis brachte, brach ich bei
der Übergabe in Tränen aus, einfach, weil jemand mich zur
Begrüßung gefragt hatte: »Wie geht's?«

Vielleicht auch, weil ich in jenen Wochen ohnehin so
weit war, bei jeder Gelegenheit in Tränen auszubrechen. Sie
ließen sich einfach nicht mehr zurückhalten, es tropfte und
tropfte.

Die Kinderärztin schaute mich an und verlegte den Termin um eine Woche vor. Außerdem diagnostizierte sie quer
über den Tisch eine Depression, empfahl mir einen Psychiater (der ihre Einschätzung bestätigte) und die Einnah-
me von Pillen, damit ich vorerst stabil bliebe. Mein Kind,
meinte sie, werde mich vermutlich brauchen.

Sprich es aus und es wird wahr

Nichts hatte mich bis dahin so viel Mühe gekostet wie das Formulieren dieses Schriftstücks. Ich hatte schon ein paar Romane geschrieben und zahllose Referate, Artikel und Werbesprüche. Aber noch nie in meinem Leben etwas so Wichtiges. Und noch nie war mir ein Text so schwergefallen. Ich wollte genau sein, durfte nichts vergessen, was vielleicht einen Hinweis geben konnte, wenn ich auch nicht recht wusste, worauf. Ich wollte nicht larmoyant erscheinen oder gar hysterisch. Gleichzeitig musste ich Formulierungen finden, die unserer Notlage gerecht wurden. Wir brauchten Hilfe. Alleine, das war uns klargeworden, würden wir nicht weiterkommen. Auch das war neu in unserem Leben: hilfsbedürftig zu sein und es offen aussprechen zu müssen.

Ach was, wir waren nicht hilfsbedürftig, wir waren verzweifelt, wir, die wir es immer abgelehnt hatten, auch nur einen Erziehungsratgeber zu konsultieren, weil wir uns im Umgang mit unseren Kindern auf unsere Intuition hatten verlassen wollen, ideologiefrei und echt. Aber fünf Jahre Simon, und wir waren mit unserem Latein am Ende.

Nachdem ich meine Gedanken und Beobachtungen zu Simon in quälenden Stunden formuliert hatte, war nichts mehr wie zuvor.

Das »Manifest« begann so:

Gedanken zu Simon

Wenn man Simons Fotoalbum anschaut, findet man für die ersten 2–2,5 Jahre kaum ein Bild, auf dem er nicht strahlt. So kam er uns auch von Anfang an vor: ein sonniges, fröhliches Kind. Er war ein guter Esser und bewegte sich gerne. Im Gegensatz zu seinem Bruder, bei dem sich früh ein ausgesprochenes Sprachvermögen abzeichnete, der aber in der motorischen Entwicklung hinterherhing, war er einer, der gerne krabbelte, balancierte und kletterte. War dabei aber wie sein Bruder vorsichtig und nie ein Draufgänger.

Er war sehr körperbetont, anhänglich, viel auf meinem Schoß und an der Brust. Er wurde Tag und Nacht alle drei Stunden gestillt. Ab dem 7. Monat begann ich zuzufüttern, hatte ihn mit einem Jahr auch schon tagsüber entwöhnt, dann aber kam der Urlaub, er mochte die italienischen Gläschen nicht, am Strand war es unpraktisch etc., kurz, wir stillten weiter. Abgestillt hat er sich selbst dann mit zwei Jahren. Die Affinität zu meiner Brust blieb groß, und eigentlich wollte er sie bis vor wenigen Wochen immer wieder anfassen, mit den Lippen berühren oder kneifen. Auch sein Bedürfnis nach Hautkontakt ist nach wie vor groß, er schmust viel und sucht während des Teils der Nacht, den er bei uns verbringt, meist ab 4 Uhr früh, die nackte Haut.

Im ersten Jahr zeigte er auch, für uns ungewohnt, Tendenzen, Dinge selbst tun zu wollen. Das verlor sich aber irgendwann.

So ging das über fast zehn Seiten. Ich war akribisch, ich war beherrscht, nicht übermäßig gefühlig. Was hatten wir für eine Angst, die Sache zu übertreiben, vor allem, was unsere Empfindungen, unsere Reaktionen auf Simon anging. Dabei waren wir übermüdet, verzweifelt, am Ende. Und trauten doch unserem eigenen Zustand nicht.

Es war ein seltsames Gefühl, diesen Text Jahre später während der Arbeit an diesem Buch wieder zu lesen. Da waren so viele Sachen, die ich vergessen hatte: Zum Beispiel dass es zwei Jungen waren, die Simon im Kindergarten so rührend betreut hatten; ich hatte mich bis dahin nur an einen erinnert. Dass es den »Darf ich?«-Terror jemals gegeben hatte. Dass meine Eltern mal ein weißes Auto fuhren, in das Simon immer einsteigen wollte. Fremd und vergessen war auch, dass wir einmal die Vermutung gehegt hatten, Simon könne unter Mutismus leiden. Das Schreiben für die Ärztin endete nämlich folgendermaßen:

Mein Mann recherchierte im Internet und fand die Beschreibung eines Phänomens, das auf Simon, wie wir meinen, in vielen Teilen passt: selektiver Mutismus.

1) Er spricht nur mit der Familie (Vater, Mutter, Bruder, Großeltern), Frau Viera und seinem 14-jährigen Babysitter Helen. Mit anderen gar nicht oder nur im Flüsterton, »ja« oder »nein«.

2) Auch dass es eine Angststörung sein soll, passt unserer Ansicht nach zu seinen Ticks, seinem Kontrollwahn, seiner Verhaftetheit an Ritualen.

3) Selektiver Mutismus soll erblich disponiert sein; mein Mann sprach zwischen drei und vier Jahren im Kindergarten kein Wort.

4) Zweisprachigkeit soll die Störung verstärken; Simon war zwei Jahre bei einer portugiesischsprachigen Tagesmutter.

Mutismus ist, kurz gesagt, die Unfähigkeit, Fremden gegenüber laut zu sprechen, obwohl man es bei vertrauten Personen kann. Uns erschien der Mutismus-Verdacht logisch: Bei Simons Vater war das Ganze ja auch mit dem Eintritt in den Kindergarten aufgetreten, aber nach nur einem Jahr wie ein Spuk wieder verschwunden. Die Kindergärtnerin hatte ihn eines Tages gefragt: »Welchen Stift willst du denn nehmen?« Er hatte flüsternd geantwortet: »den gelben«, und durchs Dorf war wie ein Lauffeuer die Nachricht gegangen, dass das Kind wieder spricht. Alles war wieder gut. Auch bei Simon hofften wir auf so einen erlösenden Moment, auf den Augenblick, an dem dieser Alptraum vorbei sein würde. Dennoch war eine mögliche Mutismus-Diagnose für uns eine Schreckensvision: ein schüchternes Nichtsprecherkind, in der Schule benachteiligt, von allen verkannt, jahrelang in Therapie. Aber wenn ich heute darüber nachdenke: Mutismus ist eine Störung, die in den meisten Fällen mit der Pubertät verschwindet, gut behandelbar und mit nichts als ein paar schulischen Problemen befrachtet ist, die ein liebendes Elternhaus auffangen kann. Mit anderen Worten: ein Traum.

Natürlich tue ich mit diesen leichtfertigen Sätzen allen Eltern unrecht, die mit ihren mutistischen Kindern Sorgen genug haben; es tut mir leid. Mir fällt nur der Spalt auf, der zwischen unserer damaligen Realität und der heutigen klafft, in der es kein Erwachen und keine Erlösung mehr gibt. Rückblickend wäre ich nun einmal froh, wenn wir keine größeren Probleme gehabt hätten als einen netten kleinen Mutismus.

Wie tief wir schon damals im Wahnsinn der Situation mit unserem Kind steckten, das wir so detailliert beschreiben, es aber nicht als das sehen konnten oder wollten, was es war, auch das wird mir beim Lesen des »Manifests« klar.

Obwohl wir noch Angst haben, etwas zu pathologisieren, was vielleicht nur eine Charaktereigenheit ist, eine, die uns überfordert und die wir darum umso lieber in den Verantwortungsbereich der Mediziner abschieben, kommen wir doch nicht mehr umhin, uns einzugestehen, dass wir uns anhaltende Sorgen um unseren Sohn machen. Dass wir ratlos sind. Dass wir uns nicht mehr trauen zu sagen, das passt schon alles. Und auch nicht mehr

recht glauben, es wird schon von selber werden. Wir würden es
zumindest gerne durch einen Fachmann abgeklärt haben. Und
Hilfe finden, um Simon rauszuhelfen aus dem, was ihn da um-
sponnen hält.

Ich hielt minutiös Situationen fest, die jeder Normalität
entbehrten, und wollte sie doch nur als »Charaktereigen-
schaft, die uns überfordert« eingestuft wissen. Der verzweifelte Griff nach dem Strohhalm. Der Sinn für eine objektive
Einordnung dessen, was in unserer Familie passierte, war
uns tatsächlich völlig abhandengekommen.

Das änderte sich nach dem Gespräch mit der Ärztin. Danach kamen wir unter Aufsicht, mein Sohn und ich. Wir
beide erhielten Termine bei Psychiatern, wurden untersucht,
angehört, abgehört, beobachtet, bekamen ein EEG abgenommen und Rezepte ausgehändigt. Es schien aufwärts
zu gehen, obwohl es mit jeder Diagnose, die dazukam, im
Grunde ja abwärts ging: Depression, Angststörung, Entwicklungsverzögerung, offizielles Nichtnormalsein. Aber
egal, waren wir eben von nun an ein pharmakologisch gestütztes, leicht vom Schicksal gestreiftes Reihenhausidyll;
jedenfalls ging es *irgendwohin*. Es gab Arbeit, etwas, das wir
tun konnten.

In meinem Fall war der Psychiater zum Glück ein kluger
und zurückhaltender Mann, der verstand, was ich zu ihm
sagte – eine Erfahrung, die mir bei meinem ersten Therapeuten versagt bleiben sollte –, der mich, wie ich glaube,
mit einer gewissen Sympathie sah und mir nicht das Gefühl
gab, entmündigt zu werden.

In seinem Wartezimmer saßen bis auf wenige Ausnahmen viele ganz normal aussehende Menschen, auch wenn
ihre Gesichter abgespannt, müde und verschlossen wirkten.

Aber die fand man auch in jedem Stadtbus. Ich blickte mich argwöhnisch um und stellte fest, dass ich mit meinem Gang zum Psychiater offenbar nicht, wie befürchtet, beim »Ausschuss« angekommen war. Mit Belastung und Überforderung konnte ich wahrlich dienen, mit Müdigkeit auch. Simon weckte uns jede Nacht, noch immer in dem Drei-Stunden-Stillrhythmus, mit dem er das Leben begonnen hatte. Meinen Alltag erlebte ich wie hinter Panzerglas, nichts fühlte sich mehr gut an. Bei jeder Gelegenheit kamen mir selbst vor wildfremden Menschen die Tränen. An Fassade war ich nicht mehr interessiert.

Das letzte Weihnachten, das war jetzt einen Monat her, hatte ich auf dem Sofa verbracht, mit beiden Händen in die Rückenlehne gekrallt und gegen das verdammte Gefühl ankämpfend, dass ich abrutschen und versinken würde, wenn ich mich nicht ganz, ganz festhielte. Ich hatte das Bedürfnis, mit den Händen in meinen Eingeweiden wühlen zu wollen und konnte zum ersten Mal Menschen verstehen, die sich selbst verletzen.

Verzweifelt hatte ich meinem Mann und dem Ältesten beim Baumschmücken zugesehen, ohne die geringste Freude, im Gegenteil, in mir war eine grundlose Panik aufgestiegen. Jeder kleine Fluch, wenn das Bändchen des Strohsterns nicht über die Nadeln gehen wollte, und jeder Fehlgriff, den sie taten, quälten mich körperlich. Bei jedem Schmuckstück, das sie an den Baum hängten, dachte ich: O Gott, das muss ich nach den Feiertagen wieder in die Kiste zurückräumen. Am liebsten hätte ich alles schon am nächsten Tag wieder weggepackt, am besten gleich zerhäckselt und die Überreste aufgesaugt, um diese zusätzliche Last, so schnell es ging, wieder aus meinem Leben zu entfernen. Bis heute habe ich Angst vor Weihnachten.

Gesund war das nicht, das war mir klar. Anders gesagt:

Ich war meiner Ansicht nach ganz unten. Hätte ich geahnt, wie tief es noch hinuntergehen würde, ich weiß nicht, wie ich reagiert hätte. Damals jedenfalls war ich nach diesem Vorfall bereit, Verantwortung abzugeben und jemand anderen zu fragen: Was, um Himmels willen, soll ich tun?

Im Nachhinein erwies es sich als Glück für mich, dass mein Vater kurze Zeit vor meinem Zusammenbruch selbst einen gehabt hatte. Er war mit massiven Schwindelgefühlen, Ohnmachts- und Schwächeanfällen in eine Klinik eingewiesen worden. Wir dachten zunächst, das käme von seinem Ohr, auf dem er seit Jahren einen massiven Tinnitus hatte und überdies taub war. Gehör und Gleichgewicht hängen ja zusammen. Es zeigte sich aber rasch, dass sein Schwindel psychogen war und mit Stress und Überforderungsgefühlen zusammenhing, die sehr schnell ausgelöst werden konnten. Außerdem diagnostizierte man noch eine saftige Depression. Mein Vater leugnete das natürlich, bis es ihm bewiesen wurde: Der Arzt forderte ihn auf, ein kompliziertes Formular auszufüllen, machte noch ein wenig Zeitdruck – mein Vater kippte um wie auf Befehl. Eine Weile sträubte er sich dagegen, »zu den Bekloppten zu gehören«, wie er sich ausdrückte. Für einen Mann seiner Generation war psychische Krankheit vermutlich mit Visionen altmodischer Irrenanstalten verbunden. Er verweigerte die Ergotherapie; »Körbe flechte *ich* nicht«, sagte er und, halb verwundert, halb voller Abscheu: »Stell dir vor, da ist ein Manager von Siemens, der hatte fünfzig Leute unter sich, und jetzt bastelt der Kistchen aus Wäscheklammern.« Er bewahrte sich seinen Reststolz, indem er sich stattdessen an diesen Terminen seiner Briefmarkensammlung widmete, dann ging er auf Kur in eine psychosomatische Klinik und machte eine Psychotherapie. Ich habe damals einiges über ihn erfahren, was er so nebenbei erzählte, weil es in den Sitzungen bearbeitet wurde. Die Lieblosigkeiten seiner Kindheit, diese Nachkriegs-Dorfkindheit mit ihren ganz normalen Grausamkeiten und ihren besonderen Sadismen, würden ein eigenes Buch füllen; und vielleicht schreibe ich diese Geschichte auch wirklich einmal; es müsste festgehalten werden, was ihm und so vielen seiner Generation angetan wurde.

Für mich war damals wichtig, dass wir, mein Vater und ich, einen ersten Schritt aus unserer Sprachlosigkeit heraus taten. Unser Verhältnis war nie sehr innig gewesen. Er liebte mich und war stolz auf mich, sicher, das wusste ich von meiner Mutter, aber eben nur von ihr, zu der ich immer eine enge Beziehung hatte. Erlebt habe ich die Anerkennung und die Liebe eigentlich nicht. Erziehung war Frauensache; der Vater kam in meinem Kinderleben kaum vor. In Erinnerung geblieben ist mir vor allem eine Reihe von Auseinandersetzungen, die im Grunde marginal waren, aber verbissen geführt wurden. Das war die Ebene, auf der wir uns hauptsächlich begegnet und über die wir vor allem nie hinausgekommen waren. Mein Vater war jemand, der mich schnell auf die Palme brachte, mit dem ich mich leicht stritt und mit dem ich, je älter ich wurde, immer weniger Gesprächsthemen fand. Er war mehr der Mann meiner Mutter für mich als irgendetwas anderes und spielte eigentlich keine große Rolle, dachte ich.

Das änderte sich mit seiner Erkrankung und hat sich in den Jahren darauf zum Glück noch verstärkt. Wir können heute miteinander reden, ich fühle mich ihm nah, und er sich mir hoffentlich auch. Es gibt eine Passage in meinem Tagebuch aus der Zeit der Trennung von meinem Mann, die gut fünf Jahre später erfolgen sollte, in der ich festhalte, dass ich jetzt zwar alleine bin, aber es doch einen Mann meines Lebens gibt und dass das mein Vater ist. Und wie froh ich darüber bin, dass wir das haben dürfen.

Bis dorthin war es allerdings ein langer Weg. Ich weiß noch, wie ich ihn in der Klinik besuchte. Er saß da, starrte in eine Ecke und schien gar nicht froh, dass jemand gekommen war. Es gab nichts zu besprechen, er wollte nicht reden, mir fiel ums Verrecken nichts ein, was ich hätte erzählen oder fragen können. Es war quälend. Ich wollte ihm sagen, dass ich ihn liebhabe, aber das auszusprechen war unmöglich, vollkommen unmöglich. Die Worte steckten in meinem Hals und kamen nicht raus. Aber so was hatten wir ja auch noch nie gemacht.

Am bedeutsamsten war für mich damals der Umstand, dass die Ärzte bei ihm eine Depression festgestellt hatten und er sich dem stellen musste. Denn wenn er eine hatte, dann durfte ich auch eine haben. Das mag dumm sein, aber ich dachte so. Ohne diese Diagnose wäre es mir nicht möglich gewesen, meinen Eltern gegenüber einzugestehen, dass ich am Ende war. Ich hätte befürchtet, dass sie sich den Kopf zerbrechen würden, was sie falsch gemacht hatten, dass sie sich die Schuld geben und als Versager fühlen würden, als Eltern gescheitert. Das hätte ich nicht gewollt. Das hätten sie, meiner Logik zufolge, auch einfach nicht verdient.

Meine Eltern haben sich beide aus harten, lieblosen Kindheiten gerettet und versucht, trotz dieser Bürde eine heile Familienwelt aufzubauen. Schon als Kind hatte ich gespürt, obwohl sie das nie sagten oder verlangten, dass ich nicht nur der Beweis, sondern auch der Gradmesser dafür war, dass und ob sie alles richtig gemacht hatten. Ich musste ein Erfolg sein. Ich durfte nicht so kaputt sein.

Jetzt war das endlich anders. Ich konnte mich zurücklehnen und sagen: Du bist depressiv? Ich auch. Da haben wir schon was gemeinsam. Vielleicht sind es ja einfach nur die Gene, und keiner kann etwas dafür.

Krankheit kann auch sehr erleichternd sein.

In meinem Fall hieß die Antwort auf die Depression: eine Therapie machen – und Tabletten nehmen. Wobei ich im Nachhinein Glück hatte, schon der erste handelsübliche Serotonin-Wiederaufnahmehemmer, Citalopram, schlug an. Damals konnte ich die Wirkung allerdings nicht genau einschätzen. Es geriet so vieles in Bewegung. Die erste Entlastung kam durch das Gespräch mit dem Psychiater, die zweite durch mein »Coming-out«. Ich erzählte es jedem, der es hören oder nicht hören wollte: dass ich depressiv war und Medikamente nahm. Erstaunlicherweise habe ich damit nur gute Erfahrungen gemacht. Nicht einer, der mich daraufhin nicht mehr als mündigen Menschen, als einen, der nicht mehr alle Tassen im Schrank hat, behandelt hätte. Im Gegenteil, viele sagten mir, dass sie auch etwas nähmen, gerade in Therapie wären etc. etc. Aus der guten Beziehung zu einer Nachbarin zum Beispiel wurde an dem Tag eine Freundschaft, als ich heulend vom Gespräch mit meinem Psychoanalytiker kam. Sie hatte mich vom Fenster aus gesehen und zu einer Tasse Tee eingeladen. Ich schwankte, ob ich ihr Angebot annehmen sollte, versuchte eilig, die Tränen wegzuwischen, schaffte es aber nicht so dezent wie erhofft. Dann platzte es einfach aus mir heraus: »Sorry, ich bin noch etwas aufgewühlt, ich komme gerade aus einer Therapiesitzung.«

Sie antwortete nach kurzer Verblüffung: »Ja, ich mache auch gerade eine. Aber ich bin nicht glücklich damit. Und ich nehme Tabletten deswegen.« Sie holte die Packung, und wir hatten ein Gesprächsthema. Den Grundstein für unser Vertrauen ineinander, das bis heute nicht enttäuscht wurde, hatte unsere gegenseitige »Offenbarung« gelegt.

Die dritte Entlastung entstand natürlich durch die Perspektive, die sich mit dem Termin beim Kinderpsychiater für Simon auftat. Dort sollte, dort würde endlich alles gut werden, mit mir war es schließlich auch wieder etwas aufwärtsgegangen. Ich hatte aufgehört zu heulen, das war schon mal ein gutes Zeichen. Und es gab da zwei Augenblicke, die herausstachen; ich nannte sie Epiphanien: einmal war es tanzendes Laub, das im Zoo vor mir über den Weg wehte, ein andermal vom Wind verwirbelter Rauch, der aus einem Schornstein aufstieg. Beide Bilder sprangen mich förmlich an, es war unmöglich, sie zu übersehen, sie waren so schön, so zwingend, so beglückend. Ich blieb einfach stehen, mit klopfendem Herzen, und schaute den Blättern, dem Rauch hinterher. Ich fühlte mich mit einem Mal zutiefst von etwas Wunderbarem erfüllt.

Wie konnte das sein?

Ich rief meinen Psychiater an und fragte besorgt, ob das eine Nebenwirkung der Tabletten sein könnte. Er lachte und meinte, das sei keine Nebenwirkung, es sei vielmehr die Wirkung. Ich wäre jetzt eben wieder in der Lage, schöne Dinge im Leben wahrzunehmen. Seltsam berührt legte ich auf. Seit diesen beiden Schlüsselmomenten versuche ich, mir das zu bewahren: einen Blick für kleine Schönheiten, ganz alltägliche, Sie wissen schon, diese kitschige Sache mit Blumen und Wolken oder den Spiegelungen in einer Pfütze. Ich versuche, sie wahrzunehmen und dabei glücklich zu sein. Manchmal klappt es, manchmal bleibt es beim Bemühen, manchmal springt für mich als Schriftstellerin auch eine verwertbare, verwortbare Impression dabei heraus, immerhin.

Manchmal aber ist da nur Schwärze.

Exkurs: Scheiße, Arsch und Hass

Halten wir einen Moment inne, um all des Hasses zu gedenken, der in dieser Zeit in mir angespült wurde wie schwarzer Schlamm und nie seinen Weg hinausfand. Nicht einmal im »Manifest« bekam er seinen Platz, wie mir jetzt auffällt, nicht einmal den klitzekleinsten, weil es ja konstruktiv sein sollte. Immer will man konstruktiv sein, im Umgang mit allem und allen, es geht ja um das Wohl des Kindes, und ein Elternteil mit Querulantenwahn ist da kein Vorteil.

Aber glauben Sie mir, wenn Sie ein behindertes Kind haben, dann hassen Sie ohne Ende: das Schicksal, die eigenen Gene, sich selbst, der Sie ja doch irgendwas falsch gemacht haben müssen.

Die folgende Auswahl an Hassgefühlen wurde frei zusammengestellt und ist wie immer ohne Gewähr. Vergessene können sich bewerben, Erwähnte sollten bedenken, dass ich auch weiß, dass sie nichts davon verdient haben. Aber scheiß drauf.

Sie hassen die Mütter normaler Kinder mit ihrem unverdienten Glück und die Kinder gleich dazu, diese dämlichen Bälger, die ihnen am Gartentor erzählen, was sie jetzt schon wieder Tolles können. »Uii, Sarah, toll, du hast eine Holzperlenkette aufgefädelt. Wie schön!« Fahr zur Hölle.

Sie hassen die Kindergärtnerinnen, denen zu Ihrem Sohn

nichts anderes einfällt, als dass er den Scheißbauklotzturm nicht aufbauen kann und dass das sehr bedenklich sei mit viereinhalb. Ignorantinnen allesamt. Sie schenken ihnen teure Marmeladen zum Ausscheiden. Stirb dran.

Sie hassen die Kindergartenleiterin, die, als Sie, halb im Trotz, ankündigten, den Kindergarten wechseln zu wollen, weil gerade mal Ihr Leben in die Brüche ging, nur wissen wollte, wann das denn wäre, damit sie besser planen könne. Zwei Jahre später hören Sie, dass sie Brustkrebs hat? Interessiert mich jetzt auch nicht.

Sie hassen die Tagesmutter, die nie etwas gemerkt haben will (obwohl Sie selbst ja auch nichts gemerkt haben) und Sie hassen ihr händeringendes Mitgefühl, das Ihnen auch nicht weiterhilft. Sie hassen Ihren Mann, der Ihrem Sohn und auch Ihnen nie was getan hat, gleich mit. Scheiß drauf.

Sie hassen die Nachbarin, die – sonst noch Sorgen? – spitz bemerkt: »Dieses Kind kennt mich seit fünf Jahren und grüßt mich immer noch nicht.«

Sie hassen den alten Studienfreund, der später zum Thema Einschulung sagen wird: »Stellt ihn doch noch ein Jahr zurück. Wenn's dann auch nicht geht, ist's eh schon egal.« Eh schon egal? Was bitte genau soll das heißen? Müllhalde oder was?

Oh, Sie hassen endlos. Sie hassen Ihren völlig ahnungsfreien Psychologen, der flockig meint, mit Simon hätten Sie bloß mal mehr im Matsch spielen sollen, dann würde das schon werden. Dreck an die Hände, Baukran und »brummbrumm« machen. Weiß der eigentlich, wovon er redet?

Sie hassen die guten Freunde, die meinen, dass es kein Wunder wäre, dass das Kind noch nicht spräche, wir würden uns zu Hause eben zu intellektuell unterhalten.

Sie hassen die Blicke der Passanten, die tadelnd auf das schreiende Kind schauen, als wären Sie nur irgendeine

Mutter, die ihr Balg vor dem Süßigkeitenregal nicht im Griff hat.

Sie hassen die selbstzufriedenen Mienen der Besucher eines Kinderkonzertes, die den Behindertenchor, in dem Ihr Kind später singen wird, eingeladen haben aufzutreten. Ein ganzes Kulturzentrum voller normaler Kinder mit normalen Eltern, die ich dafür gehasst habe, dass sie ihr Leben vielleicht für schwer hielten, ihre Kinder für nervig und ihren Alltag für stressig. Ihr habt ja keine Ahnung, dachte ich. Argwöhnisch betrachtete ich sie, um Spuren von Desinteresse, von Hohn, von Belustigung, von Mitleid zu erkennen, egal was, sie hätten es mir nicht recht machen können. Aber sie waren einfach freundlich, normal, interessiert. Es gab keinen Anlass, meine Wut loszuwerden. Obwohl ich nur freundlichen Blicken begegnete, saß ich stumm hassend zwischen karierten Tischtüchern. Es war so schwer, die Kinder auf der Bühne stehen zu sehen, die eigenen, und dabei zu denken, was für ein Haufen Beschädigter ... nein, niemand würde sich wünschen, dass es seine wären. Noch schwerer, die anderen zu sehen, die heilen, all diese fröhlichen kleinen Mädchen mit Zöpfen und aufgeweckten Jungs, die so eifrig mitmachten und plauderten und spielten, so niedlich, dass ich hätte kotzen können.

Simon stand stumm auf der Bühne wie immer, er singt nie, wenn die anderen singen, die Lieder kommen nur, wenn er alleine ist. Danach machte er in die Hose. Wir gingen bald.

Sie hassen die ehemalige Mitschülerin, die Ihnen vor sechs Jahren mal gesagt hatte: »Du mit Kind, kann ich mir gar nicht vorstellen.« Die soll bloß nicht glauben, dass sie recht behalten hat, die blöde Kuh.

Sie hassen den alten Sack in der Wirtschaft, dem Simon auf die Glatze gefasst hat und der daraufhin meinte: »Der gehört doch weggesperrt.« Ja, ist die denn aus Gold, seine Naziglatze?

Sie hassen das kleine Mädchen im Malkurs, das Ihren Sohn mit so sicherem Gespür für ausgrenzbare Andersartigkeit erst lange beobachtete, um dann zu verkünden: »Der soll aufhören zu singen, das stört mich.« So was von gesundem Instinkt aber auch, das kleine Miststück.

Sie hassen die Leute, die sagen, Sie sollen ihn doch ins Heim geben und sich nicht selbst kaputtmachen. War es schon beim ersten Besuch oder erst später? Jedenfalls sagte mein Psychiater einmal, mit behinderten Kindern sei das so: Entweder gehe die Ehe der Eltern in die Brüche. Oder man entscheide sich, das Kind ins Heim zu geben. Weder noch, dachte ich damals, reichlich schockiert und herausgefordert. Weder noch, du Arsch. (Er ist alles andere als das, aber ich meine mich zu erinnern, dass ich ihn damals exakt so titulierte, im Geiste natürlich.) Scheiß auf die Statistik. Ich will weder noch. Ich werde mich nicht scheiden lassen, bloß weil das irgendwo ausgerechnet wurde. Und mein Kind kommt nicht ins Heim. Euch werd ich's schon zeigen. Hat schließlich bei Kind und Dissertation auch geklappt.

Sie hassen die Kinder von Freunden, die nicht darauf verzichten können, ihre Scheiß-»Fünf-Freunde«-Kassetten zu hören, obwohl Simon dann in Panik flüchtet. Sie hassen die Freundin gleich dazu, die meint, sie fühle sich nicht wohl, wenn Simon unbeaufsichtigt durch ihr Haus streife. (Obwohl er ein anerkannter Zerstörer von Dekoteilen ist; er zerkaut alles, was er in die Finger bekommt. Aber Sie hassen ja auch alle, denen Schöner Wohnen wichtiger ist als ihr Kind. Sie selbst sind es gewohnt, dass alles Stück für Stück kaputtgeht.)

Sie hassen auch die andere Freundin, die beim Kaffeetrinken meinte: »Kannst du ihm sagen, dass er mich nicht anfassen soll, bitte?« Kann sie ihm das nicht selber sagen? Er ist autistisch, aber nicht taub, und auch nicht doof. Und erst recht kein Ungeziefer, von dem man nicht berührt werden möchte.

Sie hassen seine erste Lehrerin, der als Reaktion auf die Panik des Kindes in der fremden Umgebung nur einfiel, ihn einzusperren, um ihn »zu brechen«, die ihn auch wirklich fast zerstörte und mir die Trümmer mit den Worten überreichte, dass man da schon viel früher hart hätte durchgreifen müssen. Hier jedenfalls gehöre er nicht her. Möge sie einsam sterben.

Sie hassen Ihren eigenen Mann, der sich in sein Computerzimmer verzieht und sagt: »Da kann man eh nichts machen.« Und Sie stehen vor Ihrem schreiend im Kreis laufenden, sich auf den Kopf schlagenden Kind und denken: Schon richtig, dass man nichts tun kann, damit es aufhört. Aber irgendwie muss man sich doch trotzdem dazu verhalten. Verrecken sollst du an deinem blöden »World-of-Warcraft«.

Hasst man sein Kind? Nie mehr, als man es liebt.

Der Tag, an dem ich Simon anschrie, dass er mein Leben zerstöre, war der allerschwärzeste für mich.

Danach hasste ich mich selbst.

Das größte Ereignis damals war natürlich der Gang zu Simons Psychiater – voller Angst, voller Scham, aber ohne Alternative und inzwischen mit fast gieriger Bedürftigkeit. Seltsam, dass wir uns so lange so sehr dagegen gesträubt hatten. Jetzt konnten wir es kaum erwarten, den Mann zu sehen, der bis zu drei Monate Wartezeit für einen Termin veranschlagte. Halb ahnten wir schon, dass es ausgehen könnte wie das Hornberger Schießen: keine Ahnung, mal abwarten. Andererseits aber hofften wir so sehr. Auf Erklärung, auf Erleuchtung, Entlastung, Heilung. Mindestens.

Es muss schwer sein, wenn Menschen mit einer solchen Erwartungshaltung zu einem kommen.

Dr. Wilkes residierte in einem Haus in einem Wohnviertel, ich weiß noch, dass ich bei unserem Antrittsbesuch im Wartezimmer saß und mich fragte, ob das wohl das Haus seiner Eltern, sein Kindheitshaus war. Aus jedem Detail versuchte ich im Voraus etwas über ihn, und damit über das, was uns hier zustoßen würde, herauszulesen.

Der Perserteppich auf dem Boden, auf dem Simon bei späteren Besuchen Hüpfen spielen sollte, sah aus, als wäre er ein Überbleibsel aus dem früheren Wohnzimmer. Entlang der Fenster standen ungewöhnlich viele Topfpflanzen, die ich zu mögen bereit war. Die Zeitschriften dagegen waren alt und definitiv abstoßend. Überall an den Wänden hing Werbung für die literarischen Arbeiten des Arztes, der offenbar nebenbei schrieb, was mir ja vertraut war und eine Ebene gegenseitigen Verstehens versprach, die ich später im Gespräch auch sofort schamlos antippte. In einer Schale lagen Äpfel mit einem Schild: ungespritzt aus eigenem Garten. Ein Öko? Ein netter Mensch?

An der Wand hing eines dieser Leuchtturmbilder von Edward Hopper, ein schönes Gemälde, auf dem das Weiß des sonnenbeschienenen Turmes und das des Sommerhimmels ineinanderflossen. Ich schenkte Simons Vater später zum Geburtstag eine Kopie des Bildes. Ich fand es faszinierend, weil man zwar den Finger auf die Stelle legen und sagen konnte: Hier ist Stein, da Licht, für das Auge klar getrennt, und doch gab es keinen Trennungsstrich, nur ein und dasselbe Weiß. Wo ging eins ins andere über? Wo war die Nahtstelle, an der unsere Normalität sich in etwas gänzlich anderes verwandelt hatte?

Dr. Wilkes, in den ich schon so viel hineinzuinterpretieren versucht hatte, war ein Mann, der alle Ängste verfliegen ließ. Groß, mit krausen Haaren und hellblauen Augen in einem Gesicht, das höchst kindlich wirkte. Ein Zauberer für Kindergeburtstage, das fiel mir als Erstes zu ihm ein. Er war warm und herzlich mit uns, später, beim zweiten Termin, auch mit Simon, er bot ihm Stifte und Spielzeug an, umarmte ihn mit seiner sicheren Stimme.

Auch er hatte das »Manifest« von uns erhalten, zusätzlich verbrachte er eine Spielstunde mit Simon. Wir waren auf alles gefasst gewesen: Verweigerung, Tränen, Geschrei. Darauf, mitgehen zu müssen und uns auf den Boden zu unserem Sohn zu hocken, um Simon zu erklären, zu animieren, zu beschützen, abzuschirmen. Wie ich es immer tat, wenn wir mit anderen Müttern und Kindern, mit Ärzten oder Therapeuten zusammen waren. »Er macht das, weil …« – »Das macht er immer so.« – »Er hat das nicht so gerne.« – »Mit Simon ist es einfach so, dass …« – »Tun Sie einfach dies oder das, dann wird das schon.« Ich war längst eine Simultandolmetscherin von Simons Verhalten geworden, und das, obwohl er eine Sprache sprach, die ich gar nicht beherrschte. Aber wer kannte ihn denn, wenn nicht wir?

Dr. Wilkes fragte Simon nur, ob er mit ihm nach oben spielen gehen wolle. Und unser Sohn gab ihm die Hand und sagte schlicht: »Ja.«

Wir fassten es nicht, es wirkte alles so unkompliziert. Wir liebten diesen Mann von diesem Augenblick an. Genauso, wie wir wenig später Simons neue Ergotherapeutin lieben sollten, die uns mit den Worten begrüßte: »Da haben Sie aber ein interessantes Kind.« Simon, mit perfekten Antennen ausgestattet, verlangte schon nach der ersten Sitzung von sich aus, »zur Brigitte« gehen zu wollen.

Sie wollten also spielen gehen, mein Sohn und der nette

Arzt. Das taten sie dann auch, einfach so, all unseren Voraussagen zum Trotz. Wir waren platt. Und so voller Hoffnung. Wenn wir hier schon falschgelegen hatten, dann ja vielleicht auch bei all unseren anderen Befürchtungen. Für eine halbe Stunde, die wir warteten und auf den Hopper starrten, waren wir bereit, jedes Fünkchen Hoffnung, das der Arzt in uns zündete, zu einem Großfeuer werden zu lassen. Dabei hatte er uns, nüchtern betrachtet, gar keine Hoffnungen gemacht. Er war vorsichtig, genau wie die meisten Ärzte und Therapeuten, die wir noch kennenlernen sollten. Niemand will ein Kind vorverurteilen. Es ist ja auch schwer, etwas Sicheres zu sagen: Sie sind noch so klein, noch so entwickelbar. So schwer zu beurteilen, vor allem, wenn sie wie Simon praktisch nicht sprechen und sich keinen Tests unterziehen. Gerade bei Autisten, die bislang – neuerdings soll es einen Gehirnscan geben! – nicht aufgrund irgendwelcher genetischer oder anderer Merkmale identifiziert werden konnten, sondern einzig aufgrund ihres Verhaltens, dauert es oft lange, manchmal Jahre, bis die Diagnose steht. Bei uns waren es nur zwei.

Dr. Wilkes sprach von Entwicklungsverzögerungen, aber auch von Wachheit und Interesse, ja von Ansätzen zu Phantasie- und Rollenspiel. Das kannten wir von zu Hause. Da war Simon etwa der kleine Tiger und ich der kleine Bär, oder sein Vater war Harry Potter und er selbst Ron Weasley. Dabei kam es zu kleinen Spielszenen, man reiste nach Panama, machte Picknicks, fuhr in den Urlaub und räkelte sich am Strand. So etwas, das hatte ich ebenfalls schon gelesen und der Arzt wiederholte es jetzt, war ein eindeutiger Indikator dafür, dass es sich nicht um Autismus handeln *konnte*. Autisten, das waren diese Kinder, die in der Ecke hockten und nur schrien, wenn man sie anfasste. Nicht Simon, der es schon als Säugling genossen hatte, wenn ich ihm meine

Haare kitzelnd übers Gesicht gleiten ließ. Der sich nachts mit Händen und Füßen an meinen Körper klammerte, wenn er schlief.

Autismus – ich weiß gar nicht, wie dieses Wort an diesem Tag in diesen Raum kam. Das heißt, doch, ich weiß es: *Ich* hatte die Frage gestellt. »Wir reden hier aber nicht über Autismus, oder?«

Wie war ich nur darauf gekommen? Vermutlich so, wie Simons Vater auf den Mutismus gekommen war, über das Internet, über das Klicken und Rätselraten auf der Suche nach vergleichbaren Fällen, nach Antworten. War ich im Netz darauf gestoßen? Oder er? Hatten wir einen Verdacht gehegt? So vage – und so schrecklich –, dass wir ihn nicht einmal dem »Manifest« anvertraut hatten? Ich kann es heute nicht mehr genau sagen. Ich weiß nicht mehr, wann das Wort in unser Leben gekommen war, wie lange wir uns damit herumgeschlagen hatten. Aber bei dieser ersten Sitzung war es zu meiner eigenen Überraschung bereits da.

Ich hatte etwas pampig gefragt, im Tonfall betont lässig, um mir nicht anmerken zu lassen, wie viel Mut mich diese Frage kostete. Dr. Wilkes, das weiß ich auch noch, lächelte und antwortete: »Nein, das tun wir nicht.«

Fragen Sie mich bitte nicht, wie wir die folgenden zwei Jahre bis zur endgültigen Diagnose herumbekamen mit unserem ›entwicklungsverzögerten‹ Kind; ich weiß es nicht mehr. Ich weiß nur, dass ich froh war, etwas abarbeiten zu können. Simon brauchte eine neue Ergotherapeutin, der etwas mehr zu ihm einfiel als der ersten. Dr. Wilkes hatte uns die Adresse der »Frühförderung Kinderhilfe« gegeben, bei der wir uns umgehend meldeten. Und er hatte uns dringend geraten, für Simon einen neuen Kindergarten mit kleinen Gruppen zu suchen. Kleine Gruppen – im Jahr 2005!

Ich telefonierte die Kindergärten der umliegenden Gemeinden ab, aber weniger als zwanzig, fünfundzwanzig Kinder gab es nirgendwo. Allenfalls eine etwas kleinere Nachmittagsgruppe könne man uns anbieten. Aber das hätte für mich bedeutet, keine freie Zeit mehr zu haben zum Arbeiten, was schon finanziell prekär gewesen wäre. Jonathan und Simon hätten sich bei diesem Wechselrhythmus kaum mehr gesehen. Außerdem hatte ich so meine Zweifel, ob ein »normaler« Dorfkindergarten mit Simon klarkäme.

Mir wurde ja selbst ganz schwummrig, wenn ich mich am Telefon hörte: »Ich habe da ein besonderes Kind, mit diagnostizierter Entwicklungsverzögerung und vermutlich einer Angststörung. Mein Sohn spricht nicht, oder eigentlich spricht er schon, aber er kommuniziert nicht, wenn Sie verstehen, was ich meine, er spielt nur mit Wörtern. Er braucht sehr stabile Rahmenbedingungen, Zuwendung und viel Ruhe. Lärm und Bewegung sind für ihn schwierig ...« Etc. etc. etc. Ich redete wie ein Maschinengewehr, schnell, um möglichst alles zu sagen, was über Simon zu wissen wichtig war, um nichts zu vergessen, um das Maximum in die kurze Spanne hineinzupacken, die so ein Gespräch bot. Um mit irgendetwas von dem, was ich da erzählte, ein Echo auszulösen. Um nicht beim Sprechen von der eigenen Traurigkeit überholt zu werden.

Ich redete mir den Mund fusselig und war danach jedes Mal vollkommen erschöpft, wie erschlagen vom eigenen Unglück, das ich da immer wieder ausbreitete. Die nächste Telefonnummer wartete schon.

Bald blieben nur noch der Waldkindergarten, zwei Stätten für verhaltensauffällige Kinder und eine private Gruppe übrig. Ich telefonierte und erklärte, warb und bettelte, machte überall Besichtigungstermine aus, zum Teil gab es auch noch Vorgespräche. Die erste der beiden sonderpädagogischen Tagesstätten fiel für mich sofort beim Betreten aus, nicht nur, weil ich noch immer Berührungsängste mit dem designierten Bereich des »Anormalen« hatte. Dort sah einfach alles nach sozialer Einrichtung im schlimmsten Sinne aus, armselig, abgeschabt, selbst die Erzieher wirkten wie Sozialfälle. Und die Kinder waren, so teilte man mir unumwunden mit, großteils verhaltensgestört im Bereich der Aggressionskontrolle. Was sollte mein Mimosenkind dort? Das niemandem erzählen konnte, was ihm zustieß, das nicht einmal sagen konnte: »Lass das!« und ein gefundenes Opfer für jede Form von Mobbing und Missbrauch war.

Die zweite Tagesstätte hatte eine sehr einfühlsame Leiterin, die sich im Vorgespräch so verständnisvoll gab, dass ich meinen damaligen Mann zum ersten Mal den Tränen nahe sah. Nachdem der Satz gefallen war: »Ich sehe doch, wie Sie leiden.«

Beim Besuch der Gruppe selbst war ich dann mit Simon allein. Es war anstrengend, zwischen ihm und den Abläufen dort zu vermitteln, abwechselnd wollte ich ihn abschirmen oder heranführen, ihn erklären oder darauf warten, dass die anderen ihm etwas erläuterten, ihn motivierten und dämpften.

Es lief gar nicht schlecht, allerdings wirkte manches auf mich arg rigide geregelt. Auch gab es in der Gruppe ein spastisch gelähmtes Kind, das nur dalag und gefüttert werden musste; der Brei quoll ihm immer wieder aus dem Mund, ein Anblick, der mir damals noch neu war und mich zutiefst verschreckte. Ausschlaggebend für unsere Entscheidung war dann allerdings ein Ritual bei Tisch. Ein Kind hatte Geburtstag, und offenbar war es üblich, dass jedes der anderen Kinder zu diesem Anlass einen Wunsch aussprach. Ein Mädel stand da, ohne eine Idee zu haben, und die Kindergärtnerin soufflierte ihr einen möglichen Wunsch: »Willst du ihr nicht wünschen, dass sie Satan widersteht?« Damit waren wir zur Tür hinaus.

Auf dem Weg zum Auto sagte ich zu Simon, noch zweifelnd und meine Eindrücke wieder und wieder überprüfend: »Das ist vielleicht dein neuer Kindergarten.« Mein Kind, das nur Einwortsätze sprach, Kinderlieder und Nonsens von sich gab, sagte leise, aber glasklar: »Das wäre schade.«

Wir gingen nie wieder dorthin.

Mein persönlicher Favorit wäre der Waldkindergarten gewesen, aber Simon stand bei unserem Besuch so verloren zwischen all den Bäumen herum, dass ich Angst um ihn bekam. Es schien mir eindeutig, dass er sich in geschlossenen Räumen sicherer fühlte. Vielleicht war es sogar so, dass er die Begrenzung brauchte, um überhaupt seine Wahrnehmung fokussieren zu können. Mir war schon öfter aufgefallen, dass er, wenn ich auf etwas Entferntes zeigte – etwa auf einen Vogel im Baum –, Mühe hatte, mit den Augen meinem Finger zu folgen und das wahrzunehmen, was ich ihm zeigen wollte. Sein Blick irrte umher, so wirr, dass ich am Ende gar nicht mehr wusste, was er sah und ob er überhaupt etwas sah. Vor allem im Freien schien er sich wie ein Bild ohne Rahmen zu fühlen.

Die Menschen im Waldkindergarten waren die Ersten, die mit Sympathie und Neugier auf Simon reagierten. Einer der Vorstände, eine Kinderpsychologin, rief mich sogar an, um mir zu sagen, dass sie gespannt auf Simon seien, und dass ich mir keine Schuldgefühle machen solle. Das täten Mütter häufig, aber das sei unnötig. Einfach um mir diesen Trost zu spenden, hatte sie sich gemeldet, eine mir völlig unbekannte Frau! Ich war tief gerührt. Es war der erste positive Moment seit vielen Wochen. Aber: Der Wald war vorerst noch zu groß für mein Kind.

Blieb also die private Kindergruppe. Sie residierte in einem ehemaligen Kiosk aus den Fünfzigern, der übrig geblieben zwischen Nachkriegs-Siedlungsbauten und Genossenschaftswohnungen stand. Es war ein wirklich kleiner Raum, alles wirkte irgendwie alternativ und selbstgemacht, ein wenig schäbig zwar, aber durchdacht und liebevoll. Die Gruppe von zehn bis zwölf Kindern wurde von einem Mann geleitet, dem wir in den nächsten Jahren noch viel zu verdanken haben sollten. Die drei Jahre bei dir, Peter, waren Jahre, in denen es uns gut ging.

Simon sprach auch dort beim Probebesuch kein Wort, nahm keinen Kontakt auf, spielte nicht und zeigte keine nennenswerten Reaktionen. An kleinen Signalen merkte ich jedoch, dass er sich hier wohler fühlte. Er kletterte auf ein Sprossengerüst. Aus dieser erhöhten Position heraus betrachtete er den Raum. Und der Kindergärtner betrachtete ihn.

Peter Meyer begegnete Simon mit kreativer Neugier, Verstand und einem großen Herzen, das bereit war, es mit diesem Jungen zu versuchen, der da wie ein Päckchen vor seine Tür gestellt worden war. Ein Päckchen, von dem keiner wusste, was drin war. Die Diagnose hatten wir zu diesem Zeitpunkt ja noch nicht.

Peter war kein normaler Kindergärtner, er konnte ein Psychologiestudium vorweisen, das ihm half, einige der Auffälligkeiten an Simon richtig einzuordnen. Es fiel ihm zum Beispiel sofort auf, dass Simon stehen blieb, wenn eine andere Bewegung – ein laufendes Kind etwa – den Radius um ihn herum kreuzte, den er als seinen Sicherheitsraum empfand. Dazu kam, dass Peter, der mit dem Kinderkiosk schon während des Studiums begonnen hatte, jahrzehntelange Erfahrung im Umgang mit Kindern hatte, dazu ein Konzept, das auf Wärme und Klarheit setzte, was für Simon ein Segen war. Und er war bereit, auch unkonventionelle Wege zu beschreiten. Er war, um es kurz zu machen, ein Riesenglück für Simon und für uns.

Beinahe wäre es noch schiefgegangen, weil Peter Bedenken hatte, Simon gerecht werden zu können. Er würde eines von zwölf Kindern sein und über bestimmte Zeiten hinweg einfach ›mitlaufen‹ müssen, ohne besondere Betreuung zu bekommen. Peter hatte Angst, das könne ihm und auch uns nicht genügen. Als er damit herausrückte, sagte ich spontan: »Lieber mitlaufen bei dir, als mitlaufen anderswo.« Eine Hundertprozentbetreuung würde Simon nirgends bekommen, das wusste ich. Mir schien er hier einfach am besten aufgehoben, eine Bauchentscheidung, für die es im

Nachhinein betrachtet viele gute Gründe gab. Ich sage nicht oft so offen, was ich denke, aber ich habe nie bereut, es in dieser Situation getan zu haben.

Peter machte ein verdutztes Gesicht, man sah förmlich das ›Aha‹-Erlebnis, dann meinte er: »Gut, dass du das sagst.«

Nun standen an der Schwelle zum Paradies nur noch die Engel mit den Schwertern, genannt Elterngemeinschaft. Der Kindergarten war die private Initiative einer Elterngruppe, die alle Entscheidungen mit Peter gemeinsam traf. Dass er bereit war, einen Problemfall zusätzlich aufzunehmen und dafür einen weiteren Kleiderhaken in die ohnehin kleine Garderobe schrauben wollte, hieß nicht, dass die Eltern auch dafür waren. Für sie bedeutete Simons Ankunft weniger Aufmerksamkeit für ihre eigenen Kinder und potentiell unkalkulierbare Probleme. Wir wurden gebeten, auf eine der Versammlungen zu kommen und unseren Fall vorzustellen. Werbung in eigener Sache.

Es war ein unglaublicher Stress. Was sollten wir anziehen, wie schauen, was über uns preisgeben? Die Menschen, die dort saßen, zehn Ehepaare, die eine andere als die Nullachtfuffzehn-Erziehung für ihr Kind suchten, großteils Sozialpädagogen übrigens, kamen mir im ersten Moment fremd und bedrohlich vor. Ein Bollwerk. Später, als ich mich mit einer der Mütter angefreundet hatte, erzählte sie mir, dass sie ihren Mann gefragt habe, wie denn das Treffen mit uns gewesen wäre. Sie selbst war an jenem Abend verhindert gewesen. Sie hatte wissen wollen, wie »die Antragsteller«, diese Problemleute, also wir, gewesen seien. Ihr Mann hätte damals nur mit den Schultern gezuckt und gesagt: »Ganz normal!«

Es scheint, als hätten wir an jenem Abend alles richtig gemacht, denn sie nahmen uns, und schlagartig liebte ich sie alle. Das sollte sich später natürlich differenzieren, aber mit den meisten kam ich gut aus, und sogar eine enge Freundschaft ist bis heute aus dieser Zeit geblieben.

Auskommen musste man auch miteinander, denn es wurde viel zusammengearbeitet. Peter war der Hauptbetreuer, aber reihum ging ihm jeden Tag ein Elternteil zur Hand, im Schnitt war man zweimal im Monat dran und hatte sich entsprechend in einen Kalender einzutragen. Freitags, wenn Peter frei hatte, schmissen zwei Elternteile alleine den Laden.

Vor diesen freien Tagen hatte ich ordentlich Bammel. Ich hatte nie beruflich mit Kindern arbeiten wollen und Menschen, die solche Vorhaben verkündeten, niemals verstanden. Ich hatte es ja sogar vermieden, ein Staatsexamen abzulegen, um nicht in Zeiten äußerster Not doch in Versuchung zu geraten, an eine Schule zu gehen. So wie es die meisten meiner Kommilitonen früher oder später getan hatten. Für mich war diese Vorstellung blanker Horror gewesen. Genau das hatte ich jetzt einmal monatlich. Ich stand vor einer Gruppe Kinder und musste zusehen, dass ich mit ihnen klarkam.

Aber letztlich überwogen die Vorteile bei weitem. Ich konnte von den anderen nur lernen. Von Peter seine klare Linie, von den anderen Eltern nahm ich Ideen und Initiativen mit – und lernte aus ihren Fehlern. Nicht zuletzt lernte ich von den Kindern, was ich vergessen hatte: was eigentlich »normal« war. Denn auch Simon war ja nicht nur Krankheit – oder Trauma, oder was auch immer –, er war bis zu einem gewissen Grad ein ganz normales Kind mit ganz normalen Macken und nervtötenden Angewohnheiten, wie die anderen sie auch besaßen. Das verlor man leicht aus dem Auge, wenn man nur ihn sah.

Ein weiterer Vorteil des Dienstes war, dass ich selbst ein Auge darauf haben konnte, wie Simon sich verhielt, wie er mit den anderen Kindern zurechtkam, wo es hakte, was er mochte, was möglich war. Ich konnte die Kontakte zu den Kindern, an denen er ein gewisses Interesse zeigte, mitpflegen, ihnen Simon ein wenig erklären, sie zu uns einladen und ihm so vorübergehend so etwas wie Freundschaften ermöglichen.

Freundschaften – einfach war das nicht. Simon zeigte zwar hin und wieder Interesse an anderen Kindern, er umarmte sie, oft so heftig, dass es ihnen unangenehm war, er roch an ihnen und versuchte sie auszuziehen. Aber er hatte keine Ahnung, wie man mit jemandem etwas gemeinsam tat, noch dazu etwas so Komplexes wie spielen.

So war ich die Ansprechpartnerin der Kinder, die uns besuchten, ich plauderte mit ihnen, sorgte dafür, dass sie sich wohl fühlten und die ein oder andere Bizarrerie in Simons Verhalten übersahen – was einfacher war, solange sie klein waren, ab dem Schulalter wurde das schwierig. Heute ist es nahezu unmöglich, und es gibt keine anderen Kinder mehr in unserem Leben.

Damals tischte ich Süßigkeiten auf und machte Spielvorschläge. Die Kinder kamen zumindest anfangs meist gerne, weil man bei uns viel durfte, und weil ihnen ein Erwachsener so viel Beachtung schenkte. Andere Mütter luden Kinder ein, damit die sich miteinander beschäftigten und sie selbst ein paar Stunden Ruhe hatten. Bei uns war es umgekehrt, es war die doppelte Arbeit. Manchmal verbrachte ich den ganzen Nachmittag alleine mit den kleinen Besuchern, notgedrungen, weil Simon bei nichts mitmachen wollte. Immerhin konnte ich hoffen, dass er zusah und sich auf diesem Wege abschaute, wie das ging: spielen, miteinander reden, sich beschäftigen. Trotzdem kam ich mir dumm vor an diesen Nachmittagen. Ich musste das Fremdkind entertainen und gleichzeitig versuchen, Simon anzulocken, einzubeziehen und zu betreuen, was nicht leicht war. Zum einen interessierte ihn das wenigste, zum anderen hatte er einen ausgeprägten Besitzerinstinkt, was mich betraf. Er wollte mich für sich, am liebsten alleine, und quengelte und blockierte entsprechend. An manchen Tagen war es eine regelrechte Zerreißprobe, und ich war nur froh, wenn das andere Kind wieder ging.

Verstecken zu spielen war so eine Prüfung für mich: Simon mochte es, brauchte mich dabei aber an seiner Seite. Alleine versteckte er sich nicht, er hockte sich einfach irgendwo lächerlich sichtbar hin. Oder er kam mitten im Spiel aus der Deckung hervorgesprungen, lachte und freute sich, ohne eine Idee, dass er dem Suchenden damit den ganzen Spaß verdarb. Also versteckten wir uns immer gemeinsam. War er der Sucher, musste ich ihn antreiben, damit er nachforschte und nicht einfach weglief. Gleichzeitig gab ich die notwendige Geräuschkulisse von mir, um das andere Kind bei der Stange zu halten: »Komisch, hier ist er nicht?« – »Ja, wo steckt er denn?« – »Ah, ich wette, er sitzt im Schrank.« Drei, vier solche Durchgänge schafften wir maximal, dann kam Simon uns abhanden.

Trampolinspringen ging dagegen fast immer, zum Glück mochten das die meisten. Da Simon natürlich nicht redete, keinen Blickkontakt hielt und keine Aufforderungen wie: »Und jetzt rückwärts« mitmachte, stand ich vor dem Sprungtuch, moderierte und coachte.

Spazierengehen ging auch. Eine unserer Sternstunden erlebten wir dabei mit Sarah, die schon ein wenig älter war als Simon, selbstsicher und burschikos, und der auf dem Weg die brillante Idee kam, sie sei eigentlich ein Hund. Fortan legte sie die gesamte Strecke durchs Dorf auf allen vieren zurück, und Simon folgte ihr überraschend willig krabbelnd. Ich legte Sarah eine improvisierte Leine um – meinen Gürtel –, und sie erfreute Simon wieder und wieder damit, dass sie an jedem Sicherungskasten und Laternenpfahl das Bein hob und Pinkelgeräusche von sich gab: »Schschsch.« Da waren wir alle eine halbe Stunde am Stück glücklich.

Ansonsten: Ballwerfen, einmal hin-her-hin-her, dann hebt Simon den heruntergefallenen Ball nicht mehr auf und geht weg. Oder Sandkasten: Eine energische Oma leitet dort ihre Enkelinnen an, mit Sätzen wie: »Wir bauen eine Burg ... und jetzt noch einen Turm für die Burg, ... der Zweig, das wird die Fahne!« Unter den aufmunternden Rufen: »Seht nur, wie hübsch« bauen die Mädchen und sammeln und sehen und freuen sich. Simon nahm im Sandkasten nie eine Schaufel in die Hand, als hätte er keine Kraft in den Händen. Wenn ich für ihn grub, ging er fort. Er sammelte nur Zweige, wenn man neben ihm herging und ihm befahl, diesen einen Zweig, der da unter dem Baum lag, jetzt und sofort aufzuheben. Ob er überhaupt verstand, was eine Burg war, was eine Fahne, ich wusste es nicht. Ich redete und redete und hörte meine Wörter in ein tiefes Loch fallen. Nie erklang ein Aufschlag, nie kam eine Reaktion.

Erst Jahre später sollte ich merken, dass Simon alles, aber auch alles gehört hatte. Doch jetzt stand er am Sandkasten, in dem ich mich abmühte, obwohl ich nicht die geringste Lust hatte, irgendwelche Förmchen in den Boden zu drehen. Eine Weile betrachtete er alles aus den Augenwinkeln. Dann ging er schaukeln und rief, damit ich ihn anschubste. Egal, wie oft ich ihm die Schaukelbewegungen erklärte, er ahmte sie nie nach. Bis er auf einmal selbständig losschaukelte, so mit sieben.

Oder »Mensch ärgere dich nicht«: Wir stellen die Figuren auf, erklären jeden Handgriff, den Sinn des Spiels. Das allein dauert ewig. Dann folgen zwei, drei Züge, Simon steht auf und geht weg. Manchmal kann man ihn zurückholen für ein paar weitere Züge, manchmal schreit und schlägt er. Selbst wenn er zurück ans Spielbrett kommt, macht es das nicht besser: Sein Desinteresse am Spielverlauf, an der Position der Figuren, dem Risiko, geschlagen zu werden, an so etwas wie gewinnen oder verlieren ist so offensichtlich, dass man einfach müde wird. Nach wenigen Minuten räume ich die Figuren wieder ein und schlucke die Enttäuschung hinunter.

Man rannte nicht gegen eine Wand, wenn man Simon zu motivieren suchte, man rannte in ein Nebelfeld und stand orientierungslos im Nichts. Zwei, drei solche Ansätze, und man war so gelähmt und frustriert, dass man sich am liebsten schlafen gelegt hätte. (Das hätte man ohnehin dauernd gerne, da man ja keine Nacht durchschlief.) Das Schlimmste dabei war, dass jeder dieser Spielversuche höchstens 15 Minuten dauerte – der Nachmittag bestand jedoch aus sechs langen Stunden!

Sicher, da gab es Dinge, die Simon mochte: Sachen werfen, irgendwohin, nicht zu jemandem, der das Ganze returnierte. Oder Fernsehen, nachdem er seine lange Aversion dagegen überwunden hatte. Aber auch das war mehr als zermürbend. Videos, immer dieselben, die er sich Stück für Stück in vielen Wiederholungen und Rückspulungen eroberte. Und dann eroberten die Teletubbies sein Herz. Möglicherweise, weil auch sie nur sehr reduziert sprachen. Andere Kinder sahen so etwas mit zwei, drei, vier Jahren. Simon schaute sie mit sechs, stundenlang. Als ich die »Teletubbies« das erste Mal sah, war ich platt vor Staunen. Dass es so etwas gab, diese Langsamkeit und Redundanz. Diesen Moment, in dem alle jubelten: »Noch mal, noch mal.« Und die Sequenz fand tatsächlich noch mal statt! Ich fasste es nicht. Aber ich sollte mich daran gewöhnen.

Froh, etwas gefunden zu haben, was Simon wirklich

zu wollen schien, erwarben wir auf Flohmärkten alle vier Figuren, teils aus Plüsch, teils aus Plastik. Die schmiss Simon dann, etwas anderes tat er mit Figuren oder Puppen nie, vom Trampolin aus begeistert und frohgemut in den Garten. Der abschüssig war und wild bewuchert. Natürlich wollte er sie danach umgehend wiederhaben. Und natürlich war ich es, die ins Dickicht kroch, und sie wiederbeschaffte. Man musste höllisch aufpassen, dass man mitbekam, wo er sie hinwarf, weil er einem die Stelle nicht selbst bezeichnen konnte. Trotzdem war es manchmal schwierig. Über der Suche nach dem kleinen – grünen! – Plastik-Tinkywinky verging einmal eine halbe Stunde, der pure Horror, das Kind schrie und heulte, ich wühlte, die Panik im Nacken, denn ich wusste, wenn die Figur nicht wieder auftauchte, war seine Welt aus dem Gleichgewicht. Er würde nicht aufhören zu toben, würde nicht schlafen, ich würde nicht schlafen. Es war schlimmer als Feueralarm. Als mein Mann um sechs kam, beteiligte er sich an der Suche zwischen den zahllosen Bodendeckern, bis es dunkel wurde. Fragen Sie nicht, wie wir die Nacht überstanden haben.

Nur geringfügig weniger Stress verursachten die Wimmelbilder in dem Buch »Wo ist Walter« und seinen vier Fortsetzungen. Natürlich musste Walter gefunden werden, unbedingt, samt seiner Gefährten und der ganzen fitzelig winzigen Accessoires, da gab es keine Kompromisse, egal, ob uns dabei die Augen übergingen oder nicht. Erst wenn der letzte rotweiß gestreifte Hundeschwanz gefunden war, dann war die Welt wieder im Lot und es konnte umgeblättert werden. Einmal begonnen, saß man in der Falle, und suchte im Schweiße seines Angesichts, mit müden Augen und mühsam unterdrückter Panik nach irgendeinem blödsinnigen Detail.

Warum man das macht? Schwer nachzuvollziehen im

Rückblick. Aber bringen Sie mal acht Stunden mit einem Kind zu, das nichts tut und nichts spricht, nichts will und auf nichts anspringt, während sich die Zeit lähmend zieht. Stellen Sie sich vor, wie dankbar Sie sind, dass es überhaupt etwas gibt, das dieses Kind möchte. Nach dem es verlangt, etwas, das seine Aufmerksamkeit weckt und – sei es auch nur für kurze Zeit – bindet. Das es nachweislich erfreut. Etwas, das Ihnen das Gefühl gibt, für eine Weile mit Ihrem Kind in ein und derselben Welt zu sein. Auch wenn es eine sehr anstrengende Welt ist.

Irgendwann begann ich trotzdem ganz grundsätzlich am Sinn meines Tuns zu zweifeln: Wenn Spielen keinen Spaß machte und kein Interesse hervorrief, wozu tat man es dann überhaupt? Musste ein Kind spielen?

Andererseits: Ich konnte ihn doch auch nicht einfach laufen lassen, in sein Gebrabbel versunken, hüpfend oder schaukelnd oder an mich geschmiegt, je nachdem. Er musste doch etwas lernen! Er musste sich doch beschäftigen! Gab es nicht so etwas Bedrohliches wie Entwicklungsfenster?

Simon verlangte ja auch, in gewisser Weise, danach, dass man sich mit ihm abgab. Einfach alleine lassen konnte man ihn nicht; er sorgte auf seine Weise dafür, dass er immer im Fokus stand. Die Langeweile, die wir teilten, war von dauerhafter Anspannung, von einer bis zum Zerreißen ge-spannten Leere erfüllt.

Räumliche Anwesenheit war Pflicht. Er verstand und akzeptierte selbst kleine Abwesenheiten nicht, und wenn ich tausendmal sagte: »Bin gleich wieder da.« Wenn ich die Einkäufe aus dem Auto holte und den langen Gartenweg zum Haus hochtrug, rannte er mir schreiend und heulend nach, zum Auto und zurück, bei jeder Ladung, jedes Mal, obwohl wir das mehrmals die Woche machten. Ich absolvierte das Gerenne dann immer im Laufschritt, schleppte und tröstete abwechselnd und konnte seine Ausbrüche doch nie verhindern.

Geistige Anwesenheit war ebenso wichtig. Meine Aufmerksamkeit musste ganz auf ihn gerichtet sein, er spürte es sofort, wenn ich mit den Gedanken woanders war. Wenn ich las oder gar etwas arbeitete, ging er dazwischen. Dann band er mich endlos mit Fragen wie: »Bist du eine Treppe?«. Das heißt: Er stellte diese Fragen in Sekundenabständen, egal, was ich antwortete: »Nein« oder »Nein, ich bin deine Mama« oder »Ja, guck mal, du kannst an mir rauflaufen, magst du?« (Natürlich nicht). Oder: »Ja, was meinst du denn, bin ich eine?« (Keine Antwort). Oder, irgendwann: »Das habe ich doch schon gesagt, Himmelherrgott, jetzt frag doch nicht tausendmal!« Er fragte wieder. Und ich frage mich, wie wir diese Tage herumgebracht haben.

Wenn ich mich dann auf die Toilette flüchtete, den einzigen Ort, der etwas Ruhe versprach, hämmerte er gegen die Tür und schrie: »Mama!« Nach einer Weile schaffte ich es nicht mehr, im Strahl zu pinkeln, genau wie ein prostatakranker Greis.

Manchmal, wenn mein Mann abends nach Hause kam, war ich so überreizt, dass ich nur noch sagte: »Nimm ihn von meinem Körper weg.« Dann zog ich mich ins Schlafzimmer zurück, um nach kurzer Zeit zu hören, wie Simon von seinem Vater angebrüllt wurde, der nach der Arbeit auch nicht mehr viel Geduld hatte, zudem von meiner Hysterie angesteckt war, und auf diffuse Weise wohl auch das Kind dafür strafen wollte, dass es mich so fertiggemacht hatte. Jetzt sollte es sich bitte schön benehmen.

Aber Anschreien war sinnlos, das hatte ich schon gelernt. Jede Art von Emotion war sinnlos. Man musste emotionslos sein, ruhig, zurückgenommen bis zur Selbstaufgabe. Es gab nicht die eigene Langeweile, den eigenen Frust, die Unlust, die Verlorenheit oder die Aggression. Es gab nur Simon, seine Sturheit, seine Angst und seine Wut. Also ging ich wieder hinunter, schrie meinerseits – ganz toll – meinen Mann an und übernahm das Joch erneut.

Ich bin heute noch allergisch dagegen, dass jemand mich durch die Toilettentür hindurch anspricht. Auf der Toilette will ich meine Ruhe, sonst werde ich regelrecht hysterisch. Und Spieleabende kosten mich immer noch Überwindung. Für mich bleibt Spiel verbunden mit lähmender Langeweile, Arbeit und Frust. Von wegen Schiller: Der Mensch ist nur da ganz Mensch, wo er spielt. Unsere Spielerei war eine unmenschliche Veranstaltung. Spielen, das braucht kein Schwein, hören Sie mir bloß auf damit.

Die stille Kerze neben dem brennenden Topf

Jonathan ist dreizehn, als Simon mit sieben Jahren seine Dia-gnose bekommt. Da hat er schon Jahre hinter sich, in denen er erleben musste, wie sein kleiner Bruder immer wieder hinter seinen Erregungszuständen verschwindet, im Kreis läuft, auf-schreit, sich schlägt und durch keine Ansprache mehr zu erreichen ist. Er sieht darin weniger eine Krankheit als etwas, das sich seines Bruders bemächtigt hat, eine fremde Macht, die nun mit ihm und durch ihn kämpft – vor allem mit uns. Er nennt sie Werner.

Und er glaubt, dass Werner uns vernichten will.

Eines Nachts vertraut er mir an, er habe zeitweise zu einem Gott gebetet, vorzugsweise, wenn wieder einmal eine seiner Katzen verschwunden war. Wir hatten zu der Zeit stets mehrere Tiere, zweimal warf unsere Katze Marie, beide Male übrigens in Jonathans Bett, quasi auf ihm drauf; er wurde vom Maunzen des Erstgeborenen wach.

Unsere Katzen waren allesamt Freigänger. Leider wurden die meisten Opfer der nahen Durchgangsstraße, wir hatten schon mehr als eine gemeinsam begraben. Und so war es immer eine große Aufregung, wenn einmal eine von ihnen nicht nach Hause kam. Wir gingen sofort die Straßenränder ab, in der Hoffnung, sie nicht dort liegen zu sehen, wir riefen und suchten. Und Jo-nathan also betete.

Das war ungewöhnlich, denn er stammt aus einem Agnostikerhaushalt, und obwohl er in der Grundschule den Religionsunterricht besuchte, entschied er sich mit dem Eintritt ins Gymnasium frohen Herzens für Ethik. Wir hatten uns über Gott, die Seele und die Unsterblichkeit unterhalten, seit er vier war, ein naheliegendes Thema, da der tägliche Weg zu seinem Kindergarten über den Friedhof geführt hatte. Auch deshalb, weil Jonathan ein philosophisch veranlagter Mensch war, von Anfang an. Altklug, differenziert, ein wenig theoretisch. Religiöse Romantik lag ihm ebenso fern wie starke Gefühlsaufwallungen, die er sich nur sehr, sehr selten erlaubte.

Jetzt sagte Jonathan, er habe diesem Gott Dinge angeboten, wenn er ihm nur seine geliebten Tiere wiederbrächte: den Verzicht auf sein Computerspielen, auf Fernsehen oder Playstation, das Versprechen, sich künftig besser um die Katzen zu kümmern. Irgendwann habe er auch begonnen, für Simon in dieser Weise zu beten.

So weit war mir das vertraut; wer von uns hat nicht derartige kindliche Bestechungsgebete geführt, berauscht von der Kraft der eigenen Bitten, bis man deren Wirkungslosigkeit einsehen musste? Ich selbst hatte so viele Abende damit verbracht, neben Simon zu liegen, meine Stirn an seine gelehnt, und zu hoffen, die Kraft und Gesundheit aus meinem Hirn möge in seines fließen. Alles, alles hätte ich gegeben. Das Ergebnis war vorhersehbar.

Jonathan fuhr fort, er habe eines Tages begriffen, dass es kein Gott war, mit dem er da verhandelte. Es war Werner. Werner, der überall hin vorgedrungen war und uns bis in den letzten Winkel manipulierte.

Da habe er aufgehört zu verhandeln und stattdessen begonnen, Werner zu hassen. Wenn Simon nun einen seiner Anfälle bekam, zog Jonathan sich zurück, so erzählte er mir, und lästerte Werner, verspottete ihn, fragte ihn, ob das alles sei, was er zu bieten habe, und schwor ihm, dadurch noch längst nicht besiegt zu sein.

Und wir dachten, er würde fernsehen.

Jonathan sagt, er habe davon abgesehen, Werner zu schlagen, indem man Simon töte. Dass das nicht gehe, sähe er ein. Er für seine Person könne den Kampf führen, sein Hass sei eine gute Kraftquelle. Aber er sorge sich um uns. Er habe Angst, Werner könne uns zerstören, so dass wir auf eine Weise, die er nicht näher zu benennen vermochte oder wagte, verschwänden.

Ich versuchte, ihm zu erklären, dass ich in Werner weniger einen Angreifer sähe, sondern eher so etwas wie einen Riesenwelpen, der noch nicht erzogen sei und nicht wisse, was gut und böse sei, was erlaubt ist und was nicht, und was seine Kraft bei anderen anrichten könne. Jonathan meinte, er fände diese Perspektive interessant.

Autismus heißt, es normal zu finden, solche Gespräche nachts um eins auf der Bettkante zu führen.

Das ist eine Tagebuchaufzeichnung, die mich selbst nach all den Jahren, die seitdem vergangen sind, noch immer erschreckt. Die nie aufhören wird, weh zu tun. Jonathan liebt seinen Bruder und hasst ihn im selben Moment. Er hat Angst, dass Simon seine Eltern zerstört, dass er sie verliert, für immer. Heute glaubt Jonathan nicht mehr an Werner, er weiß inzwischen genau wie wir viel über Autismus. Aber an der Gefühlslage hat sich nichts geändert.

Drei Jahre später notiere ich in mein Tagebuch:

Gestern setzte sich Jonathan abends neben mich auf den Fußboden und brach in Tränen aus. Ich saß »Wache« im Flur wie jeden Abend, darauf wartend, dass Simon aufhört, immer wieder aus dem Bett zu springen, zu kichern oder zu schreien, und dass er endlich einschläft.

Das kann eine halbe Stunde dauern oder zwei. Heute schrie er, dieses schrille Schreien, bei dem er sich auf den Kopf schlägt. Will man ihn stoppen, schlägt er nach einem. Es ist noch neu, erst ein paar Wochen alt, und es waren harte Wochen, voller Schlafmangel und Hilflosigkeit und Aggression. Jetzt hatten wir das dank einem neuen Medikament eingedämmt auf ein paar wenige Episoden, meist schlichte Wutanfälle, oder Zwischen-Zustände morgens und abends, wenn er müde war oder überreizt oder zwischen Wachen und Traum nicht recht zu unterscheiden vermochte.

Vermutlich dachte Jonathan, es gehe wieder los mit den größeren Anfällen. Oder er war mitgenommen von der letzten Zeit; das Schreien kann echt an den Nerven zerren. Ab drei Uhr morgens schlief bei uns tagelang keiner mehr. Und er hat mich übermüdet und überfordert erlebt. Nicht schön, die Mutter so zu sehen, auch wenn man schon sechzehn ist und an die Allmacht und Unfehlbarkeit der Eltern nicht mehr glaubt. Jedenfalls sank er neben mir zusammen, schluchzte los und erklärte: »Ich werde nicht zusehen, wie er dich kaputtmacht.«

Ich lächelte, obwohl mir auch die Tränen kamen, und versicherte ihm, ich sei noch lange nicht kaputt. Dabei verdrängte ich, dass ich genau das dem Kinderpsychiater vor einer Woche gesagt hatte: dass ich am Ende sei. Daraufhin hatte er Simon Tavor verschrieben. Jetzt schläft das Kind nachts, zuverlässig und, mit einer Unterbrechung, während der er zu mir ins Bett klettert, bis ca. 6 Uhr morgens. Das ist eine Revolution in meinem Leben. Ich kann mich abends hinlegen und weiß, ich werde schlafen. Ich verbringe meine Tage nicht mehr am Rande meiner Kräfte entlangtaumelnd, jedenfalls sicher bald nicht mehr. Im Moment bin ich immer noch so müde, dass ich ausgedehnte Mittagsschläfe mache oder gleich nach dem Frühstück wieder ins Bett gehe. Letzteres ist besser, dann kriegt Jonathan es nicht mit. Auch nicht gut für ihn, der eigenen Mutter zuzusehen, wie sie ihr Leben verschläft, dachte ich. Aber irgendwann würde es mit der Müdigkeit gut sein. Dann musste ich sehen, was ich mit meinen normalen Tagen anfangen würde. Mehr arbeiten, klar. Trotzdem würde ich eine komplett neue Identität brauchen, wenn ich nicht mehr müde war. Im Moment jedenfalls hatte ich noch Schlafstörungen. Was Jonathan nichts anging. Ich nahm einfach Simons früheres Schlafmittel, das bei ihm nicht wirkte. Insgesamt war ich nach dieser einen, ruhigeren Woche fitter als seit langem.

»Ich bin noch längst nicht kaputt«, sagte ich.

»Aber weißt du, wie lange du ihn noch haben wirst?«, fragte er zurück. »Dein Leben lang vielleicht?« Das wies ich zurück, aber leise, damit Simon es nicht hörte. Er soll sich nicht mit zehn Gedanken darüber machen, dass er mal in einem Heim leben wird. Dafür ist die Zeit, wenn er selber sich wünscht, sich von mir abzunabeln. »Wie sehen die Alternativen aus?«, fragte ich stattdessen. Auch keine so gute Idee.

Also versuchte ich ihm zu erklären, dass die Chancen dazu, glücklich zu werden, in allen Leben gleich verteilt wären, egal, wie sie aussähen. Das war etwas, was David mal gesagt hatte; ich hatte ihm nicht geglaubt. Ich glaube auch nach wie vor nicht, dass dieser Satz für Simon gilt. Weil er sich nicht ausdrücken, seine soziale Natur nicht ausleben kann. Aus tausend Gründen. Aber für mich gilt es, denke ich.

Natürlich sprach ich »für die Galerie«, für meine Söhne, gegen meine eigene Angst. Trotzdem glaubte ich mir. Dumm nur, dass ich weinte. Ich sagte, dass es keine Rolle spiele, ob ich Party mache auf Barbados oder in Spardorf einen Autisten betreue. Wichtig sei meine innere Einstellung dazu, meine Fähigkeit, mein Schicksal anzunehmen und das Beste daraus zu machen, ich selbst zu sein, lieben zu können. Sich selbst eine Welt zu sein.

Ich erzählte ihm, wie ich manchmal vor einer Sache saß, einer Trockenmauer, einem Wiesenrand oder einem Felsbrocken, und mich bemühte, sie ganz genau zu betrachten. Erst sieht man ein paar Dinge, dann schaut man genauer hin und entdeckt ein paar mehr, die man vorher nicht bemerkt hat. Dann sieht man die ersten Tierchen, so klein, dass sie zuvor nicht auffallen. Man erkennt Regelmäßigkeit und Sinn in ihren Bewegungen. Man sieht Texturen im Stein, Farben, Schattierungen, ein kleines Glitzern. Man entdeckt eine ganze Welt. Und dabei spielt ihre Größe keine Rolle. Manchmal ist mir dann, als könnte ich in diese Welt eintauchen und sie den Horizont meines ganzen restlichen Lebens ausmachen. Sie wäre nicht zu klein.

Jonathan schaute mich an, als wäre ich irre. »Seit du Buddhismus machst, bist du unerträglich«, sagte er.

Ein Sechzehnjähriger, genervt von seiner Mutter, das war doch andererseits ein schönes Stück Normalität; ich war fast stolz auf mich.

Ich widersprach nicht, obwohl das speziell jetzt gerade mit Buddhismus nichts zu tun hatte. Obwohl ich zugebe, dass ich derzeit zu meditieren versuche, über Taoismus lese und über die Begriffe Gelassenheit und Achtsamkeit nachdenke. Auch darüber, die eigene Mitte zu finden. Ach ja, eine Mitte, das wäre was.

Ich fuhr fort – und ich merkte schon, dass ich ein wenig zu viel redete –, dass es auch viele schöne Dinge in meinem Leben gebe. Dass ich mich geliebt fühle, viel geliebt sogar – worauf er einwarf, das sei ich. Siehste. Und ich sei dankbar, ein Talent zu haben, das Schreiben, und es zu meinem Beruf machen zu dürfen. Und für dies, und für jenes. Ich kam mir ziemlich schlau vor. Und auch ziemlich toll. Und ich glaubte mir jedes Wort. Jonathan offenbar nicht.

Er schaute mich wieder an und meinte, ich müsse wohl zu immer abstruseren Theorien greifen, um mir einzureden, mein Leben sei lebenswert.

Immerhin war Simon da eingeschlafen. Also griff ich zu ei-
nem Radler und ging Fußball gucken. Es lebe die Weltmeister-
schaft.

Ich bin ein Halt und doch kein Halt. Ich bin ein Ärgernis,
weil ich Simon nicht loslasse, ich zerstöre Jonathans Leben,
weil ich seinen Bruder meines zerstören lasse. Ich bin ein
Sorgenkind, statt eine Stütze zu sein. Er liebt mich, er hasst
mich aber auch in manchen Momenten. Weil ich ihm zu
viel zugemutet habe, das schreit er mir eines Tages entgegen.
Weil ich ihn für die sichere Bank hielt und Simon für das
Problem. Weil ich »ein egoistisches Miststück« bin. Natürlich auch, weil ich seinen Vater verließ. Und weil ich, als
ich ein bisschen wieder aufblühte und zu meinem vermeintlichen alten Ich wurde, ich das an der Seite eines Mannes
tat, mit dem Jonathan nicht auskam, so dass er wieder außen
vor blieb.

Ich führte mit ihm kürzlich ein Gespräch über die Möglichkeit, Simon in näherer Zukunft in ein Heim zu geben,
für mich ein schmerzliches, tabubesetztes Thema, und ich
fragte ihn, was er davon halte. Er antwortete, er sei dafür,
er wünsche sich seine Mutter zurück, so, wie sie einmal gewesen sei. Ich nahm ihn in den Arm, versicherte ihm, dass
ich ihn liebe, wie ich ihn immer geliebt habe. Und dachte
zugleich, dass es, egal, was kommt, für Jonathans Kindheit
zu spät ist. Bis Simon fort ist, wird er erwachsen sein. Nichts
kann nachgeholt werden.

Das Schlimmste ist, ich weiß gar nicht mehr, wie ich
einmal war und welche Person genau ich ihm zurückgeben
müsste. Ich werde mir immer vorwerfen, dass ich nicht stärker war für Jonathan. Dass ich ihm die Bilder nicht erspart
habe, wie ich, erschöpft und übermüdet von einer Nacht
voller Kämpfe mit Simon, den Vormittag im Bett lag wie

eine Tote und erst aufstand, wenn er aus der Schule kam, um ihm sein Essen zu machen. Wie ich mich in mein Zimmer einschloss zum Weinen. Wie ich Simon anschrie und er mich. Wie er nach mir schlug und ich ihn umklammert hielt, damit er mich nicht biss. Wie mein Mann und ich hilflos waren. Wie wir flüchteten, vor dem Leben, das wir führten, er an seinen Computer und ich in Krankheit und Schlaf. So etwas sollte ein Kind nicht erleben.

»Ja, das war schlimm«, gab Jonathan zu, als ich ihn neulich danach fragte. Der Autismus an sich sei es eigentlich nicht gewesen. Simon eigentlich auch nicht. Dank Werner hätte er ja all seine negativen Gefühle auf jemand anderen projizieren können, jemand anderen anschreien und schlagen können und Simon trotzdem lieben. Dann fragte er wieder, besorgt wie immer, was er am häufigsten fragt: »Geht es dir gut?«

Jonathan hat sich angewöhnt, in mir jemanden zu sehen, der sein Leben nicht im Griff hat, trotz aller Stärke, die auch da ist und auf die er sich trotz allem verlässt. Er fragt mich, wenn er etwas sucht, weil er weiß, dass ich es finde. Er weiß auch, dass ich es hinkriege, wenn er fünf vor sechs noch Overhead-Folien braucht für ein Referat am nächsten Morgen. Dass ich die meisten seiner Fragen beantworten kann oder die Antwort irgendwo finde. (Meist fällt sie länger aus, als Jonathan lieb ist.) Dass ich ihn trösten kann. Zum Beispiel, wenn er weinend im Bett liegt und sich Sorgen macht, er könnte ein Aspergerautist sein und wie sein Bruder. Wenn er sich auf dem Schulhof so verloren vorkommt, weil er gar nicht versteht, worüber die anderen da reden und warum. Wenn er sich wie ein Alien fühlt. Er weiß, dass ich ihn ernst nehme und etwas zu sagen habe, und er hört mir zu. Er weiß, dass wir dieselben Filme mögen und dieselben

Zitate aus Büchern, dass wir miteinander lachen können. Dass wir uns sehr, sehr nahe sind.

Und doch.

Ich wiederum betrachte meinen stillen Sohn mit Besorgnis. Er ist so altklug, so erwachsen, so zurückgenommen. So leise. Nie poltert er durchs Haus. Nie macht er etwas kaputt. Wenn seine Schulkumpels unten im Garten auf ihn warten und dabei auf dem Trampolin hin und her springen, dann schreien sie und grölen in einer Lautstärke, dass ich regelrecht erschrecke. Dabei ist das wohl das Normale. Bei uns dagegen geht es gedämpft und überaus gesittet zu. Jonathan fragt höflich, ob er helfen kann. Er fügt sich in seine Rolle, begehrt nie auf. Allenfalls kriege ich mal ein pampiges Nein zu hören, wenn er nicht schon wieder Lust hat, seinen Bruder eine Stunde zu sitzen, damit ich schlafen kann. Meist aber tut er es, er weiß ja, ich bin erschöpft.

Jonathan ist jetzt siebzehn, aber weit und breit keine Spur von Pubertät. Er rebelliert nicht, er hat gute Noten, er bringt den Müll raus, er knallt keine Türen. Er schließt sie nur ab, schließt sich ein, spielt stundenlang Computer oder hört die dunkle Musik, auf die er steht; Lieder, in denen es um Liebe, Tod und Verzweiflung geht und all die extremen Gefühle, die in ihm nur ganz, ganz tief verborgen brodeln. Zeigen tut er selten etwas davon. Oder er arbeitet an seinen Geschichten – ja, auch er schreibt, es müssen wohl die Gene sein – über Menschen, die in Trostlosigkeit und Verzweiflung untergehen. Manchmal flehe ich ihn an um ein Happy End, weil ich die Ausweglosigkeit der Schicksale, die er in seinen Fantasy-Stories entwirft, nicht ertrage. Dabei bin ich jemand, der wirklich harte Krimis mag und Zombiefilme anschaut.

Aber die Frage, wo er das nur herhat, erübrigt sich wohl.

Oft denke ich, dass in seinem Leben etwas fehlt, eben die

Revolution, der Aufstand, dass er mich in Frage stellt, mich angreift, statt zu schonen, Scheiße baut, was auch immer. Dass er sich erprobt, sich abnabelt. Für ihn wäre das wirklich notwendig.

Vor kurzem sprach ich mit einer Frau meines Alters, Julia Moll-Rakus, von der auch das Gedicht stammt, das am Ende dieses Kapitels steht. Sie ist die Schwester eines Autisten und hat mir bestätigt, dass sie genauso war: dass sie still und brav durchs Leben ging, erst mit dreißig die Auseinandersetzung mit den Eltern suchte und bis heute die revolutionären Anteile in ihrem Leben vermisst.

Sie hat aber auch um Verständnis geworben. »Wir sind die ruhig brennenden Kerzen gewesen«, sagte sie über ihre Schwester und sich, »und mein Bruder war der brennende Topf auf dem Herd. Ist doch klar, dass man sich zuerst um den Topf kümmert.«

Natürlich bin ich im Grunde froh, dass der Aufstand nicht stattfindet, nicht noch mehr Ärger, nicht ohne Hilfe dastehen müssen, aber ich schäme mich dafür ein wenig.

Neulich, ich war schon fast dankbar, klingelte nachts um vier das Telefon. Mein Sohn war angetrunken mit dem Rad in einen Lichtschacht gefallen und musste, da fahruntüchtig, abgeholt werden. Wenigstens etwas, dachte ich. Dabei war er so klug gewesen, vor einem Krankenhaus zu stürzen, und mit den Sanitätern ging er freundlich und formvollendet um. Er ist ein Schatz, wenn er angetrunken ist. Am nächsten Tag meinte er nur, die Erfahrung sei nicht so gewesen, dass er sie wiederholen wolle. Das hat er bisher auch nicht getan. Es erübrigt sich zu sagen, dass er meine Sicht dieses Ereignisses für idiotisch hält.

Eine zweite Angst ist, dass er das Muster, nach dem er mit uns zu leben gelernt hat, später in seine Beziehungen hineinträgt, dass er immer derjenige sein wird, der zurücksteckt, sich beherrscht, akzeptiert und eine Liebe hinnimmt, die ihn im Grunde zerstört. Mit Worten versuche ich, dem vorzubauen, ihm Ratschläge zu geben, ihn zu ermuntern, er selbst zu sein.

Aber was sind Worte gegen das schlechte Beispiel, das ich ihm vorlebe?

Als mein Freund bei uns einzog, ist Jonathan gegangen. Seitdem lebt er mit seinem Vater, besucht mich aber regelmäßig. »Du weißt hoffentlich, dass ich dich nicht hasse. Jedenfalls nicht immer«, hatte er nach dem großen Streit, unserem ersten jemals, zu mir gesagt. Wir versöhnten uns ganz und gar. Oft kommt er nach der Schule vorbei. Oder wir gehen essen, in Buchläden kruschen und reden über das Leben. Was wir miteinander immer noch so gut können wie mit niemandem sonst. Ich ertrage, dass er aufblüht, seit er von mir fort ist. Es ist gut so, er hat einen verdammt guten Job gemacht in seiner Autistenfamilie und sein eigenes Leben mehr als verdient. Auch wenn das, was für ihn kaputtgegangen ist, nie wieder repariert werden kann. Ich kann noch so viele Bücher zum Thema Autismus lesen, Artikel darüber, dass Geschwister von Autisten nach den Jugendjahren der Belastung ganz viel profitieren von der enormen sozialen Kompetenz, die sie durchs Rücksichtnehmen und Zurückstecken und Kein-Problem-sein-Wollen erworben haben. Der Preis, den sie dafür zahlen, ist furchtbar hoch. Manchmal denke ich, man muss Jonathan eher mit den Kindern von Eltern vergleichen, die sich auf irgendeine Weise selbst zerstören, durch Drogen, Alkohol, Spielsucht.

Unsere, meine Sucht heißt Autismus. Um sie dreht sich alles in meinem Leben und dadurch notgedrungen auch in Jonathans Leben.

Es geht nicht nur darum, dass ich ein bisschen weniger Zeit für ihn hatte, okay: viel weniger Zeit. Es geht eher darum, dass er nicht leiden durfte, weil er wusste, noch mehr Leiden hätte ich nicht ertragen. Dass er nicht schwierig sein durfte, weil schon jemand anderes schwierig war. Dass er erwachsen sein musste, weil ich jemand Erwachsenen an meiner Seite brauchte. Dass er mich lieben musste, weil jemand es ja tun musste. Und weil er Angst um mich hatte. Um ihn selbst konnte es eigentlich nur gehen, wenn Simon nicht da war oder wenn er schlief. Dann atmeten alle auf, alle entspannten sich, die ersten Scherze fielen, die ersten Fragen wurden gestellt, alle wurden wieder ein wenig sie selbst. Nicht umsonst haben wir die meisten unserer wichtigen Gespräche nachts geführt.

Hätte ich Simon weggeben sollen?

Ich konnte es nicht, ich kann es nicht, ich kann es bis heute nicht. Nicht einmal jetzt, wo ich einen Freund habe, der Simon mit fremden, distanzierten Augen betrachtet und sagt: »Du projizierst da etwas hinein. Heb dir deine Gefühle auf für etwas anderes.«

Das hat Jonathan nie gesagt. Er hätte viel zu viele Sorgen gehabt, damit meine Gefühle zu verletzen. Aber vielleicht ist auch das eine meiner Projektionen.

Jonathans Verhalten Simon gegenüber war gespalten; sicher, da war immer eine Form von Liebe, aber eine, die gegen Werner, der sich seines Bruders bemächtigt hatte, ankämpfen musste. Mal schrie er Simon an, schmiss ihn aus seinem Zimmer und ging auf ihn los, wenn er auf mich loszugehen drohte, als müsse er mich gegen einen wilden Hund verteidigen. Mal streichelte er ihn oder ließ sich von ihm anfassen, mit geschlossenen Augen, half ihm endlos beim Playstation-Spielen und fragte mich: »Glaubst du, er weiß, dass ich ihn liebe?«

Ich habe keine Ahnung.

Vor kurzem hat Simon gelernt, durch Tippen auf einer Buchstabentafel zu kommunizieren. Ich fragte ihn im Zuge eines Lernprogramms nach seinen Eigenschaften. Simon tippte: »zornig«. Ich fragte, warum, und er antwortete tippend: »Weil: Jonathan ist normal.«

Ich gehe also davon aus, dass Simon eifersüchtig ist auf seinen Bruder. Aber ich glaube auch, dass er an ihm hängt, das merke ich an dem eifrigen Handwedeln, dem Grinsen und Quietschen, wenn ihm in Aussicht gestellt wird, dass Jonathan etwas mit ihm unternimmt.

»Jonathan ist normal.« Was immer das heißt.

Dass er sich selbst nicht so sah, erlebten wir, als Jonathan fünfzehn war. Und ihm der Verdacht kam, er könne so sein wie sein Bruder. Ganz hatte sich das nicht von der Hand weisen lassen. Die Pubertät war für Jonathan eine besonders schwierige Zeit. Dass es so sein würde, hatte ich lange vorher gewusst. So lange schon war er ein Außenseiter in der Schule, anerkannt zwar und nie in die Opferrolle abgleitend, aber immer am Rande entlangbalancierend, mit einem intellektuellen Weltzugang und mit Interessen, die denen seiner Altersgruppe meist weit voraus waren. Dagegen ohne jedes Interesse an ihren Gruppenspielen und Rangeleien. Jetzt, wo alle wie wild in ihre Peergroups drängten, zu Partys, Alkohol und ersten Liebesgeschichten, wurde der Unterschied überdeutlich.

Ich kannte seine Lage, ich war in derselben gewesen in seinem Alter: wollte dazugehören und litt einerseits unter der Einsamkeit, andererseits fühlte ich mich nirgends wohl und teilte die Interessen meiner Altersgenossen nicht wirklich. Wie Jonathan sagte: um des Dabeiseins willen würde man sich dazu stellen und zuhören bei Dingen, die einen langweilten, versuchen, auch etwas zu sagen zu Themen, die einen im Herzen nichts angingen, und sich verzweifelt fragen, warum man sich so fremd fühlte und ob es denn keinen Ort auf der Welt gäbe mit Menschen, die einem ähnelten.

Für mich endete diese Leidenszeit – abgesehen von einem kurzen Intermezzo in der elften Klasse, als ich die erste Clique meines Lebens fand – erst an der Universität. Ich wünschte Jonathan, dass es bei ihm schneller ging. Immerhin hatte er Freunde, und er hatte seinen Kampfsport und die Geschwisterkinder-Treffen in der Langau, die ihm so viel bedeuteten und wo er viel Zuspruch erhielt.

Trotzdem hatte ich Angst. Denn seine Einsamkeit war in dieser Zeit ausgeprägter, als meine es im selben Alter gewesen war. Noch mehr als ich brauchte er breite Ränder um sein Leben, zog sich stärker in sich selbst zurück. Soziale Kontakte schienen ihn regelrecht anzustrengen, als er noch jünger war, hatte er nach der Schule oder einem Nachmittag bei Freunden Stunden der Erholung gebraucht. Wenn er dann Sätze sagte wie: »Ich verstehe die Interaktionsmuster nicht«, lief es mir eiskalt über den Rücken.

Einer seiner Lehrer hatte den Verdacht sogar einmal formuliert, eher umgangssprachlich, ohne das Wort Asperger zu verwenden. Ihm war aufgefallen, dass Jonathan sich beim Schwimmen von den erwünschten Raufereien am Ende fernhielt, bei denen die anderen sich begeistert auf den Lehrer stürzten, um ihm den Wasserball abzujagen. Jonathan dagegen vermied körperliche Berührungen. Simon war damals noch nicht diagnostiziert, und ich steckte mitten in der »Trotzphase«. Ich musterte den Mann von oben bis unten und dachte nur: Ich wollte dich auch nicht anfassen.

Als ich später nach einem Namen für Simons Krankheit gesucht hatte, war ich auch auf das Aspergersyndrom gestoßen. Ich las die Listen mit den Symptomen im Internet durch und dachte, das trifft alles eher auf Jonathan zu als auf den Kleinen. Als Jonathan an der Schwelle zur Pubertät stand, fragte ich mich, ob mein großer Sohn nicht in der Tat einen Asperger-Streifschuss hatte. Ich hatte sogar schon einen Termin bei Dr. Wilkes, um ihn testen zu lassen, zog dann aber zurück. Es war schiere Angst. Angst davor, das emotional nicht zu packen, nicht auch noch Jonathan. Angst, wie mein Sohn reagieren würde. Vielleicht würde er es mir verübeln, dass ich ihn pathologisierte, dass ich nicht das Vertrauen in ihn hatte, gewisse Eigenheiten nicht als Teil seines Wesens akzeptierte. Es ist etwas anderes, ob man von seinen Eltern zum Arzt gezerrt wird, oder ob man von sich aus den Wunsch äußert, getestet zu werden.

Als Jonathan eines Abends zu uns kam und sagte, er wolle sich untersuchen lassen, gingen wir zu Dr. Wilkes. Der Test verlief negativ: Der Junge sei empathisch und in hohem Maße schwingungsfähig, lautete das Urteil, in keinem Fall autistisch. Nur jemand, der vorgeschädigt war wie wir, einschließlich Jonathan selbst, hatte wohl je auf eine solche Idee kommen können.

Jonathan ging seinen Weg durch die Pubertät weiter, ohne den Ausweg einer Krankheit, aber auch ohne die Bürde einer Krankheit. Was an ihm autismusähnlich schien, löste sich Stück für Stück von selbst, sein Humor, seine Selbstironie, sein Einfühlungsvermögen und seine kritisch-geistreiche Art traten mehr und mehr in den Vordergrund. Er wird nie Mainstream sein, und das ist gut so. Viele meiner Freunde waren und sind Fans von Jonathan, lassen ihn grüßen und fragen nach ihm, jetzt, wo er ausgezogen ist. Er geht seinen besonderen Weg. Ich bin sehr stolz darauf, diesen Weg noch lange als eine Vertraute verfolgen zu dürfen.

Das folgende Gedicht begleitet mich schon viele Jahre. Ich finde, es umfasst alles, was die Geschwisterbeziehung zu einem Autisten ausmacht. Ich danke Julia Moll-Rakus dafür, dass ich es abdrucken darf. Und mindestens ebenso für unseren Mailkontakt.

Der Schlüssel
(gewidmet meinem Bruder, dem Autisten)

Du kommst herein, bist ohne Ruh
und deutest stumm auf einen Fleck.
Wo ist der Schlüssel?
Er ist weg!

Ich schließe meine Augen zu
doch dass ich mich vor Dir versteck
gelang mir nie,
hat keinen Zweck.

Dein Blick sagt mir: Sieh her, ich leide!
Komm, lass uns suchen alle beide!
Erst wenn den Schlüssel wir gefunden
hat meine arme Seele Ruh.
Sonst plag ich Dich noch viele Stunden
ein Kampf wohl über tausend Runden
und niemand siegt.
Nicht ich, nicht Du.

Ach lass mich liegen, ich bin müde
der Tag war lang, ich bin geschafft.
Ich kann mich jetzt nicht überwinden
doch morgen werden wir ihn finden
nur jetzt, jetzt hab ich keine Kraft.

Die Tür schlägt zu, doch Du kommst wieder.
Noch immer liegt er nicht am Ort.
Du könntest Dir die Haare raufen
läufst wie ein Tier in Achterschlaufen
und deutest weiter, immerfort.

O gib doch endlich einmal auf!
Kannst Du's denn nicht einmal nur vergessen?
Was geht Dich denn mein Schlüssel an?!
Wie man nur so verbohrt sein kann!
So hartnäckig und so besessen!

Es heißt, der Klügere gibt nach.
Wie klug Du bist, kann niemand wissen.
Dein Geist ist uns schon lang entrissen
und Deine Stimme, sie liegt brach.
Du lebst in Deiner eigenen Welt
und zwischen uns ein eisern Tor.
Wie gerne drück ich da den Knauf
und schlösse diese Türe auf,
doch sie bleibt zu und wir davor.

Du tust mir leid, drum helf ich Dir,
nicht immer gern, doch immer wieder.
Ich leg den Schlüssel an den Ort,
sing Dir die alten Kinderlieder.
Auch wenn Du mir kein Lächeln schenkst,
keins schenken kannst, auch keinen Blick
und ich nie weiß, was Du wohl denkst
ich denk an Dich und wünsch Dir Glück.

Ich such die Schlüssel stets für Dich
und kann es manchmal nicht verwinden.

Ich weiß, der eine für die Türe,
die uns zu Deiner Seele führe,
den werd ich niemals, niemals finden.

(Julia Moll-Rakus in: Bunter Vogel,
Zeitschrift für Gestützte Kommunikation, Juli 2010,
www.jumora.de)

Ganz unten

Zur Diagnose sind wir nach langem Herumgestochere auf die harte Tour gekommen: Wir schulten Simon ein. Wie schon beim Eintritt in den Kindergarten, erfolgte auch diesmal wieder ein totaler Zusammenbruch.

Wir hatten lange hin und her überlegt, als Simons siebter Geburtstag nahte. Die Einschulung zum sechsten hatte sich ja noch elegant umschiffen lassen, da mein Sohn im September geboren ist. Nun mussten wir uns in irgendeiner Weise dem Schulsystem nähern. Aber wie?

Simon hatte sich in Peters Gruppe prächtig entwickelt, was hieß, er machte, wenn man ihn an der Hand nahm und die ganze Zeit führte, bei Gruppenspielen mit, er antwortete auf die Fragen, was er zum Frühstück essen wollte, mit »Marmelade«, »Wurst« oder »Käse«, und ahmte im Morgenkreis zum Gaudium aller Tierstimmen nach, froh über das Gelächter, das er damit auslöste.

Simon wollte in die Schule, wie die anderen Kinder, außerdem hatte Peter Bedenken, ihm noch gerecht werden zu können, wenn die neuen Kleinen kamen. Andererseits: Würde er in einer Schulklasse an seinem Tisch sitzen bleiben? Würde er Anweisungen befolgen, die nicht direkt an ihn, sondern an eine Gruppe gerichtet waren? Würde er mit einem fremden Menschen sprechen? Was tat er in der

Pause, wenn es keine Anleitung gab, wie und wohin er sich wenden und was er tun sollte? Simon war in vieler Hinsicht ein riesiges Fragezeichen. Schon der Gedanke, ihn allein an seinem Tisch zurückzulassen und aus dem Raum zu gehen, ohne ihm beistehen zu können mit etwas Halt, war mir mehr als unheimlich. Was würde Simon dann tun?

Vor allem: Was sollten wir tun? Wir mussten jetzt die Weichen stellen, es hing so vieles davon ab. Aber wir waren ratlos. Kein sicheres Wissen, kein Bauchgefühl mehr, nichts, was uns weitergeholfen hätte. Auch von Simon kam kein klares Signal, kein eindeutiger Hinweis. In uns und um uns herum nur Möglichkeiten, Hoffnungen, Vagheiten. Ich hatte das Gefühl, mit dem Rücken zur Wand zu stehen und Simon vor allem und jedem beschützen zu müssen. Und doch war da zugleich etwas in mir, das liebend gerne den Raum verlassen und die Verantwortung für Simon jemand anderem übergeben hätte.

Wir dachten zunächst an eine erneute Rückstellung. Wir berieten uns mit den Therapeuten der Frühförderung. Wir ließen Simon einen nicht sprachgestützten Intelligenztest machen, eine Tortur, nicht seine erste; Kinder, die von der Norm abweichen, werden in ihrem Leben vielfach getestet und müssen sich beweisen. Simon kooperierte nicht gerne, schon die Grundsituation, einem fremden Menschen gegenüberzusitzen und mit ihm kommunizieren zu müssen, war nichts für ihn, der fremde Räume, fremde Menschen und das Sprechen nach wie vor gerne mied, zumal in dieser Kombination. Bei jedem einzelnen dieser Tests flossen Blut, Schweiß und Tränen. Die Ergebnisse – aus meiner Sicht war es erstaunlich, dass es überhaupt zu Ergebnissen kam – waren stets schillernd. Nach einer Weile, in der er auf die Fragen antwortete bzw. reagierte, also auf die richtigen Puzzleteile deutete oder Figuren nachzeichnete, brach seine

Mitarbeit in der Regel ein. Das wurde als Nichtwissen bzw. Nicht-mehr-Wissen gewertet, da der Schwierigkeitsgrad der Fragen stieg. Andererseits beantwortete er manchmal Fragen im hinteren Teil des Tests, die besonders schwierig waren. War es also doch kein Nichtwissen, sondern Unlust, Unfähigkeit, sich zu konzentrieren, oder gar Unterforderung? Das konnte niemand sagen, aber der Grundsatz *in dubio pro reo* gilt bei Intelligenztests natürlich nicht. Es zählte, was auf dem Papier stand: geistige Behinderung und niederer IQ. Mit anderen Worten: Wir sollten in der Förderschule vorstellig werden.

So ganz mochte ich diesen Weg nicht akzeptieren. Ich war mir sicher, dass in Simon im Grunde ein wacher Geist steckte. Andererseits: Allein der Gedanke an Simon allein in einem Klassenzimmer oder gar auf dem Schulhof … jede »normale« Schulform schien ein Unding zu sein. Dennoch drückte ich meine Ahnung, dass eine Förderschule besser für ihn sein könnte, beiseite.

»Seid ihr verrückt?«, fragte auch Seppa Barner, seine Reittherapeutin, deren Stunden wir neuerdings besuchten, was Simon sichtlich genoss. Er brauchte zwar lange, bis er sich auf das Pferd hinauftraute, aber einmal oben, sang er fröhlich vor sich hin bei den Ausritten, zählte hernach brav, laut und korrekt die Zahl der Futterkellen, die sein Tier bekommen sollte, und sagte auch, welche Farbe er sich für sein eigenes Belohnungsgummibärchen wünschte. Er hatte Seppa sofort ins Herz geschlossen, was auf Gegenseitigkeit beruhte, und auf dem Bild, das er ihr malte, fehlte vom Sattelzeug des Pferdes kein Detail.

Seppa war bass erstaunt, dass wir an einen Sonderschulweg dachten. Simon spreche mit ihr fast normal, er kenne die Farben, die Zahlen und sei insgesamt aufgeschlossen. »Der gehört doch in keine besondere Schule.« Was seinen

IQ betraf, mochte das sogar stimmen. Was sie nicht wusste: Dass er sonst mit fast niemandem so sprach wie mit ihr. Was sie *noch nicht* wusste: Dass er nur wenige Wochen später über irgendetwas auf ihrem Hof, der bis dahin das pure Idyll für uns gewesen war, so sehr erschrecken sollte, dass er über ein Jahr keinen Fuß mehr dorthin setzte.

Simon meinte nur, er habe »Angst vor dem Schmied«. Was es tatsächlich gewesen war, konnten wir nie ermitteln. Sicher lässt sich nur sagen: Es war die Zeit seiner Einschulung. Plötzlich wollte er nicht mehr zum Reiten, stieg auf kein Pferd mehr, verlangte panisch nach Hause, zitterte, schrie, hatte riesige Pupillen, war sichtlich nicht mehr Herr seiner Emotionen. Die ganze so erfolgreich begonnene Therapie, die vertraute Beziehung zu seiner Reitlehrerin, die sich wirklich bemerkenswert angelassen hatte: All das zählte nicht mehr. Er war so nervös, so angstgeschüttelt, so völlig unzugänglich auf einen Schlag für jeden Trost und jede beruhigende Geste, dass wir am Ende aufgaben. Seppa war erschüttert.

Zwei Jahre später, als wir es geschafft hatten, Simons Angst zu überwinden und ihn wieder bei ihr »anzusiedeln«, meinte sie, damals überhaupt nicht begriffen zu haben, wovon ich sprach, wenn ich Simon »anders« nannte. Bis zu jenem Tag.

Aber was für eine Form von Problem war das?

Wir sprachen also mit Hinz und Kunz, die auch gerne ihren Rat gaben, wir erwogen und rätselten. Nirgendwo tat sich ein Weg auf, der zu passen schien. Nach allem, was wir heute wissen, entschieden wir uns falsch. Nämlich für die Förderschule.

Vielleicht hätte alles dennoch einen guten Weg nehmen können, wenn seine Lehrerin nicht so ein unsensibler Dragoner gewesen wäre. Wenn sie ein wenig Interesse für

Simon und etwas Empathie aufgebracht hätte. Aber für sie stand schnell fest: Der ist nicht schulreif. Denn er ist nicht still, er bleibt nicht sitzen, und er hört nicht auf das, was ich sage. Punkt. Da er es nicht tut, muss er verzogen sein von einer unfähigen Mutter, die sich nicht durchsetzen kann. Nochmals Punkt. Von dieser Position bewegte sie sich keinen Zentimeter weg.

Klar, Simon war in der neuen Umgebung aufgeregt ohne Ende. Er lief im Kreis herum und wedelte mit den Händen. Alles war so laut und durcheinander. Also schaffte er sich seine eigene Welt, indem er sich in einen vertrauten Klang einhüllte: Er sang. Falls er begriff, dass das die anderen störte, konnte er doch nichts daran ändern in seiner Erregtheit. Er verstand auch gar nicht, dass die Lautäußerungen der Person da vorne, weit weg am Pult, wichtig waren und sich auf ihn bezogen. Also reagierte er nicht.

Ich versuchte, der Dame zu erklären, dass wir es mit einer Angstreaktion zu tun hatten. Sie erlaubte mir, einen Vormittag mit im Zimmer zu sein und neben ihm zu sitzen. »Dann muss er ja gleich ruhig sein, wenn es wirklich Angst ist, wie Sie sagen.« Sie machte keinen Hehl daraus, dass sie mir nicht glaubte. Da ich schon wusste, dass sich Simon, wenn er erst einmal in Panik geraten war, so schnell nicht beruhigte, lastete ein enormer Druck auf mir. Ich sollte ihn an nur einem Vormittag still und ausgeglichen bekommen, was unmöglich war. Ich hätte eine Woche, zwei oder drei gebraucht, um ihn schrittweise an diese neue Erfahrung des Schulalltags heranzuführen. Aber ich bekam nicht eine einzige, nur einen mickrigen Vormittag.

Die vorwurfsvollen Blicke vom Pult signalisierten mir unmissverständlich: Er ist ja immer noch nicht still, obwohl Sie hier herumhocken und stören. Was also wollen Sie hier noch? Ich schwitzte vor Angst und suchte zugleich mein

Kind zu beruhigen, hastete hinter Vorgaben her, die wir nicht erfüllen konnten.

Die Lösung der Lehrerin war, ihn im Nebenzimmer einzusperren. »Der darf erst wieder raus, wenn er still ist.« Natürlich war er das nicht, er kam beinahe um vor Panik, lief herum, zerbrach und zerbröselte vor Nervosität alles, was ihm in die Finger kam, und hielt sich an seinem Geschlechtsteil fest, dem letzten Halt, den er noch besaß – was ihn in den Augen seiner Lehrkraft quasi zum Sexualverbrecher machte. Hinter der verschlossenen Tür bettelte er: »Vater! Mutter! Bruder! Hilfe!«

Ich lehnte außen an der Tür, hatte meine Hände dagegen gedrückt und fühlte seine Todesangst mit. Ich wollte ja versuchen, der Lehrerin zu glauben, *irgendjemandem* zu glauben. Aber es tat nur weh, die Tränen liefen mir über das Gesicht. Ich weiß, ich hätte ihn befreien und mitnehmen müssen, sofort. Ich schäme mich bis heute, dass ich es nicht getan habe. Doch ich war nur noch verwirrt und ratlos. Außerdem wäre ich dann zu Hause mit Simon alleine gewesen. Ohne jeden Halt und Rat. Dazu hätte ich in diesem Moment die Kraft nicht gehabt.

Die Lehrerin betrachtete verächtlich mein verheultes Gesicht. Sie spulte das bekannte Repertoire ab: »Den müssen wir jetzt brechen. Der muss das ein für alle Mal kapieren.« Mehr fiel ihr dazu nicht ein. Und gleich noch für mich die Ohrfeige hinterher: »Da hätten Sie schon viel früher durchgreifen müssen.«

Ich dachte mit Schaudern an Simons bisherige Erfahrungen mit Eingesperrtsein. Er hatte die Angewohnheit, abends lange nicht einzuschlafen. Er verlangte Gesellschaft, am besten einen Körper, an den er sich klammern und unter dessen sicheres Gewicht er seine Hände und Füße klemmen konnte. So lag ich da, Seite an Seite im Dunkeln, und es konnte eine Stunde vergehen, zwei, auch mehr, in der ich darauf wartete, dass das Kind endlich einschlief. Anfangs hoffte ich noch, den Acht-Uhr-Film schauen zu können, eine Illusion, die schnell verflog. Dann dachte ich an den Spätfilm, an wenigstens ein Stündchen, ehe ich ins Bett fiel, da Simon ja ab spätestens eins wieder wach war, um ins Ehebett zu schlüpfen, wo er sich wälzte und mehrfach erwachte, um ab sechs Uhr endgültig dem Schlaf Lebewohl zu sagen. Aber die Zeit verging. Ich lag da, das Leben zog an mir vorbei, und ich glaubte, wahnsinnig zu werden. Gegen zehn dann, oder viel später, wenn auch vom Spätfilm nur mehr das Finale übrig war, taumelte ich aus der Dunkelheit, mit abgesacktem Kreislauf, zu müde für irgendetwas anderes als Schlaf.

Wir hatten mehrfach versucht, uns dagegen aufzulehnen. Ein Versuch war der meines damaligen Mannes, Simon zum Alleineinschlafen zu zwingen, indem er ihn in seinem Zimmer einsperrte. Ich ging nach unten, aber natürlich hörte ich trotzdem alles – den brüllenden Vater: »Du gehst jetzt in dein Bett. Diese Tür geht erst wieder auf, wenn du liegst.« Und das brüllende Kind, das alles versprach, nichts hielt und sich langsam von Wut zu nackter Angst vorarbeitete. Ich konnte es am Klang seiner Schreie erkennen. Warum konnte sein Vater das nicht?

Ich weiß, ich hätte mich heraushalten sollen. Aber das schaffte ich nicht. Ich hielt es für falsch. Es tat mir weh. So unterband ich schließlich das Ganze. Dem Verhältnis zu meinem Mann tat das nicht gut. Unserem Schlaf auch nicht. Dennoch bin ich noch immer der Überzeugung, dass mit dieser Sorte Zwang bei Simon nichts zu erreichen ist. Der dumpfe Trieb seiner Angst ist in solchen Fällen stärker als unser pädagogischer Wille. Er wird immer kämpfen mit allem, was er hat.

So oder so: Simon war vorgeschädigt, was das Einge-sperrtsein anging; es war Gift für ihn. Aber das konnte ich hier niemandem klarmachen. Die Lehrerin hielt seine Ner-vosität für Aggression, seine Angst für Unverschämtheit. Als er flehte: »Aber ich bin doch so ein schönes Kind«, da hielt sie ihn für einen ganz schlimmen Manipulator. Es war ihr regelrecht ein Beweis für seine Hinterhältigkeit. Dabei wusste Simon nicht mal genau, was er da sagte. Es war nur ein Werkzeugsatz. Er wiederholte einfach, was er von mir einmal gehört hatte, in einem für ihn angenehmen Kontext, nämlich verbunden mit meiner Zuwendung und Liebe, weil er hoffte, es würde dann wieder angenehm werden und man würde sich ihm zuwenden und ihn lieben. Simon verfuhr so wie alle Autisten – aber von Autismus sprachen wir damals ja noch nicht: Sie lernen Sätze und wiederholen sie, wenn es ihnen geeignet erscheint. So verabschiedete Simon sich eine ganze Weile in jeder Situation mit den Worten: »Tschüs, David und danke für den guten Kuchen.« Weil er eben ein-mal mitbekommen hatte, dass ich mich so verabschiedet hatte, und nicht begriff, dass es für die Anwendung dieses speziellen Satzes eines Davids und eines Kuchens bedurfte. Er war wie jemand, der Brot mit der Schere schnitt, weil Scheren eben schneiden. Übrigens etwas, was Autisten je-derzeit tun würden.

Nachdem die Lehrerin mich aus dem Klassenzimmer hinauskomplimentiert und Simon eingesperrt hatte, saß ich im Flur der Schule und hörte mein Kind hinter der ver-schlossenen Tür leiden, einer Tür, die ich am liebsten einge-treten hätte. Ich heulte wie ein Schlosshund. Noch heute bereue ich zutiefst, es nicht getan zu haben, nicht auf mein Bauchgefühl gehört und Simon da sofort rausgeholt zu haben. Aber das Bauchgefühl war ja so demoliert worden während der letzten Jahre der Ratlosigkeit. Vielleicht hatte die Lehrerin ja recht, vielleicht hatte ich wirklich nicht gewusst, wie man mit diesem Kind richtig umgeht, vielleicht war unser Leben, war Simon so schwierig, weil ich wirklich so ein übler, schwacher Mensch war, mit der Erziehung überfordert.

Die ersten Wochen in der Förderschule machten alles nur noch schlimmer. Simon schlief fast gar nicht mehr, mitten in der Nacht stand er auf, ging im Kreis herum, ohne sich unterbrechen zu lassen, weder durch Worte noch durch Zwang. Nichts, was man sagte oder tat, drang zu ihm durch. Wie ein Tier im Käfig lief er umher, stoisch, unaufhaltsam. Und er fragte permanent: »Wann wird es Tag? Wann wird es Tag?« Er zuckte und bebte, seine Pupillen waren geweitet, er schien nicht mehr er selbst.

Wir saßen vor ihm und starrten ihn aus vor Müdigkeit tränenden Augen an, aufgewühlt vor Kummer, hilflos. »Man kann nichts machen!«, rief mein Mann immer wieder. »Man kann nichts machen.« Manchmal ging er. Es ist sehr schwer, das Elend zu sehen, ohne helfen zu können. Nach einer Weile teilten wir uns ein: Einer sah Simon beim Herumlaufen zu, der andere ging einen Stock tiefer ins Büro und schlief. Soweit das Geschrei das zuließ. Wenigstens eine Weile.

Tagsüber dasselbe Bild. Nichts, was wir taten oder sagten, erreichte Simon. Er machte sich aus Umarmungen los. Er riss sich aus Haltegriffen. Er ließ sich durch nichts ablenken, keine Befehle, keine Angebote. Er konnte nichts anderes mehr tun, als Achterschleifen zu gehen, mit den Händen zu wedeln, vor sich hin zu brabbeln in einem sich steigernden Rhythmus. Bis der nächste Schrei aus ihm herausbrach. Der nächste und wieder der nächste, ein endloses Delirium, dem man nichts entgegenzusetzen hatte.

Unser Alltag war atomisiert worden. Wie ein Roboter lief ich herum und funktionierte, ich weiß nicht, wie. Simon aß nicht mehr am Stück, er beschäftigte sich mit nichts. Er brachte es nicht mehr fertig, aus dem Haus zu gehen. Es war ein Ringkampf, ihn anzuziehen, um ihn zur Ergotherapie zu zerren, den einzigen Ort, an den wir noch gehen konnten. Dort wehrte er sich weiter, sanft und beharrlich, genötigt von seinem Therapeuten. Herr Neumeier, der Mann mit der sanften Stimme, der uns gesagt hatte, dass nichts wieder gut werden würde, war der Einzige, der es noch auf sich nahm, sich mit Simon zu befassen. Er allein blieb ruhig und fest und zwang Simon halb, halb tröstete er ihn, während er mit ihm das Therapieprogramm durchzog. Trotzdem hörte ich mein Kind die meiste Zeit durch die beiden geschlossenen Türen bis ins Wartezimmer schreien. Ich lief die ganze Stunde auf und ab wie ein Tiger im Käfig. Wenn ich nicht gewusst hätte, dass Simon in guten Händen war, ich hätte es nicht ertragen.

Einmal, Herr Neumeier war krank, holte eine Kollegin Simon ab und nahm ihn mit, eine mehr als mutige Entscheidung, die mich sehr beunruhigte. Sie holte mich auch prompt bald dazu, weil Simon gar nichts tun wollte. Er stand nur in der Zimmerecke, mit dem Rücken zur Wand, völlig verweint, aufgewühlt, zitternd. Seine Hände pulten, ohne dass er es groß wahrnahm, die Tapete hinter seinem Rücken in Streifen von der Wand.

Der Psychiater, angstvoll befragt, ob wir es hier mit einem psychotischen Schub, Schizophrenie oder irgendeiner anderen Art Geisteskrankheit zu tun hatten oder – wie die Schulpsychologin fürchtete – aufgrund der rapiden Verschlechterung im Allgemeinzustand mit einem Tumor, winkte nur ab: Simons Verhalten sei rein reaktiv, d.h., er reagiere eben auf die Veränderung seiner Situation. Das werde schon wieder. Wir fragten uns: Wann? Wie? Und vor allem: Was würde bis dahin aus uns werden? Wie sollten wir den jeweils nächsten Tag überstehen? Irgendwie schien das keinen zu interessieren. Also machten wir weiter. Hangelten uns von einer Stunde zur nächsten, von einer schlaflosen Nacht zur nächsten. Wir schliefen in Schichten und bissen die Zähne zusammen, um uns gegenseitig unsere Hilflosigkeit zu ersparen. Innerlich waren wir zum Zerreißen gespannt. Ich dachte, wenn mein Mann noch einmal sagt, dass man nichts tun kann, dann erschlage ich ihn. Auch wenn er recht hat. Ich klammerte mich weiter an den Imperativ, dass man etwas tun muss.

Während der zwei Stunden am Vormittag, die Simon in dieser Schule verbrachte, der wir das ganz Inferno ja erst verdankten, die mir aber die einzige Chance zum Aufatmen bot, organisierte ich Buchspenden, stellte mich für Elternvertretungen zur Wahl, redete mit dem Rektor, warb um Verständnis und versuchte, auch zu geben, nicht nur zu nehmen. Ich wollte immer noch überzeugen, reformieren, gnädig stimmen, erklären, damit sie besser mit Simon umgingen. Aber niemand schien wirklich interessiert, alles ging seinen gewohnten Gang.

Die Diagnose kam dann fast schon nebenbei, gestützt auf das inzwischen reiche Repertoire an Auffälligkeiten und Testergebnissen – Simon hatte im Rahmen der Einschulungsproblematik allein drei Intelligenztests mitmachen müssen. Dr. Wilkes, der zwei Jahre zuvor noch gesagt hatte, wir sprächen nicht über Autismus, attestierte unserem Kind nun atypischen Autismus und eine Angststörung. Es hätte einen Zeitpunkt gegeben, da wären wir bei der Nennung des Wortes zusammengebrochen. Jetzt nahmen wir es vor dem Hintergrund des Infernos, in dem wir lebten, nur unter ferner liefen wahr. Denn es war längst nicht mehr so, dass noch irgendetwas in uns hätte kaputtgehen können. Für mich war dieses Wort ein Halt, eine Art Schutzschild: Ich war nicht schuld, wie die Lehrerin dachte, ich hatte mein Kind nicht durch falsche Erziehung verdorben. Simon war Autist, damit hatte er Rechte, er war nicht mehr nur ein namenloses Ärgernis, es gab Hilfen für ihn. Ja, ich glaube, ich habe diese Diagnose umarmt – und sie der Welt entgegengeschrien.

Wir bekamen die Adresse der Autismus-Ambulanz, einer speziellen Therapieeinrichtung. Von der Sorte gab es damals nur zwei in ganz Bayern, eine natürlich in München und eine in Nürnberg, also ganz in der Nähe. Glück gehabt; Simon ließ sich ja nicht an fremde Orte transportieren. Eine Fahrt nach München wäre ein Ding der Unmöglichkeit gewesen. Was hätten die dort diagnostizieren oder gar therapieren sollen? Entweder ein völlig hysterisches Etwas oder einen sedierten Zombie, beide nicht auswertbar zu beobachten.

Die Finanzierung für die Therapie musste beim Jugendamt beantragt werden. Wir bekamen eine Stunde pro Woche. Da hatte ich schon gelesen, dass in den USA soziale Trainingsprogramme für Autisten aufgelegt wurden, die 25 Wochenstunden umfassten. Trotzdem: Glück gehabt.

Bei unserem ersten Besuch dort – Simon schrie bloß, antwortete auf keine Frage, schlug nach uns und strebte energisch fort – haben wir, glaube ich, allen gründlich Angst eingejagt. Gefreut haben sie sich auf Simon erst einmal nicht. Er wirkte schon wie eine verdammt große Herausforderung. Frau Kohler, seine später mehrere Jahre mit ihm arbeitende Therapeutin, hat mir gestanden, dass sie nach jener ersten Begegnung große Sorge hatte, wie das mit Simon werden würde.

Als wir die Einrichtung verließen, kam ein klarer Satz heraus zwischen all seinem Gebrabbel, dem Schreien und dem Fragen, wann es Tag sei und wann Nacht, wann die Sonne aufgehe etc., all diesen Fragen, von denen ich heute weiß, dass er sie stellte, weil ihm jede Orientierung verloren gegangen war durch den unglaublichen Stress, unter dem er stand. Es war einer jener authentischen Sätze, die er manchmal irgendwie aus dem Chaos seines Inneren hervorbrachte, einer der Sätze, die aus seinem Zentrum kamen und ganz und gar von ihm waren. Der Satz lautete: »Was macht ihr denn mit mir?« Da wurde mir bewusst, dass er ein denkender, fühlender Mensch war, der unendlich litt. Was machte *ich* eigentlich mit ihm? Warum machte ich es nicht besser? Warum schützte ich ihn nicht? Ich schämte mich, ihn so zu quälen. Ich hätte so gerne das Gespräch fortgesetzt, mich entschuldigt, ihn getröstet, ihn gefragt, was er will und braucht. Aber Simon war nur diesen einen Satz lang da. Dann war ich wieder allein.

Mit der Diagnose Autismus traten wir voll neuer Hoffnung an die Schule heran. Aber die Mühlen mahlten so langsam. Und Simon verzweifelte jeden Tag, jede Nacht, jede Stunde mehr. Ob Autismus oder nicht, die Diagnose war der Schule letztlich gleichgültig, sie wusste nichts darüber und plante nicht, ihr Wissen in dieser Hinsicht zu erweitern. Wir boten der Lehrerin eine Fortbildung über Autismus an, die sie ablehnte. Stattdessen empfahl sie Simon Ausgleichssport, damit er sich abreagieren könne. Noch immer hielt sie ihn für aggressiv, hatte keinen Blick für seine Verzweiflung. Einmal mehr redete ich mit der Schulleitung, mit dem Beratungslehrer. Ich bat, ich erklärte. Nichts. Simon gehörte hier nicht hin, das war deutlich. Ob er nun Autismus hatte oder nicht, war denen im Endeffekt wurst. Sie wollten sich mit diesem

Kind nicht auseinandersetzen. Wo ich aber sonst mit ihm hinsollte, darüber schwiegen sich alle aus, kein Vorschlag kam, keine Idee. Am liebsten wäre es ihnen gewesen, dieses Kind und die hysterische Mutter dazu würden sich in Luft auflösen.

Ich beantragte einen Schulbegleiter, eine Person, die Simon im Unterricht beistehen sollte, ihm bei Aufgaben assistieren, die Anweisungen der Lehrerin für ihn verständlich übermitteln, seine ungeschickte Feinmotorik ausgleichen, ihn beruhigen und ihn in unstrukturierten Momenten wie Pausen begleiten sollte. Die, kurz gesagt, all das dauerhaft tun sollte, was ich begrenzt an diesem einen Vormittag versucht hatte. Die ihn vor der Schule und der Umwelt schützen und beide Bereiche dann vorsichtig aufeinander zu führen sollte. Autisten, die ihre Diagnose schwarz auf weiß erhalten, haben ein gesetzliches Anrecht auf so eine Person. Zumindest theoretisch. Es war ein neuer Kampf, eine neue Chance. Oder am Ende doch nur der nächste Strohhalm, an den ich mich klammerte?

Jedenfalls war ich froh, etwas tun zu können, wollte diese Schulbegleitung mit aller Verbissenheit, jetzt und sofort. Ich setzte geharnischte Briefe auf, mein Mann telefonierte hinterher, wenn nichts geschah, was meist der Fall war. Wir sind beide keine Kämpfernaturen, sind es nie gewesen, es kostete uns unendliche Kraft, die eigentlich gar nicht mehr da war. Aber in mir war so eine Wut. Ich marschiere, dachte ich, ich marschiere, wenn es sein muss, bis ich umfalle. Wir, die wir immer nur in einem Familienidyll hatten leben wollen, befanden uns im Krieg.

Wir warteten auf eine Reaktion des Bezirks, der eine solche Begleitung bewilligen und finanzieren musste. Nichts kam. Nach vielen Telefonaten fanden wir heraus, dass der Antrag zwischen zwei Büros hängengeblieben war, informierten die betroffenen Stellen darüber und machten Druck. Wir fanden die folgende Woche weiterhin heraus, dass jetzt die Stellungnahme der Amtsärztin fehlte. Ich rief die Amtsärztin an, die zugab, den Antrag vor sich her-geschoben zu haben, da sie nicht recht gewusst habe, was sie eintragen solle. Es sei ja ein recht seltener Fall. Ich diktierte ihr, was das Kompetenz-Zentrum mir diktiert hatte, und beschwor sie, alles rasch an die Ämter zurückzuleiten.

Währenddessen suchte ich schon einmal nach einer ge-eigneten Person für die Rolle der Schulbegleitung, da der Bezirk, unsere Antragsstelle, sagte, jemand Konkreten zu finden sei unsere Sache. Wo bekommt man Schulbegleiter her? Ich rief soziale Vereine und Organisationen an, ich er-zählte Hinz und Kunz, dass ich jemanden suchte, der mein behindertes Kind begleiten könne. Nebenbei machte ich weiter Druck beim Bezirk, wo noch ein Professor der Psy-chiatrie Ansbach Simon begutachten sollte. Ich telefonierte mit dem Büro des Professors, machte ihm klar, in welchem Zustand Simon war, was für eine Tortur so ein Besuch der-zeit für ihn sei, da er es kaum aus dem Haus schaffe und nicht einmal bislang vertraute Orte ertrage. Eine Woche später kam aus Ansbach der Bescheid, sich mit einem Gut-achten nach Aktenlage begnügen zu wollen. Ich sammelte für diese Akten Gutachten von allen Ärzten und Therapeu-ten, die je mit Simon zu tun gehabt hatten.

Ich stürzte mich mit aller Kraft auf dieses Projekt, dass ich kaum noch den Alltag bewältigte. Meine Mutter war inzwi-schen schon dazu übergegangen, mir Essen mitzubringen, das sie vor der Tür abstellte. Sie klingelte und ging, ehe ich öffnete, da alle Besucher, selbst lebenslang vertraute, Simon in die Hysterie trieben. Für einen Gang über die Straße vom Auto zum Arzt nahmen sein Vater und ich Simon beide an der Hand und skandierten zu unseren Schritten ein vertrautes Lied, um ihn dazu zu bewegen, die hundert Meter zurückzulegen. Trotzdem mussten wir beruhigen und loben und beschwichtigen und reden, reden, reden. Jeder kreuzende Hund, jeder knallende Auspuff, jeder Mensch, der plötzlich aus einer Tür trat, konnte alles verderben. Wir waren schweißgebadet. Wir gingen gerade unter. Wir brauchten diese Schulbegleitung.

Meine Buchhändlerin wies mich schließlich auf eine Dame hin, die früher eine Kindergruppe geleitet hatte und jetzt eine Aufgabe suchte, die sie ausfüllte. Frau Kaarmann kam zum Tee, um Simon anzusehen. Sie war völlig überqualifiziert: ausgebildete Erzieherin, Montessori-Assistant-Teacher-Zusatzausbildung, langjährige Berufserfahrung, auch mit behinderten Kindern, in leitender Funktion. Sie war warmherzig, klar, strukturiert, findig, entschlossen und voller Lebensfreude und Energie. Sie war perfekt.

Eine Aufgabe waren wir, kein Zweifel, eine Lebensaufgabe sogar. Aber waren wir *ihre* Aufgabe? Würde sie uns, würde sie Simon tatsächlich mögen?

Ich zitterte innerlich und backte prompt herzlich schlechte Kekse. Da saßen wir drei dann vor den halbverbrannten Dingern, Simon unbeteiligt, ich völlig zerstört, wir waren inzwischen, glaube ich, beide recht seltsam, Frau Kaarmann aufmerksam und ruhig. Vielleicht hat die Szenerie ihr Mitleid geweckt. Auf jeden Fall war es, was sie und meinen Sohn anging, Sympathie auf den ersten Blick. Sie sagte zu und stürzte sich mit uns in das bürokratische, pädagogische und psychische Abenteuer. Ich kann ihr nicht genug dafür danken.

Es ist bis heute unser Riesen-, Riesenglück, dass sie sich auf dieses Abenteuer eingelassen hat. Sie gibt Simon den Halt und die Stabilität, die er braucht. Sie hat die Entschlossenheit, ihn weiterzubringen, auch da, wo er selbst gar nicht will. Sie hat ihn angenommen, und ich wünschte von Herzen, wir könnten ihr mehr dafür zahlen als das magere Gehalt, das die Ämter für diesen Job vorsehen. Ich möchte nicht einen dieser Bewilliger und Entscheider einen Vormittag lang mit Simon in der Schule erleben, bei der »Hilfsarbeit« mit ihm, wie sich das definiert!

Dieser Kampf begleitet uns jedes Jahr von neuem. Erst mit dem Jugendamt, dann mit dem Bezirk, immer geht es um die Frage, ob Simon eine Fach- oder Hilfskraft an seiner Seite benötigt. Ob wir Frau Kaarmann also einen Hungerlohn zahlen dürfen oder nur eine unverschämt geringe Summe, von der keiner leben kann. Für die sie aber ihre ganze Kraft, ihre Nerven, ihre pädagogische Findigkeit und ihr Herz geben muss und aufs äußerste gefordert ist. Mich packen jedes Mal Angst und Wut, wenn ich wieder einmal meinen »formlosen Antrag« auf einen Integrationshelfer stelle, weil ich schon weiß, ich werde einen Bescheid erhalten, gegen den ich Widerspruch einlegten werde, das Ganze wird sich hinziehen, begleitet von der Panik, dass Simon im September erst mal ohne alles dasteht. Was soll aus ihm werden, wenn Frau Kaarmann das Handtuch wirft, ausgelaugt, unterbezahlt, von Amts wegen nicht wertgeschätzt? Was soll Simon mit irgendeinem Heilpädagogik-Studenten, der keine Ahnung von Autismus hat? Jedes Jahr wieder schiebe ich diese Ängste beiseite, sage mir, es ist nur ein Spiel, ein bürokratischer Tanz, den ich mittanzen muss, ganz so, als ginge es nicht um unser Leben. Bisher habe ich noch jedes Mal gewonnen. Aber ich hasse es, hasse meine Angst und die Demütigung.

Bis alles überhaupt so weit war, wurde unsere Geduld auf eine harte Probe gestellt. Es waren locker acht Wochen ins Land gegangen, während der wir keine Nacht schliefen und

Simon vor unseren Augen zerbröselte. Das war die maximale Bearbeitungszeit, die der Bezirk sich erlauben durfte, ehe er sich dann auch bei uns meldete. Um uns mitzuteilen, dass für Simon aufgrund der Spezifik seiner Behinderung leider das Jugendamt zuständig sei! Dort hätten wir den Antrag erneut zu stellen. Alles auf null. Ich war fassungslos!

Wütend wurden wir beim Jugendamt vorstellig, mit dem Kind unterm Arm, und unternahmen nichts dagegen, dass er beim ersten Gespräch im Besucherzimmer mal wieder so richtig ausrastete. Sollten die doch mal sehen, was bei uns los war. Offensichtlich verbreiteten sowohl er als auch wir so viel Stress im Amt, dass sie ihre Eingangsposition – »Acht Wochen wird das schon dauern, das ist schließlich ein amtlicher Vorgang« – ziemlich schnell aufgaben. Wir schafften es am Ende, binnen zwei Wochen durch die Bewilligungsinstanzen zu marschieren. Innerlich musste ich fast triumphierend grinsen. Aber nur fast. Damals war mir wirklich nicht nach Lachen zumute. Denn beim Jugendamt, so wurde uns mitgeteilt, suchte das Amt die Betreuungsperson aus, nicht die Eltern. Noch mal auf null und Frau Kaarmann wurde auf einmal vom Glücksfall zum Hindernis. Was, wenn man sie beim Amt ablehnte? Sie musste ihre Zeugnisse zusammensuchen, sich ein polizeiliches Führungszeugnis besorgen und vorstellig werden. Zu unserer Erleichterung war man beim Amt so begeistert von ihr, dass man prompt versuchte, sie uns abzuwerben.

Es war Januar, als Frau Kaarmann Simon endlich in seine Horrorschule begleiten durfte. Er ging dort schon eine Weile nur zwei, maximal drei Stunden pro Tag hin, den Rest der Zeit hatte ich ihn zu Hause. Wir blieben auch erst einmal bei den kurzen Aufenthalten, genauso wie die Lehrerin an der Sache mit der kleinen Kammer festhielt. Frau Kaarmann wurde kurzerhand mit hineingesperrt, der

Schlüssel umgedreht. Kein Witz. Die beiden dürften erst in den Klassenraum zurückkommen, hieß es, wenn Simon zur Räson gebracht sei. Ansonsten sollten sie sich still verhalten.

Da saß Frau Kaarmann nun in dem kleinen Betonkabuff mit einem Kind, das im Kreis lief und schrie. Ich habe sie für dieses Buch gefragt, was sie damals getan hat. Sie meinte, es sei als Allererstes darum gegangen, ihm die Sicherheit zu vermitteln, dass jemand für ihn da war. »Ja, und was haben Sie mit ihm gemacht?« – »Wir haben begonnen zu singen. Ich habe ihm viele Lieder beigebracht.«

Eines der ersten, es ist wohl als Warmsinglied in Chören recht bekannt, beginnt so: »Singen macht Spaß, Singen tut gut, Singen macht munter und Singen macht Mut. Singen macht froh und Singen hat Charme, die Töne nehmen uns in den Arm.«

Für Simon war jedes Wort dieses Textes auf existentielle Weise wahr.

Ich war so dankbar. Noch immer aufgewühlt, noch immer wütend, aber dankbar. Simon hatte einen Schutzengel, jemand, der ihn liebte und verstand an seiner Seite, jemand, der Ideen hatte, die mir schon gar nicht mehr kamen, jemand, der diese Ideen umsetzte. Ich machte Frau Kaarmann bei jeder Gelegenheit kleine Geschenke und wusste doch nicht, wie ich das alles jemals wiedergutmachen konnte.

Frau Kaarmann und ich besuchten gemeinsam ein Fortbildungsseminar für Fachpersonal aller Art, das mit Autisten zu tun hatte, ob in Tagesstätten, Schulen oder Kindergärten. Auf die Veranstaltung war ich durch das Kompetenz-Zentrum aufmerksam gemacht worden. Die meisten der Teilnehmer waren Erzieher, eine weitere Schulbegleiterin wollte sich hier auf ihren neuen Job vorbereiten; ich war die einzige Privatperson. Frau Wolf, die damalige Leiterin der Tagesstätte für erwachsene Menschen mit Autismus in Nürnberg, deren Arbeit ich schon zuvor auf einem Symposium kennengelernt hatte, leitete die Wochenendveranstaltung mit Verve und Begeisterung. Sie sprach viel von Struktur: Strukturieren Sie Ihren Autisten, oder er wird Sie strukturieren. In Erinnerung ist mir ihre Erzählung von einem ihrer Tagesstättenpfleglinge, der gerne zwickte. Das Mädchen kniff Besucher immer wieder fest in die Hand – aber nur diejenigen, die auf einem bestimmten Sofa Platz genommen hatten. Sie ließ sich neben den Ahnungslosen nieder und deutete das Zwicken zunächst mit der Hand in der Luft an. Frau Wolf erzählte, dass sie alle Bewerber für eine Praktikanten- oder sonstige Stelle gerne zum Warten auf dieses Sofa schickte. Kamen sie dann zum Bewerbungsgespräch in das Büro, sah sie sofort am schmerzverzerrten Gesicht und dem deutlichen Mal auf dem Handrücken, ob sie gezwickt worden waren oder sich erfolgreich zur Wehr gesetzt hatten. Ein einfaches »Nein«, ein »Lass das« oder »Ich will das nicht« half nämlich. Sie erzählte, sie nehme bevorzugt die Bewerber, die es geschafft hätten, das unerwünschte Verhalten zu unterbinden. Die anderen, vor allem, wenn sie das Gezwicktwerden noch zu entschuldigen suchten – »Sie hat halt auf ihre Art Kontakt aufnehmen wollen« –, wurden von Frau Wolf belehrt. Zwicken sei Zwicken und indiskutabel, auch als Kontaktaufnahme. Man müsse klare Grenzen setzen, wenn man nicht sein Leben lang zur Begrüßung gezwickt werden und mit roten Händen herumlaufen wolle. »Im Übrigen«, klärte sie uns auf und grinste, »wollte die junge Frau keinesfalls Kontakt aufnehmen. Sie betrachtete das Sofa schlicht als ihr Eigentum und wollte, dass man davon verschwand.«

Das war die zweite Lehre, die Frau Wolf uns vermittelte: Nicht voreilig interpretieren, warum ein Autist etwas tut und was er damit bezwecken will, um dann auf der Basis dieser Annahme zu handeln. Das führe meist ins Leere und zu gegenseitiger Frustration. Immer sollte man einen Weg suchen, die Absichten, Motive und Wünsche wirklich zu klären, bevor man Schlüsse zog, Entschuldigungen fand, falsche Angebote machte und den Autisten nur nervte. Die junge Frau wollte ja auch kein Verständnis für ihre Zwickerei; sie wollte, dass man sich schleunig verzog.

Frau Wolfs enormes Wissen, ihre Begeisterung für Autismus und ihre mitreißende Art waren eine große Hilfe für mich. Fast freute man sich nach einem Tag mit ihr, dass man zu Hause so einen interessanten Problemfall sitzen hatte. Ihr verdanke ich übrigens auch einen der bis heute erhellendsten Momente meiner Ausbildung zur »Autismus-Spezialistin«. Es war ein ganz simples Experiment: Sie teilte vier Bücher an vier Teilnehmer aus, wies sie an, sich in die vier Ecken des Zimmers zu stellen und laut eine bestimmte Seite vorzulesen. Wir anderen sollten nichts tun, als zuhören. Allen vieren gleichzeitig. »Ich möchte nachher von Ihnen wissen, was jeder der vier gelesen hat.«

Anfangs mühten wir uns nach Kräften, aber natürlich war es unmöglich. Bestenfalls gelang es, sich auf den nächststehenden Vorleser zu konzentrieren und dessen Stimme aus dem Gewirr herauszulösen. Versuchte man, auch nur einem weiteren Vorleser zuzuhören, war es vorbei. Es dauerte nicht lange, und ich dachte, mir würde der Schädel vor lauter Anstrengung und Konzentration platzen. Es war laut, es war frustrierend, weil es einen so aussichtslos überforderte, und es schien nicht enden zu wollen. Wir atmeten alle auf, als Frau Wolf das Experiment beendete.

Sie ahnen vielleicht schon, was unsere Kursleiterin uns damit hatte vorführen wollen: Es ging darum, dass Autisten die Eindrücke, die aus der Umwelt auf sie einstürmen, nicht wie normale Menschen automatisch vorfiltern. Wir sehen zum Beispiel einen U-Bahnsteig, das Schild mit dem Stationsnamen, wir hören, wenn eine U-Bahn im Anmarsch ist und nehmen die Schlange wahr, in die wir uns einreihen müssen, um einsteigen zu können. Aber wir registrieren nicht, mit wie vielen Kacheln die Tunnelwand beklebt ist, welche Farbe der Mantel des Menschen fünf Plätze vor uns in der Schlange hat, welche Temperatur gerade herrscht, wenn sie nicht ganz extrem ist, oder was für Nebengeräusche zu hören sind.

Autisten können die Elemente, die in einer bestimmten Situation wichtig sind, nicht von den unwichtigen trennen, den Vordergrund nicht vom Hintergrund, das Große nicht vom Kleinen, die Details nicht von der Form. Sie sehen Tausende von Blättern, aber keinen Baum. Millionen Lichtreflexe, aber keine Landschaft. Sich kreuzende Linien und Winkel, ein spannendes Wechselspiel von Kurven und Geraden im Straßenbild, aber wo bitte geht's zum Bahnhof? Sie erkennen nicht wie wir intuitiv die Muster, auf die sie reagieren müssen.

So etwas kann man erklären. Aber wie fühlt es sich an?

»Na«, fragte Frau Wolf uns, als es endlich wieder still war. »Wie war's?«

Alle seufzten. »Ach«, sagte die erste Erzieherin. »Ich hätte mir am liebsten die Ohren zugehalten.«

»Ich hätte schreien können nach einer Weile«, sagte eine andere.

Und eine dritte: »Am liebsten wäre ich rausgelaufen.«

»Sehen Sie«, sagte Frau Wolf. »Damit hätten Sie schon drei der typischen autistischen Verhaltensweisen benannt.«

Ein anderes Experiment, ein Rollenspiel, nutzten Frau Kaarmann und ich dazu, ihre derzeitige Situation mit Simon darzustellen. Ich lief im Kreis herum, sie versuchte vergeblich, mich aufzuhalten. Frau Wolf gab Ratschläge, spendete Trost und war am Ende des Seminars so interessiert an unserem Fall, dass sie zu einem Hausbesuch kam. Simon beobachtete sie aus den Augenwinkeln und wälzte sich kichernd auf dem Boden. Sie musste grinsen, weil sie merkte, dass er sie sehr wohl wahrnahm und neugierig war. Auch mich machte sie auf die Anzeichen dafür aufmerksam; sie wären mir sonst entgangen, indirekt, wie sie waren. Die schnellen Blicke von der Seite, die leichte, wie unabsichtliche Berührung ihrer Unterlagen mit der Hand, als er an ihr vorbeiging. »Er will wissen, was ich da habe«, sagte sie und erklärte es ihm. Er schaute derweil aus dem Fenster, mit dem Rücken zu uns, aber er war still. Sie war der erste Mensch, der Simon mit großer Selbstverständlichkeit als intelligentes Wesen ansprach. »Lernen ist cool, Simon«, sagte sie. »Da kommst du schon noch drauf.«

Frau Kaarmann ging mit all dem frisch Gelernten, ihrer erzieherischen Erfahrung und einer großen Portion gesundem Menschenverstand an die Arbeit. Jeder Autist ist anders, jeder Tag hatte seine eigenen Tücken. Letztlich konnte sie sich nur auf ihre Beobachtungsgabe, ihre Sensibilität und ihren Einfallsreichtum verlassen. Zum Glück besaß sie von allem reichlich. Und Ausdauervermögen dazu. Wir stellten ein kleines Trampolin in Simons Schulkabuff, auf dem er sich zwischen zwei Aufgabenstellungen abreagieren durfte. Und wir legten einen kuscheligen Teppich auf den Boden, auf dem Simon herumliegen konnte, wenn er endlich einmal nicht im Kreis lief. Die Schule beäugte diese Maßnahmen misstrauisch. Die nisten sich dort ein, besagten die Blicke. Und: Was hat das alles mit Schule zu tun?

Mich hat das alles unheimlich erleichtert, weil ich sah, dass es Simon half. In ganz kleinen Schritten zwar nur, aber wir tasteten uns langsam aus dem Inferno heraus. Ich unterstützte alles begeistert und schämte mich, dass ich nicht früher darauf gekommen war, dass ich nicht energischer dafür gekämpft hatte. Frau Kaarmann zog mein Kind Stück für Stück aus dem Sumpf, während ich dabeigestanden und zugesehen hatte, wie es hineingeraten war.

Frau Kaarmann baute einen Turm aus Legosteinen, den sie auf den Tisch stellte. Für jede Viertelstunde gab es darin einen Stein. Sechs Steine, jeweils nach fünfzehn Minuten abgetragen, dann kam Mama. So bekam die Zeit eine Struktur, wurde für ihn im wahrsten Sinne des Wortes fassbar. Es dauerte, bis Simon sich darauf einließ, aber schließlich fasste er Vertrauen. Das Chaos, in dem er sich bewegte, in dem ihm Tag und Nacht, Sonnenaufgang und Sonnenuntergang abhandengekommen war, hatte eine Form bekommen.

Als er ruhiger wurde, beklebte Frau Kaarmann die Legosteine mit Bildern: eins für die Pause, eins für das Schreiben, das Rechnen. Eins für das Nachhausegehen. Das war ihr Stundenplan. Nun gab es neben der zeitlichen auch eine inhaltliche Ordnung. Simon wusste, was ihn erwartete.

Wir führten diese Lego-Uhr bald auch zu Hause ein, um den Nachmittag zu strukturieren. Außerdem fertigten wir ein Wandbild an mit möglichen Beschäftigungen, die Simon durch Deuten aussuchen konnte: Vorlesen, Trampolin, Einkaufen. Deuten ging besser als Sprechen.

Frau Kaarmann verlangte und bekam einen Kalender nach Montessori-Art mit großen Holztafeln für Tage, Monate und Jahreszeiten. Sie machte laminierte Bildtafeln für Simon. Sie ordnete seine gesamte Welt. Bis er langsam, ganz langsam ruhiger wurde. Er hörte auf, im Kreis zu laufen. Er schrie nicht mehr. Er schaffte es minutenlang, die Finger aus der Hose zu lassen. Er hörte auf das, was sie sagte. Er führte den Stift, wenn sie seine Hand hielt und wagte sich nach Wochen an erste inhaltliche Aufgaben. Buchstaben entstanden, Zahlen. Mein Kind wurde wieder sichtbar. Ich durfte ihn sogar wieder anfassen, mit ihm knuddeln, ein wenig sprechen, an mich drücken. Ich war so erleichtert.

»Meinen Sie denn«, fragte die Lehrerin, »dass er die nächste Schulaufgabe mitschreiben kann?« Da hätte sie erst beiläufig fast eine Seele zerbrochen, und dann das. Diese Frau hatte nichts, aber auch gar nichts verstanden!

Mit dem Hinweis »aber nur, wenn ihr euch benehmt«, wurden Simon und Frau Kaarmann im Februar an ihrer Schließerin vorbei wieder ins Klassenzimmer gelassen. Es muss gewirkt haben wie die Entlassung eines Sträflings aus der Einzelhaft. »Absurd«, sagte Frau Kaarmann.

Im Klassenzimmer saß sie links neben Simon, da er Linkshänder ist und sie ihm die Hand bei den Schreibversuchen führte. Sie bekam erst mal Bandscheibenbeschwerden vom ewigen Hinüberneigen. Simon dagegen hockte wie festgewachsen dicht an ihrer Seite, als könne er durch ein wenig mehr Abstand den Halt verlieren. Das Lehrmaterial, das sie von der Schule bekam, bereitete Frau Kaarmann so auf, dass Simon es besser wahrnehmen konnte: hochkopiert, mit möglichst wenig Inhalt auf einer Seite. Sie wies die Lehrerin darauf hin, wenn Simon sich meldete, und wiederholte seine geflüsterten Worte laut für alle. Die zwei bemühten sich, sie kamen dennoch auf keinen grünen Zweig. Eine Lehrerin, die ihre Klasse durch überfallartiges Anschreien im Zaum hält, die nie lobt, kleine Zeichen der Aufmerksamkeit übersieht und so grob denkt, wie sie agiert, ist für Autisten einfach nicht geschaffen.

Zudem zeichnete sich ab, dass Simon das Schreiben nicht lernen würde. Seine Buchstaben waren und blieben riesig und zittrig. Er malte seine Reihen zwar wie die anderen, aber man konnte deutlich sehen, wie die einzelnen

Buchstabenkrakel nicht besser, sondern von Mal zu Mal schlechter wurden. Ein-, zweimal bekam er sie hin. Dann riss der innere Faden, und sie wurden spiegelverkehrt, wanderten aus den Zeilen, vergrößerten und veränderten sich bis zur Unkenntlichkeit.

Mit dem Lesen oder dem Sprechen nach Aufforderung klappte es auch nicht. Auf die Frage: »Was steht da?«, bekam man niemals eine Antwort. Heute wissen wir, dass Simon das als Autist nicht möglich ist. Heute wissen wir auch, dass er vermutlich längst lesen konnte; im Rückblick habe ich Hinweise darauf, dass er das schon mit vier Jahren beherrscht hat. Aber damals standen wir ratlos da: Konnte er die Zeichen nicht erkennen? War das Zusammenfügen von Buchstaben zu Wörtern, gar zu Sätzen zu viel optischer Input? Es gibt Autisten, denen das Lesen tatsächlich unmöglich ist, sie bewältigen den Schritt von einzelnen Buchstaben hin zu größeren Sinneinheiten nicht. Und dann wieder gibt es andere, die ein fotografisches Gedächtnis haben und eine ganze Buchseite mit einem kurzen Blick komplett aufnehmen können.

Wo innerhalb dieses breiten Spektrums stand Simon? Wir wussten es nicht. Die Lehrerin schrieb ihm ein Zeugnis voll sarkastischer Unverschämtheiten, das ihn zum Idioten stempelte. Frau Kaarmann riet: Raus dort, und zwar schnell.

Es blieben uns kaum Wahlmöglichkeiten. Wir wandten uns schließlich an die Georg-Zahn-Schule in Erlangen, ein »Zentrum für geistige Entwicklung« der Lebenshilfe. Eine Schule, an der geistig behinderte Kinder unterrichtet wurden. Der Ort, vor dem wir uns immer gefürchtet hatten. Und doch der erste seit langem, an dem wir willkommen waren. Man hatte Verständnis, reagierte schnell. Nach den Osterferien schon durften wir kommen.

Und wir waren dankbar dafür.

»Hier ist eine Mutter«

In den folgenden Wochen durchliefen wir in rasender Geschwindigkeit eine Entwicklung, die vor allem von zwei Aspekten geprägt war. Die Schulfrage war der brennende Topf, der als Erstes gelöscht werden musste. Wenn Simon dort gut aufgehoben sein würde, wenn er die Welt wieder begriff und akzeptierte, konnte auch unser Leben wieder ins Lot kommen, ein bisschen wenigstens. Seine Anfälle würden vielleicht etwas weniger werden, Jonathan würde aufhören können, in seinem Zimmer Jakobs Kampf mit dem Engel Werner zu führen. Unsere ständige Müdigkeit würde nachlassen, der Schwindel, die Angst. Es wäre wieder ein wenig Leben möglich, wenn auch nur in dem Rahmen, den das Zusammenleben mit einem Autisten vorgibt.

Der andere Aspekt hatte mit uns zu tun, mit unserem Hineinwachsen in das Eltern-eines-behinderten-Kindes-Sein. Das »B-Wort« war bei uns bisher selten gefallen. Wir hatten eine riesige Scheu davor gehabt, uns gefürchtet und auch geschämt. Heute kann ich das gar nicht mehr nachvollziehen. Klar ist mein Kind behindert; es ist so anders als jedes gleichaltrige Kind, so nachhaltig daran gehindert, am normalen Leben in dieser Gesellschaft teilzunehmen – ich wüsste nicht, was eine Beschönigung da bringen sollte.

Jetzt benutzte ich das böse Wort: *behindert*. Ich tat es oft, laut, fast exzessiv. Es war so erleichternd. Denn dieses Wort gab Simon das Recht darauf zu sein, wie er war. Er wusste ja selbst, dass etwas an ihm anders war. Nicht umsonst hatte er in einer Phase seines Lebens mit der für ihn typischen Hartnäckigkeit danach verlangt, wieder ein Baby zu sein: Er wollte zurück zu dem Zustand, in dem er das Dasein noch bewältigt hatte. Meine Mutter erzählte mir später, sie habe Simon einmal beobachtet, wie er vor dem großen Spiegel am Schlafzimmerschrank stand, ganz alleine. Er hatte eine Hand auf den Spiegel gelegt, starrte sich in die Augen und wiederholte immer wieder: »Ich hasse dich, ich hasse dich. Ich hasse dich.«

Jetzt war er nicht mehr seltsam, er war jemand. Er war ein Autist.

Das »B-Wort« entlastete auch uns: von dem Verdacht, pädagogisch versagt zu haben, in irgendwelche psychischen Trickkisten verwickelt zu sein. In dieser Hinsicht waren wir die glücklichen Spätgeborenen. In der Anfangsphase der Erforschung dieser Krankheit hieß es noch, Autismus werde ausgelöst durch die Kälte der Bezugspersonen – das Schlagwort der sogenannten »Kühlschrankmütter« machte die Runde. Eltern, die ohnehin schon verzweifelt darüber waren, keinen Kontakt zu ihren Kindern aufbauen zu können, wurden noch mit Vorwürfen konfrontiert und dem Verdacht, ihr Kind unbewusst abzulehnen. Das blieb uns erspart. Wir erfuhren gleich, dass Autismus eine genetisch bedingte Krankheit ist, in hohem Grad erblich, die zu einer Störung der Stoffwechselfunktionen im Gehirn führt. Eine Sache, über die man noch wenig wusste, über die aber immerhin viel geforscht wurde. Und die Betroffene und ihre Angehörigen aus der Ecke des »wer weiß, was bei denen alles schiefläuft« herausholte. Es war eine Krankheit, eine Behinderung, und durch die hatten wir Anspruch auf Hilfe.

Ich weiß noch, dass ich ganz kurz nach der Diagnosenstellung gehört hatte, dass ein Symposium in Nürnberg zum Thema Autismus abgehalten wurde. Der Besuch dort führte mich, den absoluten Neuling, ohne dass ich das so rasch begriff, in das Zentrum von etwas, das ich als »Szene« bezeichnen würde. Es gibt Einrichtungen für Autisten, wie etwa spezielle Tagesstätten, auf die Krankheit spezialisierte Kliniken und Ärzte, eine bundesweite Elternhilfsorganisation, Beratungsstellen, Vortragsreisende in Sachen Autismus, Fachtagungen, Fortbildungsseminare und so weiter. Die Menschen, die intensiv mit dem Thema Autismus beschäftigt sind, treffen sich regelmäßig, man kennt sich, tauscht sich aus. Mittendrin in diesem Haufen von Insidern stand ich nun an einem Samstag, ohne eine Vorstellung von den Strukturen dieser Gemeinschaft, dieses Netzwerks, und vor allem, ohne eine Menschenseele zu kennen. Zuletzt war mir das vor Jahren auf einem Symposium in Fribourg über Literatur und Mystik passiert, auf dem ich meine Doktorarbeit vorgestellt hatte. Auch damals war es meine erste derartige Veranstaltung gewesen, ich stand zwischen den ganzen alten arrivierten Professoren herum und hatte mich wie eine Hochstaplerin gefühlt. Nun ging es mir ganz genauso. Unsere Diagnose war ja so frisch, die Tinte auf dem Papier noch nicht getrocknet, mit dem sie uns schwarz auf weiß präsentiert worden war. Sie galt quasi noch gar nicht richtig.

Wie alle trug ich ein Namensschild und hatte einen Anspruch auf Kaffee und Mittagstisch, wie die wissenschaftlichen Kongressteilnehmer auch. Um mich herum tummelten sich Ärzte, Psychiater, Heimleiter und Erzieher, lauter Profis. Selbst die paar Eltern, die ich erspähte und mit denen ich als Erstes zaghaft ins Gespräch kam, schienen mir alte Hasen zu sein, die routiniert Adressen und Informationen austauschten.

Ich fühlte mich klein, unbedarft, eine Unwissende mit einem komischen Kind.

Den ersten Vortrag verschlang ich geradezu. Es ging um Sprachverhalten, und beinahe jeder Satz war eine Offenbarung: Ja. Ja. Ja. Genau das machte Simon, genau das kannte ich. Hier wurde beschrieben, was ich täglich erlebte. Es war kein sinnloser Wahnsinn, es war bekannt, es ließ sich einordnen, war bis zu einem gewissen Grad sogar erklärbar. Die Echolalien Simons zum Beispiel, also sein krankhafter Zwang, Sätze oder Wörter aus sämtlichen Liedern, Büchern und Filmen zu wiederholen, war ganz typisch für Autisten. Oder seine »Werkzeugsätze«, diese nach Pi mal Daumen benutzten Versatzredewendungen, mit denen er sich zuzeiten behalf. Auch die Unsicherheit beim »Ja« und »Nein« wurde von der Vortragenden beschrieben. Fragte man Simon etwas, kam oft keine Antwort. (Oder ein bedeutungsloses »Ja«, weil ihm das am bequemsten erschien, da ein »Nein« seiner Erfahrung nach Widerstand hervorrief: Die Erwachsenen redeten dann auf einen ein und wollten etwas.) Fragte man Simon »Ja oder Nein?«, bekam man ein Nein, aber nur, weil es das letztgenannte Wort war und er ein Echo produzierte. Drehte man die Sache um und fragte »Nein oder Ja?«, wurde es meist ein Ja. Man konnte meinen, dass er nicht wusste, was er wollte. Aber es war nur die verdammte Echofunktion. Was er wollte, wusste er genau, nur sagen konnte er es nicht.

Wie überhaupt, so lernte ich, dass die Gedanken klar waren, aber die Wörter auf dem Weg vom Hirn zu den Stimmbändern oft einer Verschaltung zum Opfer fielen. Heraus kommt dann Nonsens: etwas nur ähnlich Klingendes oder etwas inhaltlich Verwandtes aus demselben Paradigma, also »rechts« statt »links« oder »geradeaus«, was alles immerhin zur Gruppe der Richtungsanzeigen gehört. Oder er sagt

»Vater« statt »Mutter« oder »Bruder« statt »Onkel«, alles Verwandtschaftsbezeichnungen. Er greift also in die richtige Schublade, aber was er genau herausholt, kann er nicht kontrollieren.

Ich nahm alles begierig auf, ständig öffneten sich Türen. Mit einem Mal begriff ich auch einen Vorfall, der einige Wochen zuvor beinahe zu einem Unfall geführt hätte. Simon saß hinten im Auto und verlangte: »Ich will die Mickymaus.« Mickymaus? dachte ich und überlegte, während ich uns, unter seinem stetig wiederholten Begehren, durch den Innenstadtverkehr zur nächsten Therapiestunde chauffierte. Meint er das Video, das er gestern gesehen hat? Oder eines der Heftchen seines Bruders? Oder die Figur in dem Playstation-Spiel? Gab es im Kindergarten was mit Mickymaus? Sinnlos zu fragen. Er verlangte, ich fuhr und versuchte nebenbei, ihm zu erklären, warum derzeit weder Videos noch Bücher noch sonst etwas zur Verfügung standen. Simon blieb stur und wurde laut. Er versuchte sich abzuschnallen. Ich versuchte, ihn mit Befehlen im Zaum zu halten, wir wurden beide laut; ich verriss das Steuer, mir brach der Schweiß aus. Bis ich umdachte. Vergiss die Mickymaus, sagte ich mir, achte auf die Grammatik. Er will etwas. Wir sitzen im Auto, das beschränkt unseren Radius. Was könnte das Kind hier und jetzt wollen? Mein Blick fiel auf die Packung mit Keksen auf dem Armaturenbrett. Ich reichte sie nach hinten, das war die Lösung. Friede kehrte ein. Wir kamen sicher an. Wo die Verbindung von Micky zu den Keksen lag, ob es irgendeine Lautassoziation war oder weiß der Teufel, ich habe keine Ahnung. Wichtig war aber, dass ich dank des Vortrags begriff, mich nicht an solchen vermeintlichen Aussagen festhalten zu dürfen. Simons Lautäußerungen waren unzuverlässig, sie mussten interpretiert werden, sie wörtlich aufzunehmen führte nur in irrige Kreise.

Immerhin wurde mir damals bestätigt, dass ich richtig gehandelt und im Ansatz richtig gedacht hatte. Mein Kind war kein Idiot, sein Verhalten nicht chaotisch und sinnlos. Es war nur diktiert von bestimmten Einschränkungen.

Ein weiteres Schlüsselerlebnis hatte ich während der Pause. Ich nahm meinen ganzen Mut zusammen und sprach Frau Kaminski an, die zu Beginn der Veranstaltung ein Grußwort gesprochen hatte und dabei als Bundesvorsitzende der Elternvereinigung vorgestellt worden war. Ich hatte Angst zu stören, lächerlich zu sein, fehl am Platz. Vorsichtig schilderte ich ihr in wenigen Worten den Sachverhalt und unsere noch ein wenig unsichere Diagnose. Sie gab mir sofort ihre Telefonnummer. Tag und Nacht könne ich anrufen, wenn ich Fragen hätte. Dann nahm sie mich bei der Schulter, um mich zu einem Mann zu schieben, von dem sie sagte, dies sei Herr Ursel, er leite das Autismus-Kompetenz-Zentrum in Nürnberg. Was das war, wusste ich damals noch nicht. Wie sich herausstellte, war es ein Ort, an dem man heulende Eltern gewohnt war, gut zuhörte, Kontakt zu Schicksalsgenossen herstellte, Rat erteilte und handfeste Tipps: Es gab dort Fachliteratur, Listen mit Anlaufstellen, Aufklärung über die Rechte, die man einklagen und durchsetzen konnte, handfeste Tipps für den Umgang mit Behörden. Als wir später dorthin gingen, lichtete sich ein gutes Stück des Nebels, in dem wir uns bewegt hatten, und es lag ein Weg vor uns.

Dem Leiter dieses Wunderortes also stellte sie mich vor mit Worten, die ich bis heute nicht vergessen habe, weil sie in aller Schlichtheit meine Position umrissen und ihr zugleich jedes Recht verliehen: »Herr Ursel, ich bringe Ihnen eine Mutter.«

Mein drittes »Erweckungserlebnis« hatte ich beim Schluss der Veranstaltung. Schon zuvor war mir eine Gruppe Männer aufgefallen, Jugendliche und Erwachsene, die ein wenig abseits des Trubels saßen. Sie wirkten rein äußerlich betrachtet seltsam, teils hager, teils übergewichtig, irgendwie verschoben in ihren Gesichtszügen, verzerrt wie Gestalten in einem Spiegelkabinett. Bisweilen hörte man aus ihren Reihen plötzlich ausgestoßene laute Worte oder ein manisches Klatschen. Manchmal wurde einer von ihnen nach draußen gebracht, weil er unruhig wurde. Jetzt wurden sie auf das Podium geführt.

Dort saßen sie nebeneinander, jeder mit einem Begleiter, der ins Publikum lächelte, das sie selbst mit keinem Blick wahrzunehmen schienen. Ihre Augen wanderten im Irgendwo umher, während sie sich vor- und zurückwiegten oder mit den Händen plötzliche, seltsame Bewegungen ausführten. Einer, der auf den ersten Blick völlig normal wirkte, hob immer wieder ruckartig die Hände, um rasch viermal hintereinander zu klatschen. Ein anderer stieß wiederholt kurze Sequenzen von »tttts« aus, einer wischte sich übers Gesicht und wandte sich dann nach links. Ticks, um mit der eigenen Nervosität fertig zu werden.

Frau Wolf, die Leiterin der Tagesstätte für erwachsene Menschen mit Autismus in Nürnberg, die ich später während meiner Fortbildung mit Frau Kaarmann noch besser kennenlernen sollte, erklärte, dass es sich bei diesen Männern um Autisten handelte, die in ihrer Einrichtung die sogenannte Gestützte Kommunikation erlernt hatten. Die Betroffenen haben dabei eine Buchstabentafel aus Holz oder eine Tastatur vor sich, die speziell geformt ist, um einen möglichst guten Halt zu bieten, und die zusätzliche Felder etwa für »Ja«, »Nein«, »Fehler« und »weiter« anbietet. Während sie mit dem Finger auf einzelne Buchstaben tippen, werden sie am Handgelenk, am Ellenbogen oder an der Schulter von einer zweiten Person gestützt.

Dieser leichte Körperkontakt ist wichtig, um die gestörte Selbstwahrnehmung und Motorik der Autisten auszugleichen, auch um psychischen Halt zu geben, die Sinne wach und den Prozess am Laufen zu halten. Es darf nur ein leichter Gegendruck ausgeübt, aber nicht gezielt geführt werden. Was nicht einfach ist und die ganze Methode lange in Verruf gebracht hat. Gestützte Kommunikation, die Ende der siebziger Jahre zunächst für Patienten mit einer Zerebralparese entwickelt und später auch bei Autisten angewandt wurde, hat Jahre des Kampfes um Anerkennung hinter sich. Sie hat diesen Kampf gewonnen, aber es hat gedauert. Auch weil ihre Ergebnisse nicht einfach zu überprüfen sind. Die Beziehung zwischen Stützer und Autist hat eine emotionale, sehr persönliche Komponente. Stützen ist kein rein mechanischer Vorgang; es gibt viele Autisten, die mit einem Stützer ganze Aufsätze schreiben, mit einem anderen dagegen kein Wort.

All das, was ich inzwischen mit meinem Sohn selbst erlebe, erfuhr ich damals im Schnellverfahren: Nach einem kurzen einleitenden Vortrag wurde das Publikum aufgefordert, den Autisten auf der Bühne Fragen zu stellen, die diese dann per Gestützter Kommunikation beantworten würden.

Jemand fragte. Dann kam eine Phase des Schweigens, bis die Männer dort oben ihre Hände anhoben und gestützt von den Begleitern mit ihren Fingern auf die Buchstabentafeln tippten. Es pochte und klopfte, laut, in einem schnellen, regelmäßigen, trommelnden, ganz und gar mechanischen Rhythmus. Sonst war nichts zu hören. Es war still wie in einer Kirche, alle lauschten ebenso gespannt wie andächtig.

Die Betreuer schrieben mit der freien Hand den Text mit. Als das letzte Pochen verklungen war, begannen sie reihum vorzulesen. Mit einem Mal hörte man die Stimmen dieser seltsamen Wesen dort oben, denen man nicht einen zusammenhängenden Gedanken zugetraut hätte, wenn man sie sah. Diese Stimmen waren verschieden. Einer äußerte nur kurze, schlichte Sätze, ein anderer komplizierte, längere Gedankengänge. Einer besaß so etwas wie Humor, einen Funken Ironie, der einen umso mehr fesselte, als sich in seinem Gesicht, das man unwillkürlich genauer zu studieren begann, einfach nichts davon zeigen wollte. Es spiegelte gar nichts, keine Unruhe, keine Zufriedenheit, keinen Stolz, keine geheime Befriedigung, nichts. Aber die Stimme war da.

Es war eine Offenbarung.

Die nächste Frage. Das schweigende Pochen. Die Lesung.

»War in Ihrem Leben eine Einrichtung für Sie hilfreich?«

»Leider nein.«

»Es war lange schwierig, in der Schule kam ich nicht zurecht. Jetzt in der Tagesstätte werde ich verstanden, und das ist mir sehr wichtig.«

»Meine Mutter war immer ein Halt für mich.«

Ich hätte heulen können, ich fühlte mich wie nach einem Trance-Gottesdienst. Ich begriff, es würde schwierig werden, wir würden nirgendwo hingehören, und ich würde für Simon lange, lange Zeit dieser Halt sein müssen, von dem der Mann eben gesprochen hatte.

Dennoch: Ich war bestärkt worden in meinem Glauben, und das war ein beglückendes Gefühl. Ich wusste nichts mit Gewissheit, aber ich glaubte. Ich glaubte, dass in meinem Kind eine Person steckte, die dachte und fühlte, die wünschte und verzweifelte. Und der man nahekommen konnte. Auch aus meinem Kind, sagte ich mir, würde einmal eine solche Stimme erklingen.

Ich verließ das Symposium als ein Mensch mit einer Mission. Erhobenen Hauptes, erschöpft, und doch voller Energie.

Das Leben und die Bücher –
und wiederum das Leben

Die Diagnose hatte uns geholfen, eine Einordnung vorzunehmen. Das Symposium hatte mir gezeigt, dass wir ganz konkret etwas tun konnten. Autismus, das war doch was. Da gab es medizinische Fachbücher, ganze Sammelbände, Zeitschriften, Erfahrungsberichte von Eltern, in Gestützter Kommunikation entstandene Texte von Betroffenen. Es gab eine ganze Szene, in die man eintauchen konnte, um sich nicht mehr ganz so hilflos zu fühlen.

Als Erstes begann ich zu lesen. Als Germanistin war es ohnehin mein Liebstes, sich einem Thema über die Literatur zu nähern. Ganz ehrlich, es war manchmal einfacher, sich mit diesen Büchern zu beschäftigen als mit dem Kind selbst, das im Wohnzimmer saß, nicht spielte und nichts sprach und jede Initiative ins Leere laufen ließ.

Jedenfalls befand ich mich beim Lesen, Unterstreichen, Exzerpieren und Zusammenfassen zum ersten Mal seit langem wieder auf meinem ureigenen Territorium. Das hatte ich an der Universität gelernt, das konnte ich, das hatte ich über Jahre hinweg betrieben. Das war ich selbst. Ich fand mich ein Stück weit wieder – in der Tätigkeit an sich, nicht nur in den Texten, die meine Situation widerspiegelten.

Zum ersten Mal allerdings war die Lektüre nicht nur interessegeleitet, sie war existentiell.

Mein damaliger Mann brachte es nicht über sich, die Bücher anzurühren, bis heute. Es tat wohl einfach zu weh. Er haderte noch mit dem Schicksal. »Womit habe ich das verdient?«

Bis zu einem gewissen Punkt konnte ich sein Verhalten verstehen. Wir beide hatten es immer abgelehnt, unsere Kinder nach vorgegebenen Grundsätzen zu erziehen, sie in irgendwelche Schemata hineinzupressen. Das war schon bei unserem ersten Kind so gewesen. Wir hatten lediglich Barbara Sichtermanns »Leben mit einem Neugeborenen« gelesen, das uns aus dem Herzen gesprochen hatte, ansonsten hatten wir alle Erziehungsratgeber links liegen lassen. Die Pädagogik ist voller Ideologismen, die uns beiden aus Prinzip zuwider sind. Der natürliche Zugang, die Spontaneität des Herzens und der gesunde Menschenverstand würden es schon richten.

Bei Jonathan hatte das auch wunderbar geklappt. (Okay, nachdem unser Großer uns noch mit vier Jahren immer wieder den Nachtschlaf raubte, griffen wir zu dem Werk »Jedes Kind kann schlafen lernen«. Aber wir haben es immerhin schon nach einer Woche wieder verfeuert, letztlich wütend auf uns selbst. Jonathan besuchte dann unser Bett noch ein weiteres halbes Jahr und hörte von selbst damit auf, als er so weit war.) Aber was nützt einem der gesunde Menschenverstand bei Autismus? Wir waren am Ende unserer Intuition angekommen. Trotzdem musste es weitergehen. Bei dem Verdikt »Man kann nichts machen« konnten wir nicht stehen bleiben. Es war irgendwie paradox: Man konnte nichts tun und musste doch.

Ich glaube, bei meinem Mann war etwas zerbrochen in den zwei Jahren, die hinter uns lagen, in denen wir versucht hatten, die Hoffnung auf eine normale Entwicklung aufrechtzuerhalten und Simon beizubringen, was Kinder in seinem Alter eben lernen: Rad fahren, Würfelspielen, Farben benennen, Reden, verdammt noch mal. »Sag nicht ›gelb‹, sag ›Banane‹, du konntest das Wort doch schon mal. Nein, nicht ›Ba‹, ›Banane‹. Sag es!«

Es war wie der Versuch, mit einem Wattestäbchen Löcher in Beton zu kratzen. Ermüdend, verzweifelnd, zum Aus-der-Haut-Fahren. Irgendwann gab Simons Vater auf, glaube ich. Er sah die kleinen Erfolge nicht mehr und leugnete lieber die empfindsame Seele, die in dem Kind steckte. Er konnte sich stundenlang dabei aufhalten, dass Simon ihn nicht Papa nannte. Mich nannte er auch nicht Mama. Manchmal nannte Simon seinen Vater beim Vornamen, manchmal nannte er ihn »Günther«, weil er einen Werbespot für Fertighäuser gesehen hatte, in dem mein Mann und unser großer Sohn mitgespielt hatten; und in diesem Video hießen die beiden »Günther« respektive »Nico«. Ich vermute mal, dass Simon dieser Spot ganz schön aus der Fassung gebracht hat: dass Vater und Bruder als andere Menschen mit anderen Namen in einem anderen Zuhause herumlaufen konnten. Vielleicht hat es in ihm sogar den Irrglauben genährt, dass Namen – oder gar Identitäten – eben wechselnd und nicht so wichtig waren. Andererseits war das vielleicht einfach sein Autismus: Wir waren Handpuppen, nichts weiter, so hatte er es ja in einer seiner Geschichten erzählt. Oder, oder, oder.

Nannte er mich eben nicht Mama, mir war das egal, so lange ich mich ihm nahe fühlte. Es gab sicherlich einen Grund dafür. Ich würde ihn irgendwann finden.

Vermutlich schützte Simons Vater sich einfach selbst, und er brauchte wohl auch noch Zeit, um zu trauern. Aber aus meiner damaligen Sicht gab er das Kind auf. In mir begann der Verdacht zu wachsen, er würde es nicht lieben. Wenn er den Anblick der anderen behinderten Kinder in

Simons Schule nicht ertragen konnte, die zu betreten er anfangs strikt vermied, wie empfand er dann wohl, überlegte ich, sein eigenes Kind? Er vermied das »B-Wort« noch immer, er mied die Therapeuten, denen ich mich im Gegenteil schamlos öffnete, und er mied auch die Bücher. Wir nahmen unterschiedliche Wege.

Ich las Fachbücher von Psychiatern und Ärzten, von Pädagogen und Therapeuten, verschlang die Erlebnisberichte von Eltern und autobiographische Bücher von Betroffenen. Ich wollte mein Kind erlesen, nachdem ich es so nicht begreifen konnte. Ich musste unbedingt wissen, was Simon dachte, wie seine Welt aussah, was ich von ihm erwarten konnte, damit ich wusste, wie ich mit ihm umgehen sollte. Wenn ich das nicht aus meiner eigenen Beobachtung lernen konnte, dann eben aus Büchern.

Ich wollte ihn nicht länger überfordern, ihn mit Erwartungen unter Druck setzen, die für andere Kinder normal, für ihn aber nicht zu erfüllen waren. Etwas, das wir bis dahin, fürchte ich, aus Unwissenheit und Panik nur zu oft getan hatten. Wenn wir ihn unbedingt zum Sprechen zwingen wollten zum Beispiel. Wenn wir ihn in Musikgärten, Turnstunden und auf Kinderkonzerte schleiften. Wenn wir verlangten, seine kraftlosen Hände und sein interesseloser Griff sollten aus Sand eine Burg formen. Wenn ich die Bilder betrachtete, die er malte, war es ja offensichtlich, wie er sich sah: Nach einer langen Phase, in der er lediglich das Blatt mit Strichen in ein Mosaik aus immer kleiner werdenden Flächen eingeteilt hatte, vermutlich Ausdruck seiner Suche nach Ordnung und Halt, malte er jetzt – endlich – Männchen. Und die hatten Finger wie Seegras! Lange, dünne, ins Nichts auslaufende Fäden, die sich im Wind zu wiegen schienen. Mit Fingern, die sich so anfühlten, konnte Simon nichts ergreifen, formen oder bauen.

Ich lernte, dass Autisten in der Wahrnehmung ihres eigenen Körpers gestört sind, dass ihnen manchmal das Gespür für ganze Körperteile einfach verlorengeht, dass manche Glieder nur auf starke Reize reagieren. Ich begann zu begreifen, warum er immer beim Einschlafen seine Hände unter mich schob, was unglaublich nervig war, da er es wieder und wieder tat und das Gebohre bei langen Fingernägeln auch schmerzhaft war. Ich nehme an, er verlor gerade an der Schwelle zum Schlaf und im Dunkeln das Gefühl für seine Körpergrenzen. Schwere Decken, las ich, helfen da, notfalls beschwert mit zusätzlichen Gewichten; es gab sogar Sandjacken und Polsterungen, die den Körper überall berühren, um Autisten das Einschlafen leichter zu machen. Es gab so viel zu tun.

Autisten, stand in den Büchern, haben sensorische Störungen, ihre Sinne arbeiten anders, reagieren gestört oder zumindest nicht zuverlässig. Es gab Autisten, die berichteten, dass die Welt ihnen in einem Moment heil erschien, im nächsten schon konnte sie sich verfärben oder bewegen, der Boden sich wölben oder Dinge sich zusammenziehen, sich scheinbar annähern, entfernen oder erschreckend vergrößern. Ich dachte an Simon, der manchmal beim Spazierengehen scheinbar grundlos stehen blieb, auf den Boden starrte und schrie. Was sah er in diesem Augenblick? Tat sich der Untergrund vor ihm auf? Bebte für ihn die Erde? Spürte er mit einem Mal seine Beine nicht mehr?

Simon roch auch an allem, offenbar war sein Geruchssinn wichtiger als bei uns anderen Menschen. Er nahm, obwohl sieben Jahre alt, noch immer alles in den Mund. Einschließlich der Finger anderer Leute. Bis heute schnuppert er an neuen Bekannten. Wenn man nicht aufpasst, leckt er ihnen auch schon mal den Schweiß von der Stirn. Nur so, um zu kosten. Einmal, im Wartezimmer der Logopädin, ging er zu einem Mann, der stark vorgeneigt dasaß, und küsste ihn auf die Stirnglatze. Der reagierte nett: »He, so gut kennen wir uns noch nicht.«

Am eindeutigsten war, dass Simons Geschmackssinn unterentwickelt sein musste. Er isst gerne Senf blank, Salz teelöffelweise und liebt scharfe Speisen. Lange nagte er an Seifen. Und er hätte kein Problem damit, Kot zu probieren; zum Glück konnte ich erste Versuche in dieser Richtung erfolgreich abblocken. Ich hatte an die Mutter denken müssen, die in ihrem Buch beschrieben hatte, wie ihr autistischer Sohn die Heizkörper mit seinem Stuhlgang beschmierte, was unglaublich gestunken haben muss, und war daher in meiner Ablehnung ausnahmsweise sehr entschlossen. Entweder hat Simon das bemerkt und honoriert, oder er war eben doch nicht so kotinteressiert. Autisten sind verschieden.

Nicht alles, was ich las, war hilfreich. Die neurologischen Bücher zum Beispiel erklärten im Grunde mit viel wissenschaftlichem Aufwand nur, wie wenig man über Autismus wusste. Eine genetische Erkrankung, das war sicher. Man hatte aber bislang weder das Gen oder die Gene gefunden, die für den Defekt verantwortlich waren, noch hatte man – bis vor kurzem, wenn ich den neuesten Nachrichten aus England glauben darf – ein einheitliches Störungsbild im Gehirn identifiziert, so dass man aufgrund einer Computertomographie hätte sagen können: »Aha, sehen Sie das da und das und das? In der Summe eindeutig Autismus.« Man kann Autismus auch nicht wie andere Erbkrankheiten durch einen Gentest erkennen.

Die Erklärungsbrocken, die ich in den wissenschaftlichen Arbeiten fand, gab ich mit Vorliebe an andere Menschen weiter, ich redete von Extrapyramidalbahnen, Synapsen und Reparaturprozessen an defekten Genen, damit die Leute endlich mal etwas anderes sahen als ein ungezogenes Kind. Nämlich ein hochinteressantes neurologisches Forschungsproblem. Das tat der Umwelt ganz gut.

Die Ratgeber waren schon besser. Sie boten konkrete Handlungsanweisungen. Wir begannen, gebremst durch Müdigkeit, Erschöpfung und meine wesenseigene Schlampigkeit, aber immerhin, unseren Alltag besser zu strukturieren: auf Bilder als Mittel der Verständigung zu setzen, immergleiche Orte für bestimmte Dinge zu definieren, gleichförmige Abläufe zu schaffen. Im Badezimmer hingen jetzt laminierte Bilder, die zeigten, in welcher Folge man die »abendlichen Pflichten« zu erfüllen hatte: Zähne putzen, Hände waschen, Schlafanzug anziehen. Der komplexe Vorgang des Händewaschens wurde in einer Geschichte mit sieben Bildern erklärt: Wasser an, Hände nass, Seife nehmen, Hände reiben, abspülen, Wasser aus, abtrocknen. An allen Türchen und Schubladen klebte ein Bild des Inhalts: Malpapier, Murmeln, Bauklötze. Viele der Bildchen fand ich im Internet, andere schnitt ich aus Malbüchern aus oder kopierte sie aus Bilderbüchern. Laminiert wurde im Copyshop, wo ich zuletzt als Studentin gewesen war, erst, um stundenlang Lehrbücher zu kopieren, später dann, um meine Bewerbungsmappen zusammenzustellen. Jetzt bastelte ich wieder hier herum, inmitten viel jüngerer Gesichter. Simon saß auf der Ablage, um ihn herum surrende Maschinen und schwatzende Leute, und verlangte permanent nach Hause.

Außerdem hatte ich mir vorgenommen, klarer zu kommunizieren, also etwa Anweisungen in ihre einzelnen Bestandteile zu zerlegen. Das hieß zum Beispiel, nicht zu sagen: »Hol dein Buch.« Sondern: »Geh in dein Zimmer. Nimm dort dein Buch vom Tisch. Bring es her zu mir aufs Sofa.« Am Anfang war es besser, Simon dabei zu begleiten, mit ihm in sein Zimmer zu gehen und ihn vor Ort zu erinnern: »Was willst du hier?« – »Genau, das Buch vom Tisch.« – »Wo ist der Tisch?« – »Ja, da. Nun nimm das Buch.«

Darauf lief es hinaus: ständig an seiner Seite zu sein.

Ich lernte ihm zu untersagen, meine Hand zu packen und als Werkzeug zu benutzen, stattdessen aber auch die Dinge nicht für ihn zu erledigen, sondern sie allenfalls zu beginnen und ihn zu Ende führen zu lassen: das Öffnen von Schubladen, das Aufdrehen von Flaschen. Oder umgekehrt seine Hände zu ergreifen und ihm zu helfen, die Handgriffe auszuführen: seine wie leblose Hand um den Schneebesen zu schließen und nicht loszulassen, bis der Kartoffelbrei umgerührt war. Dann: Besen ablegen, zur Schublade gehen, aufziehen, einen Löffel herausnehmen, Löffel und Schüssel zum Tisch tragen, hinsetzen, essen.

Alles wurde geführt und geleitet, wieder und wieder. Später dann konnte er Teile des Vorgangs auch auf verbale Anweisung hin ausführen. Heute kann er sich seinen geliebten Kartoffelbrei fast alleine anrühren; ich mache nur das Wasser im Wasserkocher heiß und begleite ihn mit Nachfragen, wenn der Prozess stockt.

Sie finden das nicht überragend? Für uns ist es viel.

Und: Wir sprechen hier von Entwicklungen, die sich über Jahre hinzogen.

Es gibt ein Trainingsprogramm, genannt Teacch (Kürzel für: Treatment and Education of Autistic and related Communication-handicapped Children), das darauf abzielt, den gesamten Alltag auf diese Weise, mit Bildfolgen und immergleichen Abläufen, mit Tabletts, Körben und festgelegten Arbeitsflächen, bis zur letzten Bewegung hin durchzustrukturieren; ganze Schulen und Tagesstätten arbeiten damit, und durchaus erfolgreich. Es hilft Autisten, klarzukommen und letztlich irgendwann vielleicht die automatisierten Abläufe mit weniger oder gar keinen Hilfen und Anweisungen zu reproduzieren. Wir arbeiteten im Grunde zu Hause mit Elementen aus Teacch. Aber der Gedanken, dass mein ganzes Leben davon bestimmt sein könnte, ließ mich ehrlich gesagt erschauern. Immer alles auf genau dieselbe Weise zur minutengenau selben Zeit am selben Platz tun – das widersprach mir im tiefsten Inneren. Ich bin ein Mensch, der gerne mal schlampt, häufig improvisiert, mit dem Chaos durchaus liebäugelt, aus Überzeugung alle fünfe gerade sein lässt und die Ausnahme weit mehr schätzt als die Regel. Ich bin auch nicht streng, eher verständnisvoll, und dem Kommandoton durchaus abgeneigt. Alles Verhandlungssache, das ist schon eher mein Stil. Für Autisten taugt das alles natürlich wenig. Mein Freund, der uns erst ein Jahr kennt und alles noch von außen betrachten kann, sagt heute, ich wäre keine gute Autistenmutter.

Ich gestehe, es fiel mir schwer, mich für Simon umzustellen, und ich habe es auch nicht so weit getan, wie ich es vielleicht hätte tun sollen. »Sie sind die Mutter«, sagten die Therapeuten beruhigenderweise, »nicht die Therapeutin. Sie haben die Langstrecke. Sie dürfen nicht mehr tun, als Sie über die gesamte Zeit zu tragen vermögen.«

Ich habe es gerne gehört und als Entschuldigung angeführt. Zu gerne vielleicht. Ich wusste nie wirklich sicher, ob dieses Argument mein Recht darauf begründete, ich selbst zu sein, oder ob es nur eine gute Ausrede war für meine Faulheit. Ich weiß es bis heute nicht. Die Angst und das schlechte Gewissen, nicht genug zu fördern, nicht genug zu erziehen, einfach überhaupt und insgesamt nicht genug zu tun – sie waren und sind mein ständiger Begleiter.

Manchmal waren die Bücher widersprüchlich. So empfahlen die einen Ratgeber zum Beispiel, unbedingt Blickkontakt einzufordern, ehe man mit dem Kind sprach. Es sei nötig, dass es das lerne, weil es eine Grundbedingung menschlicher Kommunikation und gemeinsamen Handelns sei. Ein anderer Autor gab zu bedenken, dass bei vielen Autisten aufgrund ihrer Wahrnehmungsstörungen die anderen Sinneskanäle blockierten, wenn man sie zum Hinsehen zwang. Das Schauen beschäftige und überfordere sie so, dass Hören und anschließend auf das Gehörte zu reagieren gar nicht mehr möglich sei.

Simon löste das Hinschauen-Sollen auf seine Weise. Wenn ich ihn ermahnte, mich oder eine Sache anzusehen, ging er ganz nahe heran, zum Beispiel an mein Gesicht, und riss seine ohnehin schon so großen blauen Kugelaugen noch weiter auf. Simon demonstrierte ›Schauen‹, er spielte es mir vor. Natürlich nahm er dabei noch weniger wahr, als wenn er die Dinge wie üblich nur aus den Augenwinkeln flüchtig streifte. Wie prekär das war, wurde mir im Straßenverkehr bewusst, wo er an jeder Straße auf mein Kommando hin erst nach links, dann nach rechts, dann wieder nach links schaute. (Wissen Sie, wie viele Straßen man im Laufe der Jahre überquert? Und wie oft wir diese Szene also durchspielten? Immer mit dem Wissen im Nacken, dass man für Autisten alles stets gleichförmig durchführen muss? Keine Ausnahmen, kein Nachlassen. Keine Hoffnung auf einen schnellen Erfolg und immer bedroht vom Rückfall, wenn man das Gelernte nicht weiter und weiter pflegte.) Simon drehte brav den Kopf, die Augen so weit aufgerissen, wie es anatomisch irgend möglich war. Damit war er so beschäftigt, dass mir völlig klar war: Er konnte gar nicht auch noch auf Autos, Radfahrer oder etwas anderes achten. Es blieb so viel zu tun.

Am wertvollsten waren für mich die Erlebnisberichte von Autisten. Endlich, endlich einmal war eine Stimme zu hören von jemandem, der mit Simon zumindest ein klein wenig gemeinsam hatte. Manche erzählten einfach staunenswerte Geschichten. Da ist die von der berühmt gewordenen Autistin Temple Grandin, die Professorin für Verhaltensforschung wurde und aus dem Gerät, das sie als Pubertierende entwickelte, um sich hineinzuquetschen und durch die Ganzkörperberührung ihre überbordenden Aggressionen zu bewältigen, eine Vorrichtung entwickelte, die heute weltweit eingesetzt wird, um Rinder beim Transport zum Schlachthof zu beruhigen. Die Tiere werden damit beim Ein- und Ausladen gelenkt; sie haben weniger Angst, und das Fleisch ist dadurch nicht so stark mit Stresshormonen belastet.

Eine andere Autistin, Dawn Prince-Hughes – ebenfalls Hochschullehrerin für Verhaltensforschung –, erzählt, wie die Beobachtung von Gorillas im Zoo sie, die damals fast auf der Straße lebte und gesellschaftlich abzustürzen drohte, dazu brachte, menschliches soziales Verhalten überhaupt wahrzunehmen und zu begreifen. An den Affen hat sie erst gelernt, Mensch zu sein. Ihre Beobachtungen über diese Tiere sind ebenso ergreifend wie die über sich selbst.

Oder die Geschichte jener Autistin, die, wenn etwa Polizisten auf dem Bahnhof ihren Ausweis kontrollieren wollen, total ausflippt, so dass mehrere Mann sie nicht halten können und sie so außer sich ist, dass sie nicht mehr sprechen kann und die deshalb einen laminierten Zettel mit sich führt, auf dem steht, wer und was sie ist und dass sie keine Psychopharmaka bekommen darf. Im normalen Leben ist sie Linsenschleiferin mit einer so ruhigen Hand, dass man ihr Arbeiten anvertraut, für die Maschinen nicht präzise genug arbeiten. »Äpfel, Sterne, rundes Glas« heißt ihre Lebensgeschichte.

Am erhellendsten waren die Bücher von Dietmar Zöller, der so anschaulich beschreibt, wie schwer es ihm fällt, den eigenen Körper wahrzunehmen, und wie viele seiner Verhaltensweisen daraus resultieren, dass er versucht, sich überhaupt zu spüren. Wie Arme und Beine zum Beispiel als taube, schlaffe Anhängsel erlebt werden, die erst allmählich Gefühl und Funktion bekommen, jedoch niemals ohne Hilfe von außen. Das ermutigte mich, die Zärtlichkeiten mit Simon auszubauen, ihn zu massieren, zu drücken, mal fest, mal leicht, ihn zu kitzeln. Oft war das, verbunden mit dem Austausch monotoner Gesänge, mein einziger Zugang zu meinem Kind. Ich saß da mit ihm und streichelte ihn, froh, ihn wenigstens körperlich berühren zu dürfen.

In jedem Buch stieß ich auf Sätze und Szenen, die mich tief beeindruckt haben und mir bis heute nicht aus dem Kopf gehen. Sie sind für mich ein Teil unserer Geschichte geworden, weil sie etwas davon einfangen, widerspiegeln, eine Frage beantworten oder mich einfach berühren. Manche davon brachten etwas in mir zum Klingen, obwohl das Geschilderte uns noch gar nicht betraf – so als ahnte ich schon, was auf uns zukäme, was ich später würde begreifen, gebrauchen, zu einem Teil unserer Geschichte machen können.

Etwa der Bericht eines Vaters, Charles Hart, der ein Buch über seinen Sohn Ted schrieb, das auch so heißt: »Ted«. Es ist eine Besonderheit schon deshalb, weil es meist die Mütter sind, die schreiben, wie sie es ja auch meist sind, die die Hauptlast im Zusammenleben mit dem Kind tragen. Er erschien mir anfangs kühl und viel zu distanziert, wuchs mir dann mit der Lektüre aber immer mehr ans Herz. Er war der Erste, der so ehrlich war zuzugeben, dass seine spontane Reaktion auf die Diagnose war: Ich nehme mein Kind in den Arm und springe mit ihm von der Fähre in den Tod. Diesen Gedanken kannte ich, die Utopie des gemeinsamen Sterbens. Weil man es im Leben mit dem Kind nicht aushält, es aber andererseits auch nicht los- und im Stich lassen kann. Also stirbt man eben zusammen, hält es fest und behütend im Arm und erlöst sich selbst dabei. Bis heute ist das eine schwarze Utopie für mich, die in der Ferne sanft schimmert und ihre Anziehungskraft nie völlig verloren hat.

Für mich kam diese »Lösung« bisher nicht in Frage, weil ich noch ein zweites Kind habe, das ich ebenfalls nicht alleinlassen kann. Einen Suizid, das ist mir immer bewusst, kann ich Jonathan nicht antun, nicht auch noch. Ich muss aushalten, um beider Kinder willen. Wenn es auch über lange Strecken zu meinen liebsten Gedanken gehört, dass der Ausweg der Selbsttötung da ist wie eine Tür, durch die man bei Belieben gehen kann. Wenn der eine achtzehn ist vielleicht, der andere sicher in einem Heim, dachte ich bei mir. Wenn einen keiner mehr braucht. Wenn man niemanden mehr zerstört mit der Entscheidung, nur noch sich selbst.

Und wäre es nicht wie ein endliches Aufhören, Ausatmen, Schlafenlegen?

Derselbe Vater schilderte in seinem Buch, wie sie sich als Familie so an ihr Unglück gewöhnt hatten, dass sie erst bei einem Urlaub mit Freunden bemerkten, wie anders sie waren. Zum Beispiel war es bei ihnen verboten, spontan laut zu lachen, weil das den autistischen Sohn erschreckte und aufregte. Im Spiegel des Befremdens der anderen erkannten sie, um wie viel sie sich Tag für Tag brachten; schweren Herzens gaben sie den Jungen kurz darauf in ein Heim. Er war offenbar eine andere Art Autist als mein Sohn, der jede Nacht bis zu seinem zehnten Geburtstag an meinen Körper gepresst einschlief und der es bis heute phasenweise kaum erträgt, wenn ich einmal den Raum verlasse. Denn Ted reagierte auf die fremde Umgebung nur mit der Frage: »Wohne ich jetzt hier?« Der Vater bejahte, und das war alles.

So etwas zu lesen lässt mich mit gemischten Gefühlen

zurück. Ich frage mich dann, ob mein Glaube an die Liebe meines Sohnes eine Illusion ist. Und das tut weh. All die Mühe, und dann so viel Kälte. Es tut auch schon weh zu denken, dass dieser Junge sehr wohl Empfindungen hat, dass er seine Eltern vermissen wird, ihm vieles fehlen mag, dass er es aber nicht ausdrücken kann. Trotzdem: Neben all dem Schmerz ist da eine kleine, verbotene, vielleicht verlogene Hoffnung, aber sie ist da und sie flüstert: »Warum kann es bei uns nicht so einfach sein?«

Meinen Vater, der das Buch ebenfalls las, beeindruckte eine andere Stelle: Der Junge hatte gelernt, seine Wäsche selbst zu machen. Waschmaschine, Trockner, zusammenfalten, in die Schublade legen, das war der Ablauf. Es funktionierte, bis der Vater eines Tages entdeckte, dass die gesamte, schön gefaltete Wäsche in der Kommode seines Sohnes klatschnass war. Der Trockner war kaputt, wie sich herausstellte. Der Sohn hatte seine Routine deshalb nicht verändert; Autisten können das nicht. Sie folgen strikt dem Schema und stehen geänderten Bedingungen hilflos gegenüber. Die Stelle fiel mir wieder ein, als Simon später mal in der Schule Probleme mit der Toilette bekam. Seine Routine war es, das Pissoir im Vorraum zu benutzen. Als dieses eines Tages ohne Vorwarnung abgeschraubt worden war, wollte er erst die Toilette wieder verlassen, wurde aber von seiner ahnungslosen Schulbegleiterin wieder zurückgeschickt, er solle sein Geschäft erledigen. In seiner Not, unfähig, die Routine umzustellen, auf die er geprägt war, pinkelte er an derselben Stelle, an der das Urinal vorher war, an die Wand. Als ich es erfuhr, erkannte ich es als so typisch autistisch, dass ich nicht wusste, ob ich lachen oder weinen sollte.

Als Simon dann begann, wegzulaufen, kam mir eine dritte Schilderung über Ted wieder in den Sinn: Der Junge hatte seinen Kopf gegen eine Glasscheibe geschlagen, und der

Vater hatte ihn in die Notaufnahme gebracht mit der Bitte, niemand dort solle Aufhebens von der Sache machen oder Mitgefühl zeigen. Die Versorgung solle rein sachlich und kühl erledigt werden. Der Mann erschien den Krankenschwestern und Ärzten als herzloses Monster. Dabei war es lediglich so, dass er wusste: Für seinen Sohn war dieses Verhalten der Versuch, etwas durchzusetzen. Würde man ihn mit Aufmerksamkeit und Zuwendung belohnen, würde er es als erfolgreiches Verhalten einstufen und folglich in sein Repertoire aufnehmen. »Wenn Sie nicht wollen, dass wir künftig jede Woche hierherkommen«, sagte der Vater, »halten Sie sich bitte an meine Anweisungen.«

So viel Selbstbeherrschung, so wenig Spontaneität, es war ein seltsames, ein trauriges Elternsein, dachte ich, als ich es las. Dann hatte ich den dritten Polizeieinsatz in Folge, um mein weggelaufenes Kind wiederzufinden. Als er spätabends im Wald endlich aufgegriffen wurde, sagte er: »Da war ich eine Stunde der Größte.« Da fiel mir Ted ein, und ich dachte, ich hätte den Polizisten sagen sollen, sie sollten sachlich und streng mit ihm sein, kein Aufhebens machen, keine weitere Beachtung schenken, wenn sie nicht wollten, dass wir sie jetzt jedes Wochenende riefen.

Sogar zur Literatur fand ich zurück bei meiner Suche nach Erfahrungsberichten. Der englische Romancier Nick Hornby etwa hat ein autistisches Kind. Ich weiß das aus seinem Vorwort zu dem Buch einer britischen Journalistin, die gleich zwei autistische Söhne hat. Zwei! Hornby schreibt neben den Problemen auch von der Chance, mit einem autistischen Kind einen wunderbar wilden Anarchismus zu erleben, der einem intensive Momente bescheren kann. Etwa, wenn er mitten in der Nacht, bei Kälte und Regen, seinen Sohn nackt auf dem Trampolin im Garten springen sieht. Er bittet, ihn nicht falsch zu verstehen, natürlich bringe er das Kind zurück ins Haus und rubbele es trocken, ehe es sich den Tod hole. Aber er spüre auch die seltsame Schönheit dieses Augenblicks.

Ich wusste sofort, wovon er sprach. Auch mein Sohn entwickelte in seiner kompromisslosen Andersartigkeit solche Momente der Schönheit, die man wahrnehmen konnte, wenn man die bürgerlichen Maßstäbe des Normalen, Schicklichen und Richtigen mal beiseiteließ. Auch er sprang leidenschaftlich und hingegeben, wenn er auf dem Trampolin war, mit geheimnisvoll anmutenden Handbewegungen und einer scheinbaren Hemmungslosigkeit – ich sage scheinbar, weil er nie einen Unfall hatte und auch niemals etwas riskierte –, der man stundenlang zusehen konnte. Ich gestehe, die nächtliche Trampolinszene Hornbys gestohlen zu haben für meinen Krimi »Gestorben wird immer«, in dem die Hauptfigur einen autistischen Cousin hat. Es war das erste Mal, dass ich mich auf literarischem Wege an das Thema heranwagte. Aber das kam viel, viel später. Jahrelang war das Thema zu schmerzhaft, war ich zu sehr mit dem Löschen des brennenden Topfes beschäftigt, um darüber auch noch schreiben zu können. Außerdem war ich froh, in der wenigen Zeit, die mir ohne Simon blieb, nicht auch noch mit Autismus zu tun zu haben.

Das Buch, zu dem Hornby das Vorwort schrieb, heißt »Sam, George und ein ganz normaler Montag«. Die Verfasserin, Charlotte Moore, hat drei Söhne, von denen die älteren beiden autistisch sind. Als ich es gelesen hatte, fragte ich mich, wie ich noch mit Anstand über das Leben mit nur *einem* Autisten jammern konnte. Moore beschreibt ein Leben, das völlig von Autismus bestimmt ist. Sei es, dass sie dem einen Sohn, der nicht erwachsen werden will und deshalb Nahrung verweigert, das Essen nur nach kreativer Vorarbeit unterjubeln kann. Sei es, dass die Abende und Nächte

155

ganz im Zeichen der seltsamen Schlafgewohnheiten des anderen stehen. Die Mutter verbringt sie zum Teil auf einer Couch, die zwischen den Betten ihrer autistischen Söhne steht, weil das gemeinsame Einschlafen der beste Weg ist, ihnen klarzumachen, dass der Tag vorbei ist. Ihren gesunden Sohn hat sie derweil eingesperrt, damit er vor Überfällen seiner hyperaktiven Brüder sicher ist. Später wechselt sie ins eigene Bett, für ein paar ruhige Stunden, ehe wieder einer oder gleich alle beide zu ihr kriechen und der Schlaf zur Patchwork-Veranstaltung verkommt. Wie gut kannte ich immerhin das! Ob mein eigenes Leben auch so fest im Korsett des Autismus saß, vermochte ich weder zu sehen noch zu sagen. Es musste jemand von außen kommen, um es mir zu demonstrieren.

Aus Moores Buch stammt auch die Geschichte mit dem Kanister Olivenöl, den einer ihrer autistischen Söhne in der ganzen Küche verschüttete. Sie stimmte mich jahrelang dankbar, weil mir so etwas noch nicht widerfahren war. Bis Simon mit etwa zehn Jahren zu »kochen« begann und ich eines Morgens die ganze, wirklich die ganze Küche mit Ketchup aus der Spritzflasche verziert vorfand. Und ich meine die ganze Küche: Hängeschränke, Arbeitsplatte, Ablagen, Türen und Boden, auch die Obstschale war nicht verschont geblieben, ebenso wenig der Mixer, die Brotkörbe und was sonst noch so in einer Küche herumsteht, inklusive der gekachelten Wände und des Fensters. Ich putzte beinahe zwei Stunden, das Zeug klebte widerlich. Heute ist das eine witzige Geschichte, aber damals, an jenem frühen Morgen so gegen fünf, stand ich nur fassungslos blinzelnd vor der Bescherung. Von da an hatte auch ich Schlösser an allen Küchenschränken, ganz so wie die leidgeprüfte Mrs Moore es beschrieb. Wie wunderbar englisch-gleichmütig sie es schrieb. Um dieses Gleichmaß ringe ich noch.

Aus dem Buch über Sam und George stammt auch ein Satz, der mich oft beschäftigt, weil er einen der Pole des schwankenden Bildes ausmacht, das ich von Simon habe. Die Autorin sagt, ihre Kinder seien keine normalen Jungs, gefangen in einem behinderten Körper. Sie seien »durch und durch autistisch«. Was Charlotte Moore damit meint, kann am besten ein weiterer Schriftsteller erklären, Jean Vautrin, einer meiner französischen Lieblingskrimiautoren, der mit »Haarscharf am Leben« einen Roman über seine vom Autismus versehrte Familie schrieb. Der autistische Sohn stand immer mit dem Rücken an die Wand gepresst und schrie, weil er, was keiner wusste, sich einbildete, der gesamte Boden des Zimmers vor ihm sei mit Hühnern bedeckt. Mit vierzehn Jahren begann er endlich zu sprechen und sich der Umwelt mitzuteilen; mit so einem Fortschritt hatte niemand mehr gerechnet, es war ein Wunder. Sein erster Satz lautete: »Diese verdammten Hühner.«

Autisten, das meinte die Autorin mit »durch und durch autistisch«, sind nicht nur durch ihre defekten Synapsen daran gehindert, sich auszudrücken. Sie nehmen die Welt wegen ihrer falsch gepolten Sinne nicht nur anders wahr, sie denken auch grundsätzlich anders. Der positive Schluss, den sie daraus zog: Man soll sie hinnehmen, wie sie sind. Und man soll sich, auch wenn sie das nicht ganz so deutlich sagt, nicht kaputtmachen bei dem Versuch, sie zu verstehen und zu retten. Denn das kann nicht gelingen. Man kann Charlotte Moore nun wirklich nicht vorwerfen, dass sie sich nicht für ihre Jungs engagiert, das Gegenteil ist der Fall. Aber ich kenne das auch, dieses tiefe Misstrauen gegen diese gar nicht so seltenen Bücher mit wunderbaren Klappentexten, in denen Sätze wie diese stehen: »Wie der löwenhafte Kampf einer Mutter die Mauern durchbrach.« – »Wie der unbeirrbare Glaube das Kind wieder zum Lachen

brachte, der selbstlose Einsatz es ins Leben zurückholte.« –
»Wie die Kraft der Liebe es am Ende heilte.«

Heilte? So weh es tut, aber am Ende, nach schmerzhafter
Lektüre all dieser Berichte, bleibt die Erkenntnis, dass all
diejenigen, die geheilt wurden, nach heutigem Erkenntnis-
stand einfach keine Autisten waren. Es waren Kinder mit
schweren Allergien, die autistoide Verhaltensweisen auslösten. Ich selbst meide jedes Buch, auf dem das Wort »geheilt«
auch nur im Kleingedruckten steht, inzwischen wie die Pest.
Es tut zu weh.

Löwenmut, Glaube, Liebe, Einsatz – das werden Sie alles
zur Genüge brauchen. Aber heilen werden Sie Ihr Kind damit nicht. Sie sind Sisyphus, nicht Jesus.

»Durch und durch autistisch«: Ob ich das von Simon
auch glaube? Ja und nein. Es ist ja klar, dass ein Hirn, das
mit so anderen Sinneswahrnehmungen gefüttert wird, zu
anderen Schlüssen kommt als das unsere. Ich stimme Moore
zu: Man sollte sie akzeptieren, wie sie sind. Sie deuten, sie
ganz verstehen zu wollen, ist ein zum Scheitern verurteiltes
Verlangen; diese bittere Erkenntnis bereitet immer wieder
Schmerz, denn es tut weh zu wissen, dass man sein Kind nie
ganz erreichen wird. Ja, das man nicht einmal ein verläss-
liches Bild davon wird gewinnen können, was und wer er
in Wahrheit ist. Die ständigen Interpretationen, mit denen
man sie notgedrungen überzieht, bieten nichts als schwan-
kende und oszillierende Bilder. Es muss wohltuend sein, sich
auf eine solche Erkenntnis zurückziehen zu können: durch
und durch autistisch. Ich habe es noch nicht geschafft.

Weh tut dabei auch, daran zu denken, dass das eigene
Kind trotz aller Mühen, die man auf sich nimmt, in dieser Welt nie ankommen und glücklich werden kann. Der
Gedanke, dass Simon als Erwachsener seinen Platz nicht
finden wird und vielleicht in irgendeiner Einrichtung endet,

wo man ihn mit Psychopharmaka ruhigstellt, weil man sich anders nicht zu helfen weiß oder weil man die Betreuung einfach nicht bieten kann, die er bräuchte, und dass ich das nicht verhindern kann, weil ich alt bin und mir die Kraft fehlt – dieser Gedanke ist so hart, dass ich ihn ganz, ganz tief vergraben muss, damit er mich nicht frisst. Lieber verdrängen und die kleinen, täglichen Schritte gehen, und seien sie noch so mühsam. Nach dem schlechten Tag kommt ja doch immer ein guter, nach der schweren Nacht eine, die ich durchschlafen kann, weil Simons Vater übernimmt, und nach der ich mir ein gutes Frühstück gönne oder einen Rosenstrauß von der Supermarktkasse. Ein Tag, an dem es mit der Arbeit vorangeht, eines meiner Bücher eine gute Rezension erhält oder ich den lobenden Anruf eines Kollegen. Ein Tag, an dem Simon lachend nach Hause kommt und vor Freude über die Pizza im Ofen mit den Armen wedelt und dann fröhlich an seine Playstation verschwindet, um später beim Spazierengehen den Arm um mich zu legen und mich ganz eindringlich anzusehen, so dass ich ihn einfach drücken muss. Solche Tage kommen immer mal wieder, sie geben mir Kraft, weiterzumachen, eine andere Alternative habe ich ohnehin nicht. In zynischen Momenten sage ich mir dann, die Ratten, die Kakerlaken und ich – wir überleben alles.

Natürlich wäre es tröstlich, denken zu können, dass Simon so ganz und gar anders ist, dass er sein Unglück gar nicht begreift. Aber meist nehme ich meinen Sohn wahr als einen Menschen, ein Kind, das in ohnmächtigem Zorn gefangen ist in einem Körper, der ihm nicht gehorcht und ihm nicht erlaubt, sich als das denkende und fühlende Individuum zu zeigen, das er ist. Als jemanden, der Sätze äußern kann wie: »Ich bin zornig, weil Jonathan ist normal.« Oder der – sehr viel später – auf sein Buchstabenbrett tippte, was er von der Todesstrafe hält: »Ich bin dagegen, weil jeder am Gefängnis genug hat.« Der mir sagen kann: »Ich liebe dich nicht, aber ich möchte es mal können.« Oder der mir, nach einem Wutanfall befragt, entgegnet: »Ich will meine Gefühle nicht erkunden.«

Das sind doch erstaunlich klare Aussagen, sollte man meinen. Von einem Individuum stammend, das diese Welt durchaus mit uns teilt, das Gefühle hat, einen Willen und jedes Recht, sich zu verweigern. Ich gebe zu, diese Momente der Verständigung sind selten, häufiger fallen Sätze wie »Du hast es mir weggegessen«, in Abwesenheit jeglicher Lebensmittel, versteht sich. Oder: »Ich will einen Hasen.« Wahlweise auch: »Sie gehen zu den Mädchen, weil es regnet.« Okay. Aber das ist eben nur die eine Seite.

Die andere ist: Natürlich zieht es Autisten nicht immer in unsere Welt. Wozu auch? Warum sollten sie die riesige Anstrengung auf sich nehmen? Warum gegen die Sonnenstürme in ihren Synapsen angehen, warum dem überwältigenden Ansturm der optischen und akustischen Reize standhalten, warum sich konzentrieren und den Verführungen der Muster widerstehen, die das Spiel des Lichts auf den Bodenfliesen entfaltet? Nur, um dann in unserer Welt defizitär und behindert zu sein? So sie es überhaupt können: Lohnt sich das für sie?

Wir rufen: Ja, ja! Denn dann musst du nicht ins Heim, dann kannst du in eine offene Wohngruppe, kannst freier und selbstbestimmter leben. Niemand wird dich mehr verachten, niemand dich mit Medikamenten ruhigstellen!

Aber wissen wir, wie groß die Anstrengung ist und wie groß die Angst vor dem Scheitern?

Mein Leben als Hobby

»Was du nicht kannst ist
Mehrere
Mehrere Leben führ'n.
Auf mehrere
Mehrere Schiffe geh'n.
Das schenkt uns die treue Realität.
Und der Rest
Der Rest
Ist Hobby.«

Der Text stammt aus einem Lied von Peter Licht, und mir scheint, er beschreibt mein Leben als Mutter eines Autisten ganz gut. Ich fahre auf dem Autismus-Dampfer, auch wenn da andere, verführerischere Schiffe im Hafen liegen. Und etwas, das die Bezeichnung *»Mein Leben«* verdient hätte, konnte tatsächlich nur stattfinden als Hobby, wenn wirklich gar nichts anderes mehr anlag.

Es waren in der Tat schöne Schiffe, da draußen, auf den fernen Meeren. Eines trug die Bezeichnung: »erfüllte Paarbeziehung«. Schwamm drüber. Wir leisteten Schichtarbeit an unserem Kind, gemeinsame Aktivitäten gab es nicht mehr. Mein Körper war jahrelang das Areal, auf dem Simon lebte, nachts tat er es noch immer. Mein Körper wurde dicker, kränklich und war schlechter angezogen als früher. Er war ein Gebrauchsgegenstand für Autisten. Wenn ich mir auch oft gewünscht hätte, da wäre jemand, der ihn anders zu benutzen wusste, so hatte das doch jahrelang keine Priorität.

Dann gab es da noch die Yacht mit dem Namen »Schriftstellerdasein«. Ich war berufstätig, musste es sein, wenn wir das Haus behalten wollten. Und wollte es auch sein. Ich hätte das nicht überlebt, wenn ich mich nicht einen kleinen Teil des Tages mit ganz anderen Dingen hätte beschäftigen dürfen, nicht mit Kindern, nicht mit Autismus, nicht mit dem ganzen Alltagskram. Ich schrieb Krimis und historische Romane, tauchte in Welten ein, die zu konstruieren meine ganze Konzentration forderte, die mich beglückten, wenn sie zu leben begannen und die mich ablenkten von dem, was mich danach erwartete.

Aber Schriftstellerei ist ja so flexibel. Sie wird zu Hause ausgeübt und kennt keine festen Arbeitszeiten, nur Abgabetermine, die meist in weiter Ferne liegen. Was lässt sich da nicht alles nebenbei erledigen. Das Zu-Hause-Arbeiten ist ein offenes Tor für jede Form der Selbsthintansetzung und Selbstausbeutung. Kein Zusatztermin in der Schule, beim Amt, bei den Therapeuten, den man nicht noch unterbrächte. Am Ende arbeitet man zur Not halt nachts.

Ich glaube, die Außenwelt hat mein Schreiben oft für eine Orchideenbeschäftigung gehalten. »Was sind Sie, Schriftstellerin? Ach so.« Ein wissendes Lächeln. Man dachte wohl im ersten Moment an im Selbstverlag herausgebrachte Lyrik. Für viele war es reine Selbstbespiegelung, eine kleine Eitelkeit, ohne die Zwänge eines tatsächlichen Berufes und ohne großen ökonomischen Wert. Kein Schaden also, wenn ich dafür keine Zeit mehr fand. Beim ersten Termin in einer Beratungsstelle für Autismus sagte der Berater, nachdem er meinen Beruf erfragt hatte, lapidar: »Das sollten Sie die nächsten zehn Jahre mal zurückstellen. Sie haben jetzt andere Aufgaben.« Da schnappe ich nach Luft. Ein Satz – und das eigene Leben ist fortgewischt.

Aber wie gesagt, pekuniär und emotional war es notwendig. Das Schreiben also behielt ich bei, irgendwie. Nach wie vor entstanden, egal unter welchen Bedingungen, zwei Manuskripte pro Jahr. Nur: Schriftstellerei ist nicht nur Schreiben. Man sollte seine Zeit nicht bloß einsam am Schreibtisch verbringen, wie ich das überwiegend tat, sondern auch auf Lesungen und Symposien gehen, bei Preisverleihungen, bei Festen, in Verbänden und an Stammtischen anwesend sein, im Austausch stehen mit Verlegern, Kulturreferenten, Pressemenschen und anderen wichtigen Kontaktleuten. Präsent sollte man sein, vor allem im Kulturleben vor Ort, nützliche Verbindungen aufbauen und pflegen, mitmischen, sich äußern, eine öffentliche Existenz besitzen, denn ohne Öffentlichkeit findet ein Autor keine Leser.

Man könnte das alles sogar durchaus genießen, sich mit Gleichgesinnten austauschen und tummeln, einfach so zum Spaß, weil man ist, was man ist: ein Autor. Etwa beim Jahrestreffen der Schriftstellervereinigung Quo Vadis, in der die Autoren historischer Romane organisiert sind. Dort hatte ich Freunde und Freude an der Arbeit, so sehr, dass ich es sogar auf mich nahm, ein Sprecheramt auszuüben und eines dieser Treffen selbst zu organisieren. Nur ein Jahr lang allerdings, dann war klar, dass dieses Engagement das Quäntchen zu viel in meinem Alltag sein würde, das ihn unerträglich machte.

Das Schriftstellersein wirklich zu leben war allerdings ein frivoler Gedanke, wenn man für jede aushäusige Aktivität einen Babysitter brauchte. Wofür, aufgrund der Problematik des Schützlings, nur der Partner in Frage kam oder die Eltern. Jede Freiheit, jeder Ausgang ging und geht auf Kosten anderer, die ohnehin schon schwer belastet sind. Und da ich weiß, wie hoch die Kosten sind, bringe ich es selten über mich, sie einzufordern. Wenn ich morgens manchmal sagte, ich könne heute wirklich nicht aufstehen, ich sei zu krank, stand mein damaliger Mann jedes Mal völlig aus dem Takt gebracht in der Tür meines Zimmers – er selbst schlief schon lange ein Stockwerk tiefer, um nachts ungestört zu sein, denn er musste ja ins Büro. Dann starrte er auf den Boden, um schließlich zu knurren: »Scheiße« und missmutig hinunterzustapfen und die Kids alleine schulfertig zu machen. Ich hörte schon an der Art des Geschirrklapperns und der Kommandos, wie ungut die Stimmung da unten war. Postwendend begann ich mich zu fragen, ob ich auch wirklich krank genug sei, um das zu verantworten. Meist raffte ich mich dann doch auf, kam nach und machte wenigstens die Pausenbrote. Wenn man dann merkt, dass man stehen kann, macht man auch weiter. Ich fragte mich ja selbst, ob ich nun wirklich krank war oder einfach nur seelisch angeschlagen. Psychosomatisch, dachte ich mir, gilt nicht.

Wenn man diese Szenen kennt, nimmt man die Aufforderungen, sich abendliche Auszeiten zu nehmen, auch nicht mehr allzu ernst. Jedenfalls macht man sich nicht leichtherzig auf, um auf Kosten anderer einer Debatte über die aktuelle Literatur in Franken beizuwohnen.

Zum Druck von außen – »Sie haben jetzt andere Pflichten« – kam somit der Druck, den ich mir selbst machte. Weil ich wusste, dass zu Hause durchaus nicht alles rund lief, und ich nur schwer den Kopf frei bekam. Ich denke da an die Emeritierungsfeier für den Zweitkorrektor meiner Doktorarbeit, die mit einem Mini-Symposium inklusive Mittagessen begangen wurde. Ich machte den Fehler, nach dem zweiten Vortrag mal zu Hause anzurufen, um zu fragen, wie es geht. Was ich hörte, war Simons Geschrei im Hintergrund und die leicht kippelige Stimme meines Mannes, der meinte, es wäre besser, ich käme bald heim. Was ich dann tat.

Bald ging ich nur noch aus, wenn es fürs berufliche Überleben zwingend notwendig war. Auch dann ließ mich meine häusliche Situation nie wirklich los. Ich erinnere mich noch gut an einen Fototermin in Frankfurt anlässlich des Erscheinens meines neuen Romans; das Shooting fiel in die Zeit der Diagnosefindung, Simons letzter IQ-Test war bewältigt, und wir warteten auf ein Gespräch mit den Leuten von der Frühförderung. Ich redete viel zwischen den Schnappschüssen – aufgefordert und herausgefordert vom Fotografen, der mich locker bekommen wollte. Ich redete und redete: von Simon, Simon und noch mal Simon. Es war einfach nichts anderes in meinem Kopf, meine Gedanken rotierten darum und nur darum. Ich muss den Leuten sehr seltsam vorgekommen sein.

Tat ich das einmal nicht und parlierte nach einer Lesung oder irgendeiner anderen Veranstaltung einfach nur über die üblichen kulturellen Themen, kam ich mir selbst schon wunderlich vor, wie jemand, der ein Doppelleben führt und seine eigentliche Existenz verschweigt. Jedenfalls nicht wie jemand, der hier dazugehörte. Ich hatte das dringende Gefühl, zurück auf mein Schiff zu müssen.

Irgendwann war ich bei öffentlichen Ereignissen gar nicht mehr zu finden. Ich war ja auch immer so müde, so über körperliche Müdigkeit hinausgehend umfassend erschöpft und fühlte mich so abgeschabt, überfordert und zitterig, dass ich mir den Auftritt in der Öffentlichkeit einfach nicht mehr zutraute. Ohnehin war ich nie ein Matador im Umgang mit der Menge gewesen, kein begnadeter Selbstvermarkter. Solche Talente konnte ich an anderen nur bewundern. Jetzt aber hatte ich schon Mühe, morgens noch regelmäßig zu duschen und nicht zusammenzuzucken, wenn das Telefon klingelte und die Welt offenbar irgendetwas von mir wollte. Noch etwas von mir wollte. Einfach viel zu viel wollte.

Ich wachte morgens wie gerädert auf, manchmal hatte ich Wortfindungsstörungen. Ich laborierte viel mit irgendwelchen vagen Infektionserkrankungen herum, mit Kopfschmerzen, Mattigkeit, Schwindel, häufigen Blasenentzündungen, mal einem neuen Hörsturz, mal einem Bandscheibenvorfall. Immer wieder klappte ich zusammen, einmal bei einem Spaziergang, wo mir ein plötzlicher Schwindelanfall das Gehen und Stehen unmöglich machte. Die Kinder und ich, wir konnten nicht weiter. Ich bat Jonathan, auf seinen kleinen Bruder aufzupassen, damit er nicht in die nahen Fischteiche fiel, und Wanderer, per Handy meinen Mann aus dem Büro zu rufen, der uns einsammeln kam. Meine Mutter brachte mich später zum Arzt, der meinte, diese Mütter, die würden eben immer weitermachen und nie ihre Infekte auskurieren.

Ein andermal brach ich auf einem steilen Straßenstück beim Fahrradschieben ohnmächtig zusammen und wachte mit dem Gesicht auf dem Asphalt wieder auf, mein stummes Autistenkind noch immer neben mir. Ein Anwohner, zu dessen Haustür ich kroch, fuhr uns die restlichen 800 Meter nach Hause. Dann wieder rief ich nachts den Notarzt, weil ich die Ohrenschmerzen nicht mehr ertrug. Er konstatierte neben der Nebenhöhlenentzündung noch eine unentdeckte heftige Bronchitis; ich verdämmerte die Nacht, herrlich von Schmerzmitteln umnebelt, auf dem Teppich im Wohnzimmer. Meine Familie bekam nichts mit; wenn endlich einmal alle schliefen, wagte ich nicht, jemanden zu wecken.

Nein, mir war nicht nach Ausgehen.

Außerdem: Es gab so wenig Zeit, die ich ganz für mich hatte, um Ruhe zu genießen und mich wohl zu fühlen. Um einmal nicht als Motor und Erfüller für die Bedürfnisse eines anderen zu funktionieren. Warum sollte ich diese wenigen kostbaren Momente in der Gesellschaft fremder Menschen verbringen, nach sozialen Vorgaben funktionierend und beschäftigt damit, vorzutäuschen, ich wäre noch irgendetwas anderes als ein Wrack?

Es reichte ja nicht mal mehr für Kino. Routinemäßig forderte mein Mann mich zwar alle paar Wochen auf, ich solle mir doch irgendwann mal einen freien Abend gönnen, aber ich wusste ja, was das für ihn bedeutete, und nahm es nicht ernst. Gegen seinen und meinen inneren Schweinehund kam die vage Lust, vielleicht den neuen Lars von Trier zu sehen, nicht an. Es lag mir immer näher, wenn ich schon mal freihatte, mich einfach hinzulegen und ein wenig von den tausend Jahren Schlaf nachzuholen, von denen ich träumte, die Decke über den Kopf gezogen, in schwere, verschwitzte, ungute Träume versunken, als wollte das schlechte Gewissen mich nicht mal im Schlaf loslassen.

Ein Problem war die Müdigkeit an den Vormittagen, wenn ich alleine war: Simon zumindest für eineinhalb bis zwei Stunden aus dem Haus, für seine Rumpfbeschulung, Jonathan bis zum Mittag. Ich hätte in dieser Zeit am Computer sitzen und schreiben müssen. In einem früheren Interview hatte ich einmal erklärt, dass mir diese Disziplin im Grunde nicht schwerfalle; ich hatte sie einfach aus der Zeit meiner Dissertation übernommen: nie nach neun am PC.

Jetzt lockte stets das Bett.

Um der Versuchung zu widerstehen, fing ich an, in Kaffeehäusern zu arbeiten. Dort gab es keine Chance umzusinken, nur den Laptop und mich und das günstigste Getränk auf der Karte. Die einzige Verlockung war die, nicht noch etwas zu essen dazuzukaufen, denn finanziell war mein Arbeitsverhalten prekär. Ich konnte es mir eigentlich nicht leisten, jeden Tag ein paar Euro auszugeben. Aber jeden Tag zu verschlafen, statt überhaupt Geld zu verdienen, das ging auch nicht.

Es gibt ganze Bücher von mir, die im »Mr. Bleck« geschrieben wurden oder auf der Terrasse des »Trapper-Cafés«, das noch dazu den Vorteil hatte, ganz in der Nähe von Simons zweiter Schule zu liegen, wo ich ihn täglich hinbrachte und abholte. Bedingt durch seine Extra-Schulzeiten und auch, weil er so nervös und ängstlich war, war es unmöglich, ihn einfach in einen der Behinderten-Schulbusse der Malteser zu setzen, wie das mit seinen Mitschülern geschah. Es sollte ein Jahr dauern, bis Simon bis zum Mittag in der Schule blieb, zwei Jahre, bis er in den Bus stieg, und zweieinhalb, bis er nach und nach anschließend noch die Tagesstätte besuchte. Erst seit gut einem Jahr ist er ein Kind, das morgens um halb acht aus dem Haus geht und gegen vier wieder nach Hause kommt.

Durch Simon, der ja eine ständige Lärmquelle ist, war ich gewohnt, Hintergrundgeräusche komplett herauszufiltern. Ich habe mich nie mit jemandem unterhalten außer der Bedienung, ich hatte weder die Zeit noch das Bedürfnis. Aber ich befand mich unter erwachsenen Menschen in einer erwachsenen Welt, und das allein tat schon einmal gut. Und, wie gesagt, es gab keine Möglichkeit zu schlafen.

Nachmittags ergab sich dazu auch keine Gelegenheit mehr, denn Simon konnte keine Minute alleine gelassen werden. Nicht dass er das überhaupt zugelassen hätte. Er versicherte sich ständig, dass man da war, und brauchte oft irgendetwas. Nie spielte er alleine, und überließ man ihn zu lange sich selbst, versank er so sichtbar im Chaos seines Inneren, dass ich immer wieder Ansätze machte, ihn zu beschäftigen und herauszuholen, voll des schlechten Gewissens. Außerdem baute er jede Menge Mist, verschmiss Sachen, nach denen er dann schrie, verschüttete Lebensmittel, versuchte, aufs Dach zu klettern, musste ständig umgezogen werden, weil irgendetwas feucht geworden war, was er nicht ertrug, lief weg und stand dann, in plötzlicher Angst vor der eigenen Courage, nach mir schreiend auf der Straße oder im Wohnzimmer eines Nachbarhauses, in das er fröhlich eingedrungen war. Er zerlegte alles in Einzelteile, was er in die Finger bekam und warf die Überreste dann auf den Boden: Kugelschreiber, Tesafilmspender, Playmobilmännchen, Topfpflanzen, Schmuckstücke, Bilderbücher.

Was Simon nicht auseinandermontierte, zerbröselte oder zerkaute er. Schöner Wohnen hatten wir längst aufgegeben, Ketten oder Ohrringe trug ich erst gar nicht mehr. Jonathan war gehalten, die Fernbedienung seiner Playstation nicht herumliegen zu lassen, wenn er nicht wollte, dass binnen Sekunden nur noch Trümmer davon übrig waren.

Wissen Sie, aus wie vielen Teilen ein Kuli besteht? Und wie ein iPod aussieht, das so richtig durchgekaut wurde? Ständig fanden wir irgendwelche traurigen Relikte und fragten uns, woher sie wohl stammten und was jetzt wieder kaputtgegangen war. Mit der Zeit gewöhnte ich mich daran. Steuerungen für Playstations kauften wir bei eBay auf Vorrat ein; im Fall des Falles, dass Simon sich endlich auch durch die vorsorglich angebrachte Schicht aus Isolierband gefressen hatte, wurde einfach die nächste aus dem Schrank geholt. Nippes war uns ohnehin nicht so wichtig. Ich fegte so leichtherzig Trümmer von Besitztümern zusammen, dass ich mich zu wundern begann, warum unsere Freunde immer so ein Tamtam um irgendwelche Dekorationsgegenstände machten, die Simon während des Kaffeetrinkens zerstörte. Der Türkranz war doch wirklich hässlich gewesen und, Hand aufs Herz, die Zierkerze auch. Was hatten die

anderen Kinder bloß, dass sie wegen eines zerkauten Lego-
steins, eines zerfetzten Gummiskeletts oder einer auf Nim-
merwiedersehen zerlegten Taschenlampe so eine Schnute
zogen? Natürlich bot ich für alles Ersatz an, was Simon
ruiniert hatte, und es war mir auch peinlich. Aber zugleich
wunderte und ärgerte ich mich über die Verwunderung der
anderen und ihren Ärger. Das war doch alles ganz normal!
(Im Moment rupft er lediglich regelmäßig im Vorbeigehen
Teile von meinem Schnittlauchtopf ab. Überall in der Wohnung liegen die grünen Stängel, eine unübersehbare Spur.
Sie riecht ein wenig zwiebelig, aber das ist wirklich eines der
kleineren Probleme.)

Während ich mich zum Schreiben also in Kaffeehäuser
flüchtete, konnte ich mich anderen Arbeiten nicht so leicht
entziehen. Im Haushalt beschränkte ich mich auf das Nö-
tigste, Garten war schwierig, weil Simon, sobald man sich
über ein Unkraut neigte, in Sekundenschnelle irgendwohin
wegwitschte und sich nicht alle Nachbarn gleich verständnisvoll zeigten, wenn er ihre Wohnzimmer inspizierte, ihren
Blumen die Köpfe abriss oder ihre Hunde küsste.

Einkaufen ging schon leichter, auch sah man mal etwas
anderes, selbst wenn es nur die schön geraden, aufgeräumten
Gänge des Aldi-Marktes waren. Immerhin ein Stück Welt,
sauber, übersichtlich, attraktiv beleuchtet, interaktiv. Allerdings war es schwierig, den Einkaufswagen zu beladen, weil
Simon mitten drinsaß, andernfalls wäre er mir alle Augenblicke davongelaufen und hätte Waren aus den Regalen gezogen oder vernichtet. Als er größer wurde, ließ das Sitzen
im Wagen nicht mehr viel Platz für Lebensmittel, die ich
nach einem ausgeklügelten System um ihn herum und auf
ihn drauf schichtete. Außerdem folgte daheim unweigerlich
der Marathon des Autoausräumens, bei dem Simon ständig

hinter mir herrannte, rein und raus, oder weinte, weil ich weg war oder er irgendetwas wollte.

Zum Glück gab es drinnen ja auch genug zu tun. Wäsche fiel in Bergen an, zu fegen war ständig, Simon hinterherzuräumen eine Sisyphusarbeit. Mit drei Jahren hatte er Windeln verweigert, keine Chance, ihm noch eine überziehen zu wollen, er riss alles von sich, nachts trocken wurde er aber erst gut ein Jahr später. Also fielen jeden Tag eine Bettgarnitur und mindestens ein Pyjama an. Auch tagsüber ging öfter was in die Hose. Bis er etwa neun war, musste man ihn auf die Toilette begleiten und säubern. Jetzt noch finde ich im Bad manchmal kotverschmierte Handtücher oder Kleider, die zerknüllt in die Toilette gestopft wurden. An schlechten Tagen stehe ich dann kurz vor dem Nervenzusammenbruch, an guten Tagen kann ich das als Hinweise darauf deuten, dass er sich bemüht hat, mit einer schwierigen Situation kreativ umzugehen. Der Versuch, ihm beizubringen, dass er im Sitzen pinkeln soll, um nicht die gesamte Klobrille samt Fußboden zu verspritzen, dauert im sechsten Monat an.

Mit neun Jahren, genervt von der Leere der Sommerferien, die seine gewohnten Strukturen zerstörte, begann Simon sogar wieder, wo er ging und stand zu pinkeln: ins Bett, auf den Boden, auf dem Schaukelstuhl sitzend. Ein Therapeut empfahl mir hartes Durchgreifen, ein anderer Ignorieren, ein Dritter etwas Drittes, was mir mittlerweile entfallen ist. Als ich mit allen Möglichkeiten durch war, ließ ich sein Bettzeug einfach nur noch trocknen und legte in seinem Zimmer Linoleum. Der Teppich, den ich herausriss, stank wie im Raubtierkäfig.

Dann wieder entwickelte er die Gewohnheit, Löcher in seine T-Shirts zu nagen. Das geschah binnen Sekunden, keine Chance, das zu verhindern. Jedes einzelne Kleidungsstück sah aus, als wäre es von Kampfmotten befallen worden, löcherig durch und durch. Wenn ich nicht rechtzeitig eingriff, vergrößerte er die Fraßlöcher durch Herumfingern auf enorme Umfänge. Im Schrank stapelten sich Pullover und Shirts, die mehr als die zwei Ausgänge in den Ärmeln hatten, dazu noch herunterhängende Säume, Risse über die ganze Brust und Myriaden winziger Löcher, als hätte man den Stoff perforiert. Meine Abende füllten sich mit mühseligen Stopfarbeiten; Simons Garderobe sah beschämend aus. Aber Kleider nachzukaufen wäre nicht mehr bezahlbar gewesen.

Beim Essen musste man Simon alle paar Sekunden wieder einfangen, weil er vom Tisch aufsprang und weglief, und ihn nötigen, einen weiteren Bissen vom vorgeschnittenen Mahl zu nehmen, statt irgendwo anders etwas zu zerstören. Oder in der Küche mit den Händen in den Töpfen zu wühlen oder deren Inhalt mit einer ganzen Packung Salz, Zucker oder Senf zu »veredeln«, die ich versehentlich stehen gelassen hatte. Ich gewöhnte mir an, sehr schnell zu essen, um immer auf dem Sprung sein zu können.

Beim Händewaschen führte ich seine Hände, wie auch beim Zähneputzen, beim Waschen, Abtrocknen, bei allen pflegerischen Aktivitäten. Genauso lief es bei den Hausaufgaben und allen anderen Tätigkeiten in Küche oder Haushalt. Alles, was getan werden musste, musste man Seite an Seite mit ihm tun, oft genug gegen Widerstand. Nie konnte man einfach sagen: »Hol mal dies und das« oder »geh dich mal waschen«. Die Zähne musste man gegen sein heftiges Sträuben putzen, die Kleider, die er oft und gerne auszog, wenden und ihm wieder überstreifen, drei-, vier-, fünfmal am Tag. Er zog sich zu gerne wieder aus. Eine Weile wollte er sich selber anziehen; zu diesem Zweck riss er sämtliche Kleidungsstücke aus dem Schrank und warf sie auf den

Boden. Ich weiß nicht, wie viele Stunden am Tag ich damit verbrachte, vorausschauend zu vermeiden oder frustriert hinterherzuräumen. Ständig tat sich irgendwo in der Wohnung ein Hotspot auf.

Natürlich fuhren wir fast jeden Nachmittag in eine Therapie. Die wenigsten fanden in der Nähe unseres dörflichen Wohnortes statt, so dass wir im Schnitt meistens zwei Stunden unterwegs waren, Berufsverkehrshorror inklusive. Das klingt härter, als es war, denn die Autofahrt war für mich eine Art Auszeit, auch wenn Simon bei jeder einzelnen Ampel so lange fragte: »Wann wird sie denn grün?«, bis es so weit war. Außerdem musste man die Kindersicherung benutzen, da er zum Aussteigen während der Fahrt neigte. Als er draufkam, wie man die Fenster öffnet, warf er eine Weile alles, was er in die Finger bekam, hinaus: Bäckertüten, Plastikflaschen, Spielzeug, Landkarten, Schneekratzer und die Parkscheibe. Eines Tages stoppte ich ihn gerade noch rechtzeitig bei dem Versuch, seine Sitzerhöhung aus Styropor durchs halboffene Fenster zu stopfen. Davon abgesehen – ein Idyll, bei dem ich mich ein wenig erholen konnte. Wenigstens tat ich etwas, was andere Erwachsene auch taten: Ich lenkte einen Kraftwagen.

Dann, noch besser: die Wartezimmer der diversen Praxen, nett möblierte Räume, in denen ich eine halbe bis dreiviertel Stunde sitzen durfte, ohne dass jemand etwas von mir wollte. Teils arbeitete ich auf dem Laptop, teils blätterte ich in der Yellowpress, die ich in der Zeit sehr schätzen lernte, weil sie nichts, absolut nichts an Aufmerksamkeit und Konzentration vom Leser verlangt. Manchmal gab es sogar Tee. Die Zeit wurde auch noch für mein Kind sinnvoll genutzt, ich brauchte also kein schlechtes Gewissen zu haben bei alldem. Manchmal erhielt ich zum Tee ein wenig Beachtung, durfte erzählen, wie es Simon ging und uns, und was seit der letzten Sitzung wieder alles passiert war. Eine Wohltat, denn in der Regel hatte ich ja bis zu den Nachmittagen noch mit keinem erwachsenen Menschen gesprochen.

Hier saßen Mütter, denen es ähnlich und manchmal sogar noch schlechter ging. Ich denke an die junge Frau mit dem kleinen nichtsprechenden Jungen, ohne klare Diagnose, aber mit schwerer Epilepsie. Er trug einen dieser gepolsterten Kopfschützer, wie man sie von Boxern kennt. Aus heiterem Himmel konnte er in sich zusammenklappen und irgendwo aufschlagen. Ich sagte: »Sie können ihn niemals loslassen, nicht wahr?«

»Ja«, sagte sie und schaute mich nur an.

Oder jene andere Mutter, die meinte, auch ihr Kind schliefe nachts nicht viel, bedingt durch seine besondere Krankheit, deren Namen mir leider entfallen ist. »Und was tun Sie da?«, fragte ich begierig. Ich hoffte auf den Namen eines Medikamentes, einer Einschlaftechnik, eines Tricks, einer unfehlbaren Verhaltensregel, die das Kind ruhigstellen würde. Sie sagte nur: »Ich mache sehr viel Sport.«

Die Therapeuten führten kurze Gespräche vor oder nach den Stunden, hörten sich Sorgen an, fragten, wie es lief. Manche, weil das zu ihrem Job gehörte, und manche, weil sich mit der Zeit Freundschaften aufbauten. Mit der Ergotherapeutin aus der Autismus-Ambulanz, die wir jahrelang jeden Mittwochnachmittag besuchten, stehe ich zum Beispiel heute noch in Mailkontakt. Sie hatte mir das Du angeboten, als sie fortzog. Es gab Rat, Mitgefühl und Trost. Und manchmal hörte ich sogar den Satz: »Sie machen das gut.«

Ich fühlte mich wie auf Kur.

Die Abende hingegen waren nicht existent. Meist lag ich im Dunkeln neben meinem Sohn und wartete darauf, dass er endlich nicht mehr zuckte, nichts Sinnloses mehr lallte, nicht mehr schrie. Stunden später wankte man dann aus seinem Zimmer, blinzelnd und fröstelnd vor Müdigkeit. Manchmal war dann noch Jonathan dran, der sich früh angewöhnt hatte, lange aufzubleiben, weil ihm das ein paar kostbare Minuten der Ungestörtheit mit seinen Eltern brachte. Wir sahen zusammen fern, oder ich las vor, das tat ich auch, als er groß war, noch gerne. Oder wir unterhielten uns. Über Werner. Über Ideen. Über das Leben und den Tod.

Mein damaliger Mann saß in der Regel bereits an seinem Computer, wenn ich wieder hinunterkam. Meist klopfte ich nicht an seine Tür, er guckte dann immer so erschrocken über die Schulter. Ich ging ins Wohnzimmer und setzte mich auf das Sofa. Manchmal starrte ich nur vor mich hin. Manchmal spielte ich Mahjong auf dem Laptop, eine herrliche Tätigkeit, weil sie nichts verlangt, als dass man schaut und klickt, schaut und klickt, und das mit einer solchen Intensität, dass man wirklich an nichts anderes dabei denken kann. Allerdings taten einem irgendwann die Finger weh, und die Augen tränten. Meistens schaute ich Zombiefilme.

Ich weiß auch nicht, wie das kam, wann ich den ersten gesehen und wie ich Geschmack an diesem Genre gefunden habe. Inzwischen besitze ich die meisten Klassiker, dazu ein paar Horrorfilme, die ich mag – es müssen gar nicht viele sein, denn mittlerweile bin ich wie Simon: Ich habe die Freude am Neuen verloren und ergehe mich lieber in den Freuden des Altbekannten, des Wieder-und-wieder-Sehens. Jean Renos Mienenspiel in der vierzigsten Minute von »Die purpurnen Flüsse«. Die Haltung, mit der Cillian Murphy sich am Anfang von »28 Days later« umdreht, um das leere London zu betrachten. Der Ton, in dem sein Gefährte später zu einer Steige Äpfel im verlassenen Supermarkt sagen wird: »Ah, die guten Verstrahlten.« Solche Szenen konnte ich immer wieder betrachten, der Handlungsverlauf spielte keine Rolle. Wie ein echter Autist.

Wenn es gerade ganz schlimm war, schaute ich wochenlang einen und denselben Film jeden Abend an, manchmal auch zweimal hintereinander, wenn mir die Augen nicht schon vorher zufielen. Einen neuen einzulegen, dazu konnte ich mich nicht aufraffen, wozu auch? Es gab mir ein Gefühl von Aufgehobensein und Heimat.

»Warum Zombiefilme?« Meine Therapeutin hat mich das gefragt. Warum das ganze Blut und die Schreie und – in den allermeisten Fällen – die Endzeitstimmung, in der die Geschichten spielen? Warum dieses Grauen? Ich selbst hatte mir diese Fragen nie gestellt, ich nahm meine plötzliche Leidenschaft einfach als gegeben hin.

Bezüglich der Weltuntergangsstimmung meinte meine Therapeutin, dass dies meinem Lebensgefühl entspräche: am Ende zu sein und unter Aufbietung aller Kräfte, am Rande der Hysterie stehend, gerade noch so zu überleben. Aber natürlich hat es auch mit dem Hass zu tun, den ich bereits skizziert habe. Wenn man den ganzen Tag mehr oder weniger im Dienst der Psyche und Physis eines anderen Menschen steht, wenn man immer wieder hilflos ist und keine Hilfe erhält, sich zudem mit Ignoranz konfrontiert sieht, wenn man seine Lebenszeit so dahinfließen sieht und immer nur müde ist und frustriert und gar kein eigenes Leben mehr zu besitzen scheint, dann kann man schon gewisse Aggressionen aufbauen. Die müssen dann irgendwo hin. Beim Autisten sind sie fehl am Platz, der kann ja nichts dafür und außerdem mit Emotionen ohnehin nicht umgehen. Der große Sohn hat die Aggressionen auch nicht verdient, der Gatte muss geschont werden, das muss er immer. Gucken wir also Zombiefilme an und zerreißen die

Menschheit in einer einzigen Blutsoße. Herrlich. So bleibt das Reihenhausidyll stabil.

Ich denke, dass ich damals so abgestumpft war, dass es schon extremer Eindrücke und Gefühle bedurfte, damit ich überhaupt noch irgendetwas empfand. Das Genre Schicksalsdrama genoss ich bereits daheim, das brauchte ich nicht auch noch im Fernsehen. Sexszenen erinnerten mich ungut daran, dass ich keine erlebte, Romantikschnulzen waren noch nie mein Ding gewesen. Blieb nur noch der Humor. Und die Gewalt. Gerne beides in einem. Zum Glück gibt es Quentin Tarantino.

Scheidung auf autistisch

Sie werden Ihr Kind ins Heim geben oder sich scheiden lassen – das hatte der Psychiater mir prophezeit. Dennoch: Die Scheidung war nicht Simons Schuld, so zu denken wäre zu einfach, obwohl es sicher keine Hilfe für eine angeschlagene Beziehung ist, wenn beide Partner stets übermüdet, überfordert, gereizt und ohne Zeit füreinander sind. Im Gegenteil, könnte man sogar sagen: Die Aufregung um Simon, den brennenden Topf, und der Stress der ständigen Löschbemühungen haben geholfen zu verdecken, was alles im Argen lag. Ohne Simon wäre das alles vielleicht viel früher passiert, wer weiß.

Ich erinnere mich jedenfalls, schon sehr lange enttäuscht gewesen zu sein, und diese Enttäuschung hinuntergeschluckt zu haben, um anschließend auch noch den Schluckvorgang zu vergessen und mich zu wundern, woher all die schwarze Galle in meinem Magen kam. Ich erinnere mich, schon viele Jahre lang immer wieder das dicke »Kursbuch Kinder« aufgeschlagen zu haben, auf der Seite Scheidung, wo in einer nach Alter gruppierten Tabelle aufgelistet ist, welche schädlichen Auswirkungen eine Trennung auf Kinder hat. Jedes Mal vergebens: Es gab einfach kein Alter, das für eine Scheidung geeignet gewesen wäre.

Als Simon die Frühförderung besuchte, waren im Betreuungspaket auch ein paar Therapiestunden für die Eltern inbegriffen, für Gespräche und Spiele, die uns weiterhelfen sollten. Das Gegenteil war der Fall. Wir erlebten im Grunde schwarze Stunden für unsere Beziehung. Wenn wir erst einmal anfingen, den Blick aufeinander zu richten, dann kam uns das nackte Grausen.

Es begann mit dem ersten Gespräch mit der hauseigenen Psychologin, bei dem mein Mann in einer für mich ungewohnten, selbstsicher-forschen Art auftrat. Er habe eigentlich *alles*, hatte er auf und ab gehend verkündet, die Hände in den Jackett-Taschen, einen guten Job, eine Frau, die ihn liebe, und Kinder, die ihn vergötterten. Womit er das jetzt also verdient habe?

Ich hatte nur den Kopf schütteln können. Ehe ich nachgedacht und mir auch nur im Entferntesten klargemacht hatte, was ich da sagte, war mir folgender Satz rausgerutscht: »Wenn Simon nicht wäre, wären wir doch schon längst geschieden.« Mein Mann hatte kurz aufgeschaut, dann seinen Tigergang durchs Zimmer wieder aufgenommen, als wäre nichts gewesen. Auch ich, erschrocken über mich selbst, war nicht wieder darauf zurückgekommen.

Weiter war es bei der improvisierten Familienaufstellung gegangen, der eine zweite Stunde gewidmet war, bei der wir auf dem Boden hockten und aus einem großen Haufen kreischbunter Stofftiere Stellvertreter für unsere Familie aussuchen sollten. Ich wählte widerwillig für meinen Mann einen Gorilla, weil der so groß und stark wirkte, wie Männer eben sein sollten, obwohl ich das Vieh nicht mochte. Mein Mann wählte für mich eine schwarze Fledermaus.

Beim nächsten Mal galt es, das abgelaufene Jahr mittels eines langen Seils zu legen, dabei Höhen, Tiefen und Kurven darzustellen, Knoten und Lösungen, zusätzlich betont durch beigelegte Stofftiere. Mir stieß übel auf, dass im Jahr

meines Mannes meine Person nicht ein einziges Mal vorkam, weder bei den guten noch bei den schlechten Ereignissen, nirgends. Obwohl es natürlich überwiegend um die
Auseinandersetzung mit Simons Behinderung ging und dabei mir naturgemäß die Hauptaufgabe zufiel. Das war Teil
eines Prozesses, der schleichend einsetzte, zum Teil quasi
naturgegeben, da mein Mann sich nicht ständig freinehmen
konnte für all die Termine bei Kindergärten, Ärzten, Therapeuten oder Jugendamtsmitarbeitern, die immer wieder
anstanden. Das gesamte Simon-Unterstützungsnetz lief
über mich, unser Leben war so zweigeteilt in Frauen- und
Männerwelt, wie wir das nie gewollt hatten.

Im Kindergarten zum Beispiel war Usus, dass auch die
Eltern Aufsichtsdienst zu leisten hatten. Es gab Väter, die
ihren Anteil am Kindergartendienst erledigten, ein freier
Vormittag die Woche, abgezwackt vom Urlaubsanspruch,
das konnte man hinbekommen. Auch Simons Vater hätte das öfter tun können. Aber bei ihm, der eigentlich der
kinderfreundlichere von uns beiden war, derjenige, der bei
den Kindergeburtstagen antrat, um die Meute zu bespaßen,
hatte eine seltsame Kinderallergie eingesetzt. Er brachte es
nicht mehr fertig, sein Kind neben normalen zu sehen. Er
ertrug es schlichtweg nicht. Kinder, das sei für ihn vorbei,
erklärte er mir.

Mit der Schule später war es ähnlich. Er hatte »ein Problem« mit der Lebenshilfe – ich vermute, mit dem Anblick
der Behinderten, zu denen sein Sohn nun zählte – und betrat die Räumlichkeiten die ersten beiden Jahre praktisch
gar nicht. Ich hätte die Zeichen seiner Verwundung darin
sehen müssen. Aber ich hatte keine Emotionen mehr übrig.

Mit der Zeit, anfangs zögerlich, wurde es für mich zur
Regel, Simons Vater zu schonen: seinen Beruf, seine Nerven, seine grundsätzlich eben nicht so belastbare Person.

Irgendwie, irgendwann wurde es zum Diktum, dass ihm gewisse Dinge einfach nicht zugemutet werden konnten. Ich selbst, meine Eltern und irgendwann sogar unser älterer Sohn, wir alle haben automatisch angefangen, uns nach den Prinzipien dieser nie explizit ausgesprochenen Rücksichtsforderung zu verhalten.

Jonathan hat mir kurz nach der Trennung gesagt, er hätte gewusst, dass wir uns scheiden lassen würden, der Papa habe immer so geseufzt. Er fügte hinzu: Früher hätte er sich bemüht, sich so zu verhalten, dass dieses väterliche Seufzen vermieden würde. Aber dann hätte er für sich beschlossen, das sei nicht seine Aufgabe. Da war er klüger als ich.

Das Verhalten meines Mannes und mein eigenes entsprachen unseren grundlegenden Mechanismen: meiner Bereitschaft, mich endlos selbst zu überfordern, und seinem Sichbegnügen mit dem, was geht. Jahrelang war das kein Problem gewesen, im Gegenteil, wir ergänzten uns gut. Er bremste mich in meinem Übereifer, der gerne in schräge Gefühlslagen kippte, schwankend zwischen Euphorie und Verzweiflung, und hielt mich in der Mitte, ich stärkte und motivierte ihn. Mit der Zeit allerdings war alles, auch unter den mehrfachen Belastungen von Dissertation und Familie, in eine Schieflage geraten. Unter den Bedingungen von Autismus wurde es zum Problem.

Immer öfter fiel von seiner Seite der Satz: »Danke, dass du das machst.« Anfangs war das sicher aufrichtig gemeint, später wurde es mit wachsender Routine aufgesagt, schließlich mit Unmut und hörbarem Verdruss. Auch bei mir wuchs die Gereiztheit. Immer öfter dachte ich: Scheiß auf den Dank. Tu's halt selbst, wenn du dich nicht bedanken magst. Ich hatte jedes Vertrauen verloren, dass er recht haben und dass weniger mehr sein könnte. Alles, was er weniger tat, musste ich ja mehr machen.

Vermutlich fühlte er sich von mir bevormundet, eingeengt und letztlich verachtet. Ich fühlte mich im Gegenzug als missbrauchtes Arbeitstier. Ich verfiel in Vorwürfe, er ertrug meine Unzufriedenheit schweigend. Eine ausgleichende Verständigung darüber fand nicht mehr statt. Immer sah ich mich in die Rolle derjenigen gedrängt, die etwas verlangte und wollte, für mich und für alle anderen. Ich war der lästige Dolmetscher des stummen Simon, auch der von Jonathan, der nie selbst auf sich aufmerksam machte, ich war der Überbringer schlechter Nachrichten, und sei es eine Banalität wie die, dass der Rasen gemäht werden musste oder das Wasser leergetrunken war, dass das Geld nicht reichte, der Bezirk uns die Therapie streichen wollte oder Jonathan Kontaktprobleme hatte. Wenn ich an die Tür seines Büros klopfte, wo er abends »World of Warcraft« spielte, war ich das Sprachrohr der gesamten bösen, anstrengenden Außenwelt.

Zwischen uns existierte nichts mehr, was das ausgeglichen hätte.

Die Frühförderung empfahl uns eine Paartherapie. Aber bei Therapien für Simon an vier Nachmittagen, dazu Elternberatungsstunden, eigene Psychotherapie – zeitweise waren wir beide in Behandlung –, da waren ohnehin schon Therapeuten überall. Wo sollte da noch eine Paartherapie hin? Wir hatten schlicht nicht die Zeit dafür, am Ende auch nicht die Energie. Vielleicht auch nicht mehr den Willen? Lieber hielten wir den Deckel drauf. Bis keiner von uns mehr die Aggression dem anderen gegenüber unterdrücken konnte. Sie zeigte sich erst in kleinen Situationen im Alltag, später – völlig untypisch für uns – in einem lauten Streit voller Beleidigungen. In der Lustlosigkeit der Versöhnungen, die ich, verzweifelt mich selbst belügend, anstrengte und die er verbal nie verweigerte, ohne jedoch viel mehr zu tun als das.

Bis es nicht mehr ging. Wir hatten den brennenden Topf gelöscht. Aber jetzt standen wir da, zwei Autismus-Feuerwehrleute, schwer atmend, die Gesichter rußverschmiert und die Helme am Gürtel, schauten einander an und waren es leid. Wir waren müde, hatten keine Lust mehr, jetzt noch den jeweils anderen zu verarzten. Wir wollten nur noch jeder in seine rauchfreie Ecke kriechen und durchatmen, allein, jeder für sich.

Unser endgültiges Ende waren schließlich die freien Abende einmal im Monat, die der familienentlastende Dienst uns gewährte. Dass es so etwas gibt, hatten wir mehr oder weniger durch Zufall herausgefunden, ebenso wie die Tatsache, dass man für die Pflege eines behinderten Kindes Pflegegeld beantragen kann. Irgendwann hatte mal jemand gesagt: »Was, Sie haben noch nicht …?« Auf diese Weise hatten wir nach Jahren der Verzweiflung für Simon immerhin Pflegestufe zwei bewilligt bekommen und damit die offizielle Anerkennung, ein hübsches Stück Arbeit zu leisten.

Diese Abende der Zweisamkeit kamen für uns leider zu spät und beschleunigten den Trennungsprozess nur noch. Wir hatten uns nichts mehr zu sagen, das kam dabei deutlich zutage. Immer öfter betrank ich mich bei diesen Aktionen zügig und musste dann in Tränen aufgelöst das Lokal verlassen. Es ließ sich, wenn wir alleine waren, nicht mehr verbergen: Wir waren miteinander kreuzunglücklich.

Dann kam der Abend, an dem wir – weiß der Himmel, warum – über einen Urlaub in Mexiko sprachen. Für uns völlig hypothetisch, da mit Simon jede Art von Urlaub, die über einen Halbtagsausflug hinausging, ausgeschlossen war. Er ertrug fremde Umgebungen nun einmal nicht. Ich war gegen Mexiko, allein schon der Gefahr wegen, von Rebellen oder der Drogenmafia gekidnappt zu werden. Er meinte beiläufig: »Na und, dann hätte man wenigstens mal seine Ruhe.« Er meinte es ernst.

Kaum hatte er den Satz ausgesprochen, fiel mir ein, dass ich am selben Tag einen kurzen Spaziergang im Wald gemacht hatte und dabei zweimal kurz hintereinander vom selben Mann überholt worden war. Mir war das unheimlich. Was, dachte ich, wenn der dich jetzt verfolgt und überfällt? Der nächste Gedanke, der mir kam, war: Auch schon egal.

Mein Mann und ich teilten offensichtlich ein ganz bestimmtes Lebensgefühl. Aber mit diesem Gefühl ließ es sich einfach nicht leben.

An jenem Abend trank ich mit dem dritten Caipirinha mehr als zu viel für meine Verhältnisse. Ich verbrachte eine elende Nacht im Bad, auf dem Boden vor der Toilette, und dachte, dass ich zugrunde gehen würde, wenn ich so weitermachte. Ich konnte vielleicht nicht mehrere Leben führen, aber ich wollte zumindest dieses hier überleben.

Am nächsten Tag zog ich ein rotes Kleid an, das mir gerade noch so passte, dazu schwarze Stiefel. Und ich nahm meinen Ehering ab. Nach fünfzehn Jahren Ehe. Eine unklare Anzahl davon hatte den Namen wohl nicht verdient, aber solche Dinge zeigen sich immer erst im Rückblick; man ist beschäftigt, mit den Kindern, dem Alltag, damit, die Probleme zu beheben im Rahmen dessen, was man fest und unverbrüchlich als seine Beziehung betrachtet, nicht als etwas Fakultatives und gewiss nicht als eine Sache, die je enden könnte.

Als »Krise und Neuanfang« bezeichnet man, was sich im Nachhinein abzeichnet als Spirale aus Elend und blanker Erschöpfung, gepaart mit Wunschdenken und Angst vor der Zukunft. Wie lange hatte ich mich an dem Satz fest-

gehalten: »Meine Kinder werden keine Scheidungskinder.«
Ich hütete mich vor den falschen Glücksversprechungen der
Freiheit, dachte ich, klüger als andere, so meinte ich, und
steckte meine Energie in das, was mein Unglück war.

Als es vorüber war, habe ich tagelang getanzt. Noch etwas unsicher während der ersten Momente, als ich meinen
rechten Ringfinger betrachtete, der – für kundige Augen erkennbar – die charakteristische Kerbe aufwies. Seltsam vage
fühlte sich die stumm getroffene Entscheidung an, unwirk-
lich. Die ersten Abende lag ich im Bett und starrte stundenlang diesen Finger an. Ich fühlte mich wie jemand, der auf
einem Floß ausgesetzt worden ist und sich gerade fragt, ob
er ein Segelhandbuch dabeihat.

Mein Mann hatte nichts bemerkt.

Als ich es ihm mitteilte, kam von ihm nur eine unver-
bindliche Reaktion: »Danke, dass du es mir gesagt hast.«

Ich hatte nichts anderes erwartet. Mir war klar gewesen,
er würde nicht trauern, hadern oder streiten, jedenfalls nicht
sichtbar nach außen. Das war nicht seine Art und machte
mir natürlich vieles leichter. Es gab immer mehr Augenblicke, in denen ich nicht nur den Ring, sondern auch ihn
komplett vergaß. Richtig gemütlich wurden die Abende, an
denen er neuerdings nicht da war, weil er auszugehen begann. Auf einmal konnte ich mich trotz Simon entspannen.
Ich begann, mich auf eine eigene Wohnung zu freuen.

Geplant war zunächst, weiter im alten Haus getrennt zu-
sammenzuleben, mir genügte das aber sehr schnell nicht
mehr. Ich sehnte mich nach sichtbaren Zeichen, die darüber
hinausgingen, dass ich morgens, wenn alle aus dem Haus
waren, die Musik laut stellte und tanzte, bis mir der Schweiß
hinunterlief. Die darüber hinausgingen, dass ich Stück für
Stück die ersten zehn Kilo von meinem verfluchten Übergewicht verlor, dass ich mein Antidepressivum reduzierte,

mit Freundinnen telefonierte, heimlich, wie ein verliebter Backfisch.

Eine Weile machte das Doppelleben Spaß, dann begann ich, im Internet den Wohnungsmarkt zu durchforsten. Zur Einübung, sagte ich mir, zur Gewöhnung an die neue Situation des Suchens. Um wieder zu lernen, alleine aufzutreten, die richtigen Fragen zu stellen, mein neues Dasein zu erproben.

Dummerweise war gleich die erste Wohnung einfach ideal, ich wusste sofort, ich wollte sie wirklich haben, hell, groß, direkt gegenüber von Jonathans Schule und dem von Simon neuerdings so geliebten Hallenbad, in Fahrradnähe zur Stadt. Wir konnten die Katzen mitnehmen und sogar das Trampolin aufstellen, das für Simon so wichtig war, weil er sich darauf nach der Schule und überhaupt in allen Krisensituationen entspannte. Und, so lächerlich das klingen mag, es gab einen beheizten Handtuchhalter im Bad.

Meine Mutter reagierte, wie ich es fast erwartet hatte, als ich ihr von der anstehenden Scheidung erzählte. Sie umarmte mich und sagte, ihr sei schon aufgefallen, dass es mir mit einem Mal so gut zu gehen scheine, und sie habe sich gefragt, woran das läge, das könne doch nicht nur die Wirkung des Yoga sein, mit dem ich begonnen hatte.

Die Gelegenheit, bei der wir dieses Gespräch führten, war die Beerdigung ihrer Mutter. Meine Großmutter war endlich, endlich, nach langen Jahren der Agonie, in denen sie ohne Bewusstsein in ihrem Pflegeheim dahingedämmert war, gestorben und eingeäschert worden. Bekannte von ihr lebten nicht mehr, ohnehin hatte sie kaum welche besessen. Nur die engste Familie und ein paar Freunde meiner Eltern waren da, die als Unterstützer gekommen waren. Die Ansprache des Pfarrers dauerte keine fünfzehn Minuten.

Meine Mutter weinte exakt eine Träne, nämlich als der

Priester, der die Tote nie gekannt hatte und eine Standardrede über Mütterklischees hielt, sagte: »Sie haben erlebt, wie Ihre Mutter Ihnen die Hände reichte, um Sie durchs Leben zu geleiten.«

In dem Moment schauten wir uns an, weil wir beide wussten: Nein, das hatte sie nicht. Sie hatte ignoriert und ausgenutzt, geschlagen und beschimpft. Aber die Hand gereicht, gar in schwierigen Momenten, das hatte sie nie. Das tat weh bis heute.

Simon krähte fröhlich und unüberhörbar: »Hallo, Scheide« durch den Kirchenraum, was die Atmosphäre dankenswerterweise auflockerte. Wir, so wie wir da in der Kapelle saßen, um meine Mutter herum, waren eine Familie.

Draußen schien die Sonne auf den wunderschönen neuen Friedhof in Forchheim, und meine Mutter freute sich für mich. »Ich bin so glücklich, dich wiederzuhaben«, sagte sie. »Jetzt kenne ich meine Tochter wieder.«

Auch mein Vater blühte unerwartet auf. Ich wusste ja, dass ihm solche Dinge liegen: Häuser inspizieren, mit Verwaltern verhandeln, Versicherungen umschreiben, Angebote checken, günstige Konditionen aushandeln, und ich ließ ihn das gerne machen. Er stürzte sich mit Verve in die Scheidungsarbeit. Was aber viel verblüffender war: Er lobte mich mit einem Mal hin und wieder. *Mein Vater lobte mich!* Dass ich stark sei. Dass ich die Dinge so gut regele. Einmal machte er mir sogar ein Kompliment. Mein Vater, dessen letzte persönliche Bemerkung an mich gelautet hatte, ich hätte einen ganz schön fetten Arsch bekommen!

Simon hatte begonnen, das zu ändern. Mein Vater hatte sich, als die Krankheit einen Namen bekam, aufgemacht, sie zu erforschen, hatte im Internet gesurft und immer wieder angerufen, um seine Funde mit mir zu teilen. Er hatte Infos ausgedruckt und an seine Freunde verteilt, hatte begonnen, halb Forchheim über Autismus aufzuklären. Wenn er einen Verhaltenstipp fand, probierte er ihn an Simon aus und war begeistert, wenn es funktionierte. Er war nicht immer effektiv hilfreich, aber ungemein rührend. Vor allem hat mich die positive, mutige Art berührt, mit der er, ebenso wie meine Mutter, die Sache anging, ohne Weinerlichkeit, ohne Hadern mit dem Schicksal, immer auf das Kind bedacht und so produktiv, wie es ihm möglich war. Vielleicht habe ich ihn da zum ersten Mal richtig geliebt. Über Simon konnten wir sprechen.

Über meine Scheidung sprachen wir ebenfalls und über alles, was vor uns lag und zu tun war. Wir hatten jetzt Momente, in denen wir verständnisinnige Blicke tauschten, wir konnten miteinander lachen. Er machte sich einen Spaß daraus, hier und da meine Mutter in puncto Verständnis für die Tochter auszubooten, und ich grinste ihn dann an. Ich war so froh, dass wir das auf unsere alten Tage noch geschafft hatten.

Gott, er war siebzig, und ich wusste, dass er die Ordnung meiner Verhältnisse in gewisser Weise als sein Vermächtnis an mich begriff. Wenn ich daran dachte, wurde mir angst und bange. Eben erst hatte ich ihn wirklich kennengelernt und wollte ihn nicht so schnell wieder verlieren.

Jonathan nahm die Ankündigung mit einem »das dachte ich mir schon« auf und wandte sich dann wieder seiner Lektüre zu. Er brachte es nicht einmal auf ein paar Tränen. Meine Mutter und ich waren der Meinung, dass er nicht verdränge, sondern die Neuigkeiten wirklich gut aufnähme. Aus dem »Paradies« seiner Kindheit – das ist im Übrigen seine Formulierung, und ich darf mir als Feder an den Hut stecken, ihm tatsächlich ein Paradies bereitet zu haben – fühlte er sich ja schon durch Simon vertrieben. Oder besser, durch Werner. Diesen Prozess der Vertreibung, dachte ich, schloss ich durch die Scheidung jetzt also nur noch ab, zum Glück zu einem Zeitpunkt, zu dem er sich ohnehin anschickte, das Reihenhausparadies aus eigenen Kräften zu verlassen.

Im Grunde standen wir beide an einer ungewissen Grenze, voller Zukunftshoffnungen und zugleich -angst, beide in Aufbruchsstimmung, umgetrieben von einem Wunsch nach Liebe und Selbstbestimmung, von dem wir nicht wussten, ob er uns je erfüllt werden würde, und auch voller Zweifel über die eigene Attraktivität, die eigene Kraft. Ich konnte vieles von dem, was ihn gerade bewegte, so gut nachfühlen, weil es mich gerade selbst betraf. Er stand mir in dieser Zeit auch sehr nahe, war zärtlich und offen. An den späten Abenden, das war unsere Zeit, führten wir unsere Gespräche, die er als eine Sache nur zwischen ihm und mir begriff. Über seinen Vater sagte er: »Es ist nicht so, dass wir uns auf einer Ebene geistigen Austausches befänden. Aber ich sage ja nicht, dass ich ihn nicht mag.« Bei einer Familienaufstellung, in deren Zuge er mich übrigens als Kamel besetzte und Simon als Kuckuck, wählte er für seinen Vater den Maulwurf.

Das war natürlich nicht das letzte Wort in dieser Angelegenheit. Bezeichnenderweise kann Jonathan sich an seinen freundlich-vernichtenden Satz heute gar nicht mehr erinnern. Er lebt glücklich bei seinem Vater, den er neu als »einen tollen Papa« erlebt und schätzt. Als er den Satz vom fehlenden geistigen Austausch sagte, spiegelte sich darin sicher die damalige Situation, in der sein Vater begonnen hatte, sich von seiner schwierigen Familie innerlich abzuwenden. Und er stand vermutlich unter dem dämpfenden Einfluss eines Schocks.

Im Gegenzug knallte Jonathan mir Jahre später sein »Ich hasse dich« vor den Latz, unterfüttert mit einer Fülle von Gründen, zu denen die Scheidung und meine Haltung seinem Vater gegenüber sehr wohl zählten. Damals aber wollte ich ihm glauben, weil es mir ersparte, mit dem Gedanken zu leben, dass ich ihm etwas weggenommen hätte. Und weil es mir guttat zu denken, dass er meine Bewegung weg von seinem Vater mitvollzog. Wieder einmal hatte er es mir erspart, ein Problem mehr zu haben.

Jonathans Abschlussball fiel in die Zeit der Trennung. Ich erinnere mich nicht, aber ich vermute mal, dass wir die Karten gekauft hatten, als alles noch »normal« war. Kneifen wäre ohnehin nicht in Frage gekommen. Für Jonathan war der Ball keine lästige Pflichtübung, sondern ein Höhepunkt, er tanzte gerne und besuchte auch danach noch lange Veranstaltungen der Tanzschule. Sein Vater und ich warfen uns also in Schale, um ihn zu begleiten, wie es sich gehörte, ich mit geliehenem Kram, da ich die passende Kleidung gar nicht mehr besaß, und absolvierten unwohl ein, zwei steife Tänze. Dann ging er, um den Babysitter abzulösen, und ich blieb, damit Jonathan Gelegenheit hatte, die Sache auszukosten. Es wurde ein sehr einsamer Abend. Niemand forderte mich zum Tanzen auf, das ist so in so kleinen Gemeinden: Alle kommen mit ihren festen Partnern, alles gesetzte Paare, und man betanzt allenfalls noch die am Tisch sitzende Gattin von Bekannten. Ich war also darauf vorbereitet, alleine am Tisch zu sitzen und mein Weinglas zwischen den Fingern zu drehen. Mir erschien das in diesem Moment wie ein Menetekel, ein Blick in eine Zukunft auf dem Abstellgleis.

Statt eines Tanzpartners traf ich eine Bekannte von früher, die sich in derselben Lage befand: geschieden und alleine hier, der Tochter wegen. Wir unterhielten uns sehr nett. Auch das schien mir traurig-zukunftsträchtig zu sein: Ich würde, dachte ich, künftig wohl weit mehr interessanten Frauen begegnen als Männern und einsam sein. Unbetanzt ging ich nach Hause, um ein Uhr nachts, mit wehen Füßen von den geliehenen Schuhen, in viel zu dünner Kleidung für das Wetter draußen und musste alle Kräfte zusammennehmen, um meinem glücklichen, aufgekratzten Sohn ein offener Gesprächspartner zu bleiben.

Tja, dachte ich, das war sie nun, die Zukunft einer geschiedenen übergewichtigen Mittvierzigerin mit behindertem Kind.

Wie würde Simon es nehmen? Das war, unfair, aber wahr, meine größte Angst bei der Sache. Das Kind hatte uns ja schon mehrfach bewiesen, dass es Änderungen in seinen Lebensumständen nicht vertrug und mit Krisen quittierte, die uns Schlaf und Kraft raubten und ihn und uns dem Zusammenbruch nahebrachten. Seit seiner Krise nach der Einschulung hatten wir keinen Urlaub mehr gemacht, er schaffte es nicht, es länger in fremder Umgebung auszuhalten, nicht eine Nacht hatte er in den letzten Jahren außerhalb seines Geburtshauses verbracht. Das Silvester davor hatten wir mal wieder den Versuch unternommen, mit Freunden zu feiern, die er lange Jahre kannte. Wir hatten die Reisetasche gemeinsam mit ihm gepackt und ihm gleich nach der Ankunft das Bett gezeigt, in dem er schlafen sollte, nicht alleine, sondern an unserer Seite.

Schon beim Abendessen fing Simon an, einen nervösen Tick zu entwickeln. Immer wieder wischte er sich mit dem Ärmel über den Mund. Als gegen zehn Uhr die Haut durchgescheuert war und Simons Gesicht mit Blut verschmiert, gab ich auf. Jonathan und sein Vater blieben bei der enttäuschten Gastfamilie, um wenigstens Rumpfsilvester zu feiern, ich fuhr die einstündige Strecke heim, wusch Simon in der Badewanne das Blut ab, damit er nicht mehr wie ein kleiner Zombie aussah, legte ihn schlafen und schaute dann von Mitternacht bis zwei die Mitschnitte von

Live-Konzerten auf 3sat, um meine Stimmung mit Hilfe der Tanzrhythmen über Bodenniveau zu halten.

Und jetzt sollte Simon den Wohnort wechseln?

Gerade lief alles gut, so gut wie seit Jahren nicht. Er hatte Routine in der Schule und Menschen um sich, mit denen er klarkam. Wir schliefen neuerdings einen guten Teil der Nacht, ich war morgens nicht mehr ganz so gerädert, und die Vormittage hielten gut vier Stunden autismusfreie Arbeitszeit für mich bereit. Woher sonst auch hätte ich die Kraft genommen, mein Leben auf den Kopf stellen zu wollen?

Nun war ich dabei, Simon seine Basis zu rauben.

Andererseits hoffte ich, ihm für das, was ich ihm wegnahm, auch etwas geben zu können: mich, meine Zuversicht und neu erwachte Lebensfreude. Ich war wieder da. Ich hoffte, er könnte davon ebenfalls profitieren. Aber lag ich da richtig? Wie würde er reagieren? Mit einem Kollaps? Einer heftigen Panikattacke? Wie sollte ich alleine damit fertig werden? Ich hatte mehr als Angst.

All meinen Bedenken zum Trotz schien es Simon gut zu gehen, während ich jeden Tag auf den Einbruch lauerte und mich vor dem Umzug fürchtete, der für ihn, mit seinem Bedarf nach Regelmäßigkeit und Überschaubarkeit, sicherlich einen schweren Einschnitt bedeutete. Schon der wachsende Berg von Umzugskisten im Wohnzimmer, wo ich über Wochen hinweg an den Abenden Regale abbaute, Bretter lackierte und mehr als fünftausend Bücher verpackte, veränderte seine gewohnte Umgebung sichtbar. Zwei unserer vier Katzen verschwanden; ich gab sie weg, weil ich sie nicht mitnehmen konnte. Der kleine schwarze Kater, der so gerne raufte, musste gehen. Jonathan trauerte vor allem Cora nach, die in seinem Zimmer residiert hatte, weil sie schon eine ältere Dame war und gern den Trubel unten im

Wohnzimmer mied. Schwer vorzustellen, dass sie künftig in einer Familie mit kleinen Kindern leben sollte und dort ihres dreifarbigen Fells wegen »Pizza« hieß. Unsere Welt veränderte sich.

Dennoch blieb alles ruhig. Simon machte sich schlicht großartig. Aus der Schule trafen die Nachrichten ein, dass er offenbar lesen konnte, jedenfalls tippte er, wenn man ihm einen Text zeigte, danach bei Multiple-Choice-Fragen zum Gelesenen auf die richtigen Antworten. Wo und wann er das gelernt hatte? Wir wussten es nicht.

Am Computer legte man ihm ein Lernprogramm nach dem anderen vor, das er mittels Gestützter Kommunikation tippend bearbeitete. Siehe da: Sein Wortschatz war groß, seine Rechtschreibung quasi fehlerfrei, sein umfangreiches Allgemeinwissen ließ die einfachen Programme bald uninteressant werden.

Davon ermutigt, wagte seine Schulbegleiterin, mit ihm über den Zehnerraum hinaus zu rechnen, auf den sich seine Klassenkameraden beschränkten. Es war ein reines Experiment. Sie stellte ihm Aufgaben, bot ihm eine Zahlentafel zum Tippen und wartete, was geschah. Simon – so zeigte sich zu aller Überraschung – konnte im Zwanzigerraum rechnen, im Hunderterraum. Im Tausenderraum. Die Grenze war nicht abzusehen. Die Schule und Frau Kaarmann rüsteten nach, mit neuem Lehrmaterial. Ich war so stolz auf ihn.

Für den Umzugstag hatte ich alle ortsansässigen Freunde mobilisiert und einen Transporter gemietet. Ich wollte alles auf einmal schaffen, in einer gründlichen Aktion. Nur raus dort, raus und möglichst rasch in den neuen Rahmen. Je eher Simon aus der Übergangssituation geholt wurde, desto besser. Alle Möbel waren zerlegt, alle Haken abgenommen, alle Inhalte in Kisten verpackt worden, Abend für Abend, über zwei Monate hinweg. Trotzdem wurde es ungeheuer anstrengend, wir fuhren und schleppten und schraubten den ganzen Tag lang. Jonathan half nach Kräften mit, während Simon von seinem Vater betreut wurde.

Meine Freunde hängten sich richtig rein. Ein Team räumte aus dem Haus, was mir zustand, ich fuhr, das nächste Team räumte in der neuen Wohnung ein, die Nachbarn kochten. Ich war so dankbar und glücklich und hatte, trotz der Knochenarbeit, endlos Energie. Beinahe war ich euphorisch.

Dank Christoph, der Schreiner war, und David, der mit einem Schraubenzieher ebenfalls umgehen konnte, waren die Regale, Betten und Schränke bereits aufgebaut, als alle sich am Abend verabschiedeten. Ich stand zwischen Dutzenden Kisten in einer Wohnung, die ihre künftigen Konturen bereits erkennen ließ. Zwar fehlte die Küche, die erst in zwei Tagen installiert werden sollte. Aber wir hatten unsere Kleider, konnten uns waschen und schlafen legen.

Jonathan, der das große Zimmer erhalten hatte, igelte sich nach dem Gutenachtkuss dort ein und versperrte die Tür, wie das seine Gewohnheit war. Für ihn konnte ich nur hoffen. Simon kam zu mir ins Bett gekrochen. Ich hatte nichts anderes erwartet und mir vorgenommen, mit der Einschlaferziehung nicht gerade jetzt zu beginnen. Irgendwann einmal, das war klar, sollte mein Bett wieder mir gehören, mir allein – und eventuellen Gästen. Aber nicht jetzt. Jetzt galt es, pragmatisch zu sein.

Er kuschelte sich an mich und wurde rasch ruhig, ich begann schon zu hoffen. Doch dann setzte es ein, das Zucken, das Ächzen, dann folgten die ersten Schreie, die sich aus ihm herauskämpften. Endlich sprang er auf und stand vor dem Bett, das ganze Gesicht verzerrt. »Ich will heim zum Papa.«

Das war es, was ich mehr als alles gefürchtet hatte. Jetzt würde es geschehen, Simon würde durchdrehen und mein Leben endgültig den Bach runtergehen. Ein übermüdetes, überfordertes Wrack, so würde ich durch meine Tage taumeln, bis sie mich endlich erlösten und im Irrenhaus abgaben. Ich holte tief Luft. Etwas muss in meiner Stimme gelegen haben, ich weiß nicht, was. Ich kann nur hoffen, dass es große Entschlossenheit war. »Simon«, sagte ich, »wir gehen dort nie wieder hin.«

Er hielt inne, dann kroch er zurück unter die Decke, umklammerte mich mit Armen und Beinen und war wenige Minuten später eingeschlafen. Verschwitzt vor Angst lag ich neben ihm, unfähig, mich zu entspannen oder einzuschlafen. Ich lauschte den neuen Geräuschen: die wenigen Autos auf der jetzt so nahen Straße, die Stimmen nächtlicher Heimkehrer, das Knacken der Heizung. Die Katzen miauten. Alles war gut.

Die große Katastrophe verschonte uns zwar, dafür folgten die kleinen.

Aber daraus bestand ja im Grunde unsere Normalität.

An Scheidungen ist der Witz, dass man sich trennt. Man geht auseinander, erleichtert, kein Paar mehr sein zu müssen. Und man tut das gründlich: räumlich, seelisch und sozial. Man ändert den Wohnsitz, den Namen, den Nutznießer seiner Lebensversicherung, die Frisur und manchmal die Freunde.

Wenn Kinder da sind und man sich als reif und aufgeklärt versteht, versucht man natürlich, so gut es geht, die Elternrolle davon zu trennen und sie gemeinsam zu leben. Das heißt, man regelt alles so konfliktfrei wie möglich, teilt trotz der wütenden Existenzängste das Nullvermögen, so gerecht es eben geht, schimpft nicht laut vor den Kindern über den

Expartner, auch wenn Frust und Enttäuschung einen gerade auffressen, und begrüßt sich mit Anstand an der Tür, wenn man die Kinder abholt, selbst wenn man es nicht schafft, dem anderen dabei in die Augen zu sehen. Ansonsten aber versucht man, einander aus dem Weg zu gehen. Distanz hilft. Es dauert ohnehin lange genug, bis alle Wunden heilen, die Wut erlahmt und man im Kopf frei davon wird, sich mit dem gescheiterten Lebensentwurf und allen Fragen, die man in Verbindung damit wälzt, wieder und wieder auseinanderzusetzen.

Hat man einen Autisten in der Familie, ist das alles nicht ganz so einfach. Simon etwa ließ sich in der ersten Zeit von seinem Vater nur im Rahmen des als sicher erfahrenen neuen Zuhauses betreuen, also bei mir. In unserem früheren, nunmehr leer geräumten Haus mit seinen hallenden Zimmern, wo nur noch in zwei Räumen Möbel standen, hielt er es nicht gut aus, anfangs gar nicht, über Monate hinweg nicht über Nacht. Wollte ich also einmal freie Zeit, und das wollte ich allerdings – einfach mal durchatmen, schlafen, eventuell sogar ausgehen? –, dann musste ich akzeptieren, dass sein Vater sich in dieser Zeit in meiner Wohnung aufhielt.

Das war auch für ihn sicher nicht einfach, für mich war es schlicht unerträglich, wie ein ständiger Hautausschlag, die Zerstörung meiner Zuflucht. Kein Zimmer war vor den beiden sicher. Auf dem Umweg über unser Kind wohnte mein Exmann quasi bei mir. Dass er seine Wäsche in meiner Maschine wusch, hatte ich ihm angeboten, es schien mir vernünftig. Dass er sich am Kühlschrank bediente, nahm ich zähneknirschend hin. Dass wir an manchen Abenden wie in kaum vergangenen Zeiten schon wieder alle gemeinsam vor dem Fernseher hockten – gab es eine Alternative? Gleichzeitig war ich ständig damit beschäftigt, zu grübeln, ob die aktuell stattfindende Grenzüberschreitung, oder das, was ich als solche empfand, nun quälerische Absicht war oder nur gedankenlos oder ob es einfach nicht anders ging.

Wenn ich das nicht erleben wollte, musste ich ausgehen, auch wenn mir gerade nicht danach war und ich eigentlich nur gern auf dem Sofa gelegen hätte. Ich beendete diesen Zustand, sobald Simons Befindlichkeit es irgendwie erlaubte. Von da an brachte ich ihn für die freien Abende und den Samstag zu seinem Vater, den ich bat, nicht mehr über meine Schwelle zu treten, wie ich auch nie über seine trat.

Damit blieben als Hürde auf dem Weg, den Kopf freizubekommen für so etwas wie einen Neuanfang, nur noch die sechs Bring- und Abholtermine pro Woche. Bei denen ich vor der alten Haustür den Flaschenmüll überquellen sah von leeren Pfirsichsekt-Flaschen. Und dann natürlich die Nachbarn. »Ach Tessy, du Arme«, kam es auf mich zugeschossen, kaum dass ich auf der Straße stand, um mir mit dem nächsten Atemzug ungefragt mitzuteilen: »Was soll ich sagen, schon die dritte. Und alle sehen gut aus.« Danke vielmals.

Schien ganz so, als hätte er sein verwundetes Ego erfolgreich gekittet. Was sollte ich mit meinem tun? Nach Sekt war mir zwar nicht zumute, schon gar nicht mit Pfirsichgeschmack, verliebt jedoch hätte ich mich gerne einmal wieder.

Allerdings stellte sich die Frage, in wen. Zwar hielt ich Ausschau, ich schätze mal, kein männliches Wesen, das meinen Weg kreuzte, entging mir in dieser Phase, und schon dafür hasste ich mich, für dieses Suchen, die verdammte Bedürftigkeit. Aber das Schauen allein brachte keine Ergebnisse. Alle rieten mir, ich solle mir Zeit lassen. Sie hatten ja so recht. Ich wusste, dass sie recht hatten mit ihren guten

Ratschlägen, die da lauteten: Erst mal zu sich kommen, die Wunden lecken, nicht den Erstbesten zur Selbstbestätigung nehmen, der eigene Wert bemaß sich ja bekanntlich nicht nach dem Interesse der Männerwelt, nicht wahr? Lieber die eigene Mitte wiederfinden, an sich arbeiten, o ja, und vor allem: nicht in einen Wettbewerb mit dem Ex treten.

Nein, nein, sagte ich laut, das täte ich nie. Niemals, ich doch nicht. Das war ja klar. Das wäre ja am allerlächerlichsten. Ich fand sehr vernünftig, was meine Freundinnen mir erklärten, nein, mehr als das, es war wahr. Aber es half leider nichts. Ich war so dumm und ging ins Netz.

Tendenziell glaubte ich zwar eher, dass man richtige Männer im richtigen Leben fand, nicht im virtuellen. Nur: Ein richtiges Leben hatte ich ja in dem Sinne nicht. Ich kam wenig aus dem Haus, hatte nicht viel Freizeit, konnte weder Wochenenden durchtanzen noch Kurzurlaube machen und hätte eine Weile gebraucht, mich von ganzkörperlich alltagsabgeschabt auf hip umzustylen. Ohnehin war ich sehr kontaktentwöhnt. Vielleicht war es gar nicht so übel, erst einmal nur Worte zu tauschen, ehe man sich in die raue Begegnungswelt stürzte? Mit Worten kannte ich mich schließlich aus. Also schrieb ich mich bei einer Partnerschaftsbörse ein, wo man autismuskompatibel von zu Hause aus suchen konnte.

Die Voraussetzungen waren inzwischen gar nicht mehr so schlecht. Das Übergewicht war dank etwas Kampfsport abtrainiert, die Haare hatte ich gefärbt. Zwar wurde es schwierig, ein Foto von mir zu schießen, auf dem ich nicht traurig oder verspannt aussah, aber Monika tat gegen ihre Überzeugung ihr Bestes für mich, dann war auch diese Hürde überwunden. Als Beruf konnte ich Schriftstellerin angeben, das war doch was; der Doktortitel ließ sich problemlos verschweigen. Nur das mit dem autistischen Kind war und blieb ein Haken. Ich schrieb am Ende: »Ich bin ortsgebunden.«

Jetzt hieß es, sich umschauen, das war anstrengend, wie Einkaufen im Baumarkt ohne Berater. Wenig war zu finden, das wenige uninteressant. Ich staunte über diejenigen meiner Freundinnen, die in eine Liste von Adjektiven gießen konnten, was sie wollten, und entschieden sortierten. Was wollte ich? Ich wusste es nicht. Ich konnte ja nicht einmal mich selbst einschätzen. Missmutig und gierig zugleich wühlte ich in der Ware, zu der die Menschen in diesem System ganz schnell werden. Was einem dort auf dem Bildschirm begegnete waren Simse, Fiktionen, Entwürfe, die nicht rochen, nicht lächelten, sich nicht bewegten oder was auch immer taten, was lebendige Menschen so tun und was einen dazu bringt, noch ehe das Großhirn sich einschaltet, sie spontan entweder zu mögen oder gar nicht erst wahrzunehmen. All das, was einen normalerweise zu Menschen hinzog, fand auf Ebenen statt, die hier völlig ausgeschlossen waren. Hier war man auf das Großhirn und seine Vernunftentscheidungen reduziert. Das half gar nicht, so lief das einfach nicht.

Alles, was blieb, war die Bedürftigkeit.

Nach zwei Wochen beginnt man, die internen Maßstäbe herunterzusetzen, vielleicht doch mal »lächeln«, das Bild freigeben, eine Mail austauschen. Bewegung in die Sache bringen, einfach um der Bewegung willen. Spannend war das ja, es erinnerte mich an die Angstlust, mit der ich als Kind auf großen Rutschen oder dem Sprungturm im Schwimmbad stand. Ich konnte die leeren Abende mit dem fieberhaften Warten auf Post füllen von einem Menschen, der mich gar nichts anging. Konnte mir Bestätigung holen oder Verwundungen, kurze, schnelle Fieber, folgenlose Verkrampfungen, die nichts bedeuteten, weil alles gar nicht wirklich war.

Entsprechend kam in der Regel mit dem ersten realen Treffen auch das Ende.

Vier Mal habe ich das durchgestanden, ich fand es anstrengender als eine Bergtour. Jedes Mal wusste ich schon, als ich den Mann von weitem sah, dass es ein Fehler gewesen war, überhaupt herzukommen. Ein einziger echter Augenblick erledigte die Annäherungsarbeit von Dutzenden von E-Mails. Worte entwerfen Welten, als Schriftstellerin hätte ich das wissen müssen, das geht ganz schnell. Aber einer Erfahrung mit allen Sinnen halten diese Welten nicht stand.

Sie dürfen das nicht falsch verstehen, es waren nette Menschen, die mir begegneten, ganz normale Männer, keine Unsympathen. Sie hatten nur einfach nicht das Geringste mit mir zu tun. Also trank ich meinen Kaffee, nahm alle Kraft zusammen, um mein peinliches Fremdeln freundlich zu überdecken, führte ein belangloses Gespräch und dann nichts wie weg.

Das Fieber dauerte zwei Monate, in denen ich ein paar sehr erschöpfende Abende hatte. So ging das nicht. Ich suchte nicht irgendeinen Zeitvertreib, sondern jemanden, den ich lieben konnte, mein Gegenstück, den einen, der noch nicht aufgetaucht war und den es vermutlich auch nicht gab, aber was sollte man machen, als ihn zu suchen, auch unter widrigen Bedingungen? Also gab ich es auf, mich »ortsgebunden« anzupreisen.

Ohnehin war ich mir komisch dabei vorgekommen, am Bildschirm zu flirten, während ich mit der Stimme Simon beim ergotherapeutisch korrekten Halbieren einer Orange anleitete. Ich war ja eigentlich gar kein Single, ich war eine Autistenmutter. Wem hätte ich erzählen sollen, wie das war, mit Simon spazieren zu gehen und abzuwarten, bis er aus heiterem Himmel anfing zu schreien und sich die Kleider vom Leib zu reißen? Vielleicht, weil er einen Stein im Schuh hatte. Oder weil ein Gedanke ihn gestreift hatte. Oder weil er Pommes wollte; wer wusste das schon. Manchmal, fand ich, sah er in solchen Momenten aus wie ein Elfenkind, so nackt im Wald, manchmal hätte ich nur noch heulen können. Aber normal? Das war etwas ganz anderes. Und ich, ich war schon lange nicht mehr normal. Wenn ich an meinen Alltag dachte, kamen mir meine Computeraktivitäten einfach absurd vor.

Was ich mir wünschte, was ich brauchte, war jemand mit großem Herzen und offener Denkweise, jemand Ungewöhnliches, der improvisieren konnte, der Freude am Andersartigen hatte, der lebendig und nicht verspießert war, jemand, der etwas von Abgründen und Ängsten verstand und sich nicht davor fürchtete. Der Fragen, wie: »Warum hat jemand in den Zahnputzbecher gepinkelt?« oder »Wer hat Ketchup in die Sahne gekippt« und »Wieso ist der Fünfeuroschein angefressen?« gar nicht erst stellt. Jemand, der akzeptiert, dass ich Friedhöfe liebe und Zombiefilme, immer für alle Tee koche und schon mal vom Hochhaus springen wollte und manchmal nett war und dann wieder extrem. Ich war und bin keine liebe Frau für einen lieben Mann, auch wenn ich auf viele so wirken mochte. Ich war nicht die lächelnde attraktive geschiedene Mittvierzigerin aus dem Netz, ich war eine Ruine, wenn auch mit einigen interessanten Ecken. Was ich suchte, war ein Ruinenliebhaber.

So etwas allerdings, fürchtete ich, gab es weder im Netz noch im richtigen Leben.

Gute Tage, schlechte Tage

Noch immer gab es genug Nächte, in denen Simon wenig schlief. Ich erinnere mich an Morgen, an denen ich vollkommen gerädert war. Ich erinnere mich an die eine Nacht, in der ich Simons Vater anrief, so gegen drei Uhr, und sagte, er solle ihn holen, ehe ich ihn aus dem Fenster würfe. Zum Glück blieb es bei dem einen Mal.

Mit Grausen denke ich zurück an die Versuche, Simon an sein eigenes Bett zu gewöhnen. Endlich war ich dem Rat einer Therapeutin gefolgt, die meinte, ich solle es in kleinen Schritten angehen. Also erst in seinem Bett neben ihm schlafen statt in meinem. Dann nur noch vor dem Bett sitzen und seine Hand halten. Dann sitzen ohne Köperkontakt. Dann langsam, Abend für Abend, von seinem Bett wegrücken. Es funktionierte erstaunlicherweise. Ich legte mir eine Turnmatte zu und verbrachte darauf meine Abende, erst direkt vor Simons Bett, schließlich an der Tür seines Zimmers, endlich draußen auf dem Gang. Anfangs las ich, später schlief ich und wanderte, wenn ich nach ein oder zwei Stunden aufwachte, mit malträtiertem Rücken in mein eigenes Bett, wo Simon mich dann so gegen drei Uhr wieder aufsuchte.

Leider hatte das Verfahren nach einigen Wochen eine Grenze: Simon ließ mich vorerst nicht außerhalb seines

Blickfeldes. Die Matte durfte ich bis auf den Flur rutschen, aber nur so weit, dass er mich noch sehen konnte. Wollte ich weiter weg und den Blickkontakt unmöglich machen, wehrte er sich. Ein Jahr lang blieb ich auf meiner Matte im Gang, mit dem Rücken an die Tür der Rumpelkammer gelehnt, gegenüber Simons Zimmer. Immerhin schlief er irgendwann vor mir ein und mir blieben danach kostbare freie Stunden. Jonathan hat viel dieser Gangzeit mit mir geteilt, manchmal taten es auch einige Freunde. Wir plauderten dort oben, ich schenkte Tee aus und dachte: Man muss ja nicht immer am Küchentisch hocken.

Mein persönlicher Tiefpunkt war ein Tag im August 2009. August ist ein katastrophaler Monat für Autisten: keine Schule, keine Tagesstätte, viele Betreuer und Freunde sind im Urlaub. Damit fällt alles weg, was sonst den Alltag zu strukturieren hilft. Die Tage werden lang, sie beginnen um sechs, enden erst gegen 22 Uhr, und dazwischen herrscht angespannte Langeweile. Allein kann Simon sich kaum beschäftigen, vom Betrachten seiner Lieblingsfilme und dem Spiel mit der Playstation einmal abgesehen. Beides lässt man ihn als verantwortungsvolle Mutter nicht allzu lang am Stück betreiben. Bleiben die Spaziergänge, bis zu vier am Tag, ich hatte am Ende extra einen Hund angeschafft, damit die Leute nicht mehr so guckten. Ganz half es nicht: »Sie führen das Tier aber oft aus«, hieß es. »Ich führe nicht den Hund aus, sondern meinen Sohn. Der Hund ist nur Tarnung«, antwortete ich. Andere Tätigkeiten wie Wäsche aufhängen, ein Lied gemeinsam auf YouTube suchen, ihn zwingen, etwas auszumalen oder auszuschneiden, dauerten jeweils kaum 15 Minuten. Wenn Sie dazwischen Pausen einlegen, schaffen Sie nach dem Aufstehen drei solcher Beschäftigungseinheiten, und es ist immer noch erst sieben Uhr. Sie können dann einen langen Spaziergang mit Spielplatzbesuch unternehmen, und wenn Sie müde zurückkommen, ist es gerade mal neun. Sie legen ein zweites Frühstück ein, geben nach und erlauben eine Runde Playstation. Es ist dann zehn Uhr. Vier Stunden vorbei, elf liegen noch vor Ihnen.

Noch jeden August war Simon in ein Loch gefallen. Er regredierte und zeigte Verhaltensweisen, die wir schon längst überwunden zu haben glaubten; im Jahr zuvor war es die Pinkelorgie gewesen, der ich einfach nicht Herr wurde. Es lief aus ihm heraus, wo er ging und stand. Generell wächst die Unruhe, der Schlaf wird unsicher, die plötzlichen Anfälle nehmen zu. Ein weiteres Jahr zuvor war Simon außerdem bei Spaziergängen dazu übergegangen, seine Kleider und Schuhe in unbeobachteten Momenten auszuziehen und in Bachläufe zu werfen, einer seiner Schuhe flog auch vom Gipfel eines nahen Berges. Oder vom fahrenden Rad aus in den Rinnstein. August 2009 sollte das Schlagen kommen.

Wenn Simon schlug, dann mit hoch erhobenen Armen und voller Wucht in Richtung Kopf und Gesicht. Im Prinzip kannte ich das schon, jetzt aber passierte es gehäuft und mit einer Rückhaltlosigkeit, die einen erschrecken konnte. Normalerweise pflegte ich ihn dann an beiden Handgelenken festzuhalten und ihm zu sagen, dass ich ihm nicht erlauben könne, mir weh zu tun, und ihn festhalten werde, bis er sich wieder beruhigt habe. Mit aller Kraft im Haltegriff und so viel Ruhe in der Stimme wie möglich. Bis zu dem Tag, an dem Simon eine neue Idee hatte. Er neigte den Kopf vor und biss zu.

Ich schrie auf und stieß ihn weg. Es hatte sehr weh getan, mehr noch, es war ein Schock. Mit zitternden Fingern raffte ich mein T-Shirt hoch und betrachtete die kleine blutende Wunde mit den Zahnabdrücken außenrum. »Du hast mich gebissen«, schrie ich reichlich hysterisch. Zum Glück hatten wir in dem Moment Besuch, der Simon von mir fern- und festhielt, bis ich mich beruhigt hatte. »Du hast mich geschlagen, du hast mich gebissen.« Die Worte gingen mir nicht mehr aus dem Kopf. Ich fühlte mich wie ein misshandeltes Kind, todunglücklich und elend. An mir zitterte alles.

Mit der Zeit bekam ich auch das in den Griff. Es hat keinen Zweck, sich seinen Emotionen zu überlassen. Wenn Simon in diesem Zustand ist, voller Wut, Pupillen geweitet und nicht er selbst, nützt nur halten und ruhig bleiben. Manchmal ist es sogar so, dass er selber schreit, man solle ihn halten. Er will einem nichts Böses, er ist nicht wirklich aggressiv, nur unkontrolliert. Es ist schwer, den Unterschied zu erklären. Aber er ist da.

In den ersten Tagen allerdings tat ich mich mit der Ruhe schwer. Ich fragte mich, wie weit es mit mir gekommen war, betrachtete immer wieder die erste Wunde und kleinere, die dazugekommen waren, bis ich ihn so festhalten konnte, dass er mit seinen Zähnen an meinen Busen oder die Arme nicht mehr herankam. Meine autismusferne Umwelt zeigte sich entsetzt, die autismusaffinen Menschen blieben recht gelassen. Man empfahl mir einen Kursus für den Umgang mit »herausforderndem Verhalten«, in dem man lernt, den anderen sicher, aber respektvoll festzuhalten. Doch dafür war ich vorerst noch zu perplex. Ich wollte auch niemanden festhalten. Ich wollte einfach keine Aggression in meinem Leben.

Zufällig war ich in dieser Zeit in einem Aufbaukurs für Gestütztes Kommunizieren und unterhielt mich mit einer anderen Mutter. Die sagte, ihre Tochter mache diese Wutanfälle derzeit auch durch. Es liege an der Pubertät. Und daran, dass die ältere Schwester gerade zum Studieren auszog. Die neue Situation, die Eifersucht, das Gefühl, zurückgelassen zu werden, alles käme zusammen. Was sie denn dagegen täte, fragte ich.

»Mein Mann legt sich quer über ihre Beine, und ich schiebe ihr ein Geschirrtuch als Knebel in den Mund und halte die Arme, bis sie sich beruhigt hat«, war die lapidare Antwort der zarten Dame im Twinset.

Ich dachte daran, dass ich keinen Mann mehr hatte, der sich über die Beine von Simon werfen konnte. Mir graute auch davor, mein Kind zu knebeln, und ich fragte mich, wie lange ich Simon würde halten können, bis einer von uns sich ernsthaft verletzte.

Die Frage treibt mich noch heute manchmal um. Simon ist jetzt elf, er wird mal dreizehn, vierzehn, fünfzehn sein, größer und stärker als ich. Wenn er bis dahin nicht gelernt hat, anders mit seinen Emotionen umzugehen, was dann? Ich sah Heim und medikamentöse Ruhigstellung für ihn, eine Zukunft als geschlagene Frau voller blauer Flecken für mich. Mir war hundeelend. Simon spürte das, oder spürte er etwas anderes? Keiner kann das sagen, jedenfalls schlief er nicht in den zu diesen Tagen gehörigen Nächten. Er stand vor meinem Bett wie ein Nachtgespenst, unwillig, sich hinzulegen oder Ruhe zu geben. Als könne er nicht ohne meine Gegenwart sein, als hätte er mir noch was zu sagen oder wolle etwas hören oder erfahren. Oder mich einfach nur quälen. Ich hätte so dringend eine Pause gebraucht, ein paar Stunden sicherer Ungestörtheit in meinem Zimmer, bei einer brennenden Kerze und vielleicht einem Buch. Oder Schlaf. Aber ich bekam weder das eine noch das andere.

Wenn ich ihn in sein oder auch mein Bett stecken wollte, schrie er. Es ging hin und her, nie kehrte Ruhe ein. Irgendwann schrie ich zurück, so laut wie er, mit gekrümmtem Leib, aus voller Kehle und so schrill, dass ich danach tagelang heiser war. Er starrte mich an. Holte Luft und schrie wieder. Ich schubste ihn. Er schubste mich. Da stieß ich ihn mit halber Wucht gegen das Bett. Volle Hemmungslosigkeit gewährte ich mir zum Glück nicht einmal in diesem Moment. Aber wie erschreckend gerne hätte ich ihm weh getan.

Ich brüllte ihn an, dass er mich in Ruhe lassen solle. Dass er die Pest sei. Dass er mein Leben zerstöre. Dass ich ihn hasse. Und in diesem einen Moment meinte ich es.

Simon blieb, wo er war, und schrie. Es änderte sich nichts. Um ihn still zu bekommen, hätte ich ihn schon totschlagen müssen.

Da gab ich auf. Ich klappte zusammen, weinte und schämte mich, schämte mich maßlos. Voller Angst legte ich mich mit ihm hin und umklammerte ihn, fragte mich, was ich in ihm wohl kaputtgemacht hatte mit meinen verletzenden Worten. So etwas hatte ich noch nie zu meinem Kind gesagt, es war das Schlimmste, was ich je getan hatte, ihn mit Worten zu vernichten. Ich zog ihn an mich, ich hielt ihn und drückte ihn, was für Simon sicher mindestens so verstörend war wie meine Aggression zuvor. Was sollte das Kind mit meinen wirren Gefühlen?

Ich versicherte ihm flüsternd, dass ich ihn liebe, dass ich nur die Nerven verloren hätte. Und ich versuchte, mich an meine theoretische Klugheit klammernd, ihm zu erklären, wie das war mit der Wut und der Verzweiflung.

Keine Ahnung, ob ihn irgendetwas davon erreichte. Mir blieben die Scham und die Angst, ihn irreparabel geschädigt zu haben. Es war Wochenende – natürlich – keine Therapiestelle zu erreichen. Außerdem hatte ich bereits alle abtelefoniert, als das mit dem Beißen angefangen hatte. Festhalten. Aushalten. Das war der Rat, den man mir gegeben hatte. Wahlweise auch: »Seien Sie durchaus authentisch in Ihren Reaktionen.«

Da ich schon einmal am Schämen war, ließ ich alle Hemmungen fallen und rief Simons Psychiater zu Hause an; ich hörte Küchengeräusche im Hintergrund, als ich mit ihm sprach. Höchstmögliches Gleichmaß in der Umgebung, eine höhere Dosis Risperidon (das ist ein Antipsychotikum, das in der Altenpflege bei Demenzkranken zum Einsatz kommt und bewirken soll, dass er ruhiger wird und die plötzlich einschießenden Impulse gedämpft werden), dazu Dipiperonsaft zum Einschlafen. So weit reichte sein Arsenal an Hilfestellung.

»Und was mache ich?«, fragte ich.

»Geht es Ihnen so schlecht?«, fragte er.

Ich konnte nicht antworten. Simons Aggressivität und mein eigener Ausraster waren zu viel für mich gewesen. Er empfahl mir eine Telefonseelsorge. Ich rief stattdessen eine Freundin an. Und noch eine. Überstand diesen Abend, dann den nächsten Tag, die nächste Nacht. In einem meiner Lieblingsfilme, »Kammerflimmern«, sagt eine der Hauptfiguren, es gehe nicht um Liebe, denn wenn du etwas liebtest, würde es dir weggenommen und zerstört. Ich könnte hinzufügen: Oder die Liebe wird dir so schwer gemacht, dass du sie kaum erträgst. Was uns bleibe, sagt die Figur, wenn alles zu Ende scheine, das seien zwei Dinge. Einatmen. Und ausatmen. Ich atmete.

Der Dipiperonsaft wirkte nicht bei Simon. So etwas kommt bei Autisten vor. Auch die nächsten beiden Medikamente beeindruckten ihn in keiner Weise. Erst Tavor zeigte ein wenig Wirkung.

Irgendwann war der August vorbei. Die Schule begann wieder, die Tagesstätte setzte ein. Simon hörte übergangslos auf, fest zuzuschlagen, und er hat nie wieder gebissen.

Was blieb, war die Angst vor dem nächsten August.

Für die Nachbarn waren sicherlich die Polizeieinsätze beeindruckend, von denen wir allein im ersten Jahr drei hatten. Es begann eine Phase, die im Moment zum Glück vorüber scheint, in der Simon gerne davonlief. Einmal zischte er mir in einem kurzen unbeobachteten Augenblick bei einem Radausflug in die Stadt davon. Ein andermal bei einem Picknick mit Freunden im Wald. Ein drittes Mal verschwand er von seinem Trampolin vor dem Haus, als ich kurz die Einkäufe reinbrachte.

Bei diesem dritten Mal offenbarte er sein spezifisches Glück. Er betrat nämlich ein Haus in der Nachbarschaft, suchte das Kinderzimmer auf und verkündete der verblüfften Mutter der vier dort lebenden Kinder, dableiben zu wollen. Sie rief ihren Mann an, der Arzt war, heimkam und sich Simons annahm. Er tat das so einfühlsam, dass Simon ihm tatsächlich half, den Rückweg zu finden. Es stellte sich heraus, dass der nur rund 100 Meter betrug. Der Nachbar stellte sich vor, als er mir Simon an der Haustür übergab; ich war gerade von meiner atemlosen Suche in den nächstgelegenen Straßen zurück und wollte ins Auto steigen, um meinen Radius auszuweiten. Der ehrliche Finder war Oberarzt in der Städtischen Kinder- und Jugendpsychiatrie. Fast war es zum Lachen: Simon war den einzigen Menschen im kilometerweitem Umkreis zugelaufen, die einschätzen und erkennen konnten, wen sie da vor sich hatten.

Die anderen beiden Male war Simon mehrere Stunden unterwegs. Ich war bereits alle in Frage kommenden Wege abgefahren oder -gelaufen, atemlos und wissend, dass sich mit jeder falschen Entscheidung sein Vorsprung vergrößerte und die Zahl der möglichen Richtungen, die er eingeschlagen haben könnte, vervielfältigte. Immer dauerte es lange, bis die Polizei kam. Vielleicht konnten sie nur schwer glauben, dass ein Junge, dessen Alter mit neun angegeben wurde, völlig hilflos sein sollte. Vielleicht kam es mir auch nur so vor, weil ich mir jede Minute, die verging, die schlimmsten Sachen ausmalte. Mein Hals wurde enger und enger und die Anstrengung, die Panik zu unterdrücken, immer größer. Was, wenn er vor ein Auto lief? Er war ja alles andere als sicher im Straßenverkehr. Was, wenn er einem Menschen begegnete, der seine Hilflosigkeit erkannte und ausnutzte? Ich hielt das Warten nicht aus und rief Freunde, Verwandte und Bekannte an, mobilisierte alle, die tagsüber erreichbar waren, und schickte sie in bestimmte Areale, die einen mit dem Auto, die anderen zu Fuß. Simons Vater gab sich ganz gelassen: »Der muss ja schließlich wieder auftauchen.« Ich konnte diese Haltung nicht verstehen. Wieso *musste* er?

Schlimm waren auch die Fragen der Polizei: Wo er hingewollt haben könnte? Was für Ziele er so ansteuere? Ob er alleine nach Hause zurückgegangen sein konnte? Wie sollte ich das beantworten?

Simon wollte meiner Ansicht nach nirgendwohin, er hatte keine Ziele. Er hatte ja noch nie etwas alleine unternommen oder auch nur unternehmen wollen. Er ging nicht Freunde oder die Großeltern besuchen wie andere knapp Zehnjährige und hatte auch sonst wenige Orte, die sein Interesse weckten. Er war einfach einem plötzlichen Impuls gefolgt.

Es ging mir wie dem Mädchen in dem Bilderbuch »Unterwegs mit Jan«, das nach seinem im Park verlorengegangenen autistischen Bruder sucht. Die Passanten waren voller guter Ratschläge: Er wird am Eisstand sein, er wird beim Baseball zuschauen. Aber sie wusste, dass das alles nicht stimmen konnte, weil so etwas ihren Bruder nicht interessierte. Er war einfach anders.

Außerdem, selbst wenn Simon ein Ziel gehabt hätte, wäre es unwahrscheinlich gewesen, dass er es erreichte. Seine räumliche Orientierung war zwar gut, wenn ich beim Autofahren mal von der gewohnten Route abwich, fragte er sofort argwöhnisch vom Rücksitz: »Wohin fahren wir?« Aber wenn er allein unterwegs war, konnte es sein, dass Kleinigkeiten wie ein entgegenkommender Hund, ein Mensch mit Stock oder das Geräusch einer Säge hinter einer Hecke ihn irritierten und dazu brachten, vom Weg abzubiegen, nur weg von der Störung. Wenn er mal am Abbiegen war, konnte es sein, dass er wieder abbog, und wieder, einfach weil Abbiegen jetzt programmiert war. So konnte er zwar einerseits große Routen klar im Kopf haben, sich aber andererseits auf wenigen Metern hoffnungslos verfransen. Ich erklärte das, so gut ich konnte. Hilfreich war das nicht, weil es bedeutete, dass seine Bewegungen unkalkulierbar waren und er überall sein konnte.

Endlich fanden wir sein Fahrrad, es lag zwei Kilometer entfernt von dem Punkt, an dem er verschwunden war auf einer Straße, die durch den Wald führte. In der Nähe waren ein Spielplatz und ein Walderlebniszentrum, das er kannte. Woraufhin Zivilstreifen das Waldstück und die Wanderwege durchkämmten. Kennen Sie diesen Satz aus den Fernsehnachrichten, wenn der Sprecher sagt, man habe das Rad des vermissten Kindes gefunden? Drei Tage später finden sie dann die Leiche in einer Kiesgrube, und im Monat drauf wird der nette Nachbar verhaftet, Vater von drei Kindern und Mitglied bei den Pfadfindern. Ein Mann, von dem niemand geahnt hatte, dass er pädophil war.

Mein Sohn traf einen netten Spaziergänger, der ihn den Polizisten zuführte.

Bei Simons zweitem Ausflug waren Hubschrauber unterwegs, um sicherzustellen, dass er nicht irgendwo im nahen Fluss lag. Es war ein unbeschreibliches Gefühl, sie über den Bäumen fliegen zu hören. Ganz großes Kino sozusagen. Jonathan hatte das fragwürdige Vergnügen, alleine zu Hause zu sein, als Uniformierte klingelten und nach gebrauchter Wäsche seines Bruders fragten, für die Suchhunde. Gefunden wurde Simon schließlich von Wanderern, ein Dorf weiter. Die Freunde, mit denen wir unterwegs gewesen waren, hatten alle Spaziergänger, Jogger und Radler, die vorbeigekommen waren, angehalten und sie gebeten, die Nachricht über den vermissten Jungen weiterzutragen. So waren sie durch den halben Forst gewandert.

Simon war fünf Kilometer weit gekommen, keine üble Leistung. Er war, während wir alle Verstecke und Gehölze durchstöbert hatten, einfach auf dem breitesten Waldweg immer geradeaus gelaufen, wie angezogen vom Horizont.

Bei Simons letztem Ausflug, Anfang 2011, hatte meine Hysterie für eine Zusatzkomplikation gesorgt. Wir waren auf dem Weg zum Auto gewesen, als ich noch einmal umdrehte, um etwas aus der Wohnung zu holen, das ich vergessen hatte. Das dauerte keine Minute, außerdem wollten wir zu Simons Vater fahren, er freute sich schon auf den Besuch; ich hatte nicht im Traum gedacht, dass er sich verdrücken würde. Aber da stand ich, und der Garagenhof war leer.

Weit konnte er nicht sein, ich entschied mich fürs Auto, um möglichst rasch die Siedlung abzufahren, in der wir lebten, darin hatte ich ja Routine. Als es langsam dunkel wurde, wechselte ich auf Schusters Rappen und checkte die Spazierwege im Wald. Ich hatte Jonathan mit auf die Suche geschickt, wir beide durchkämmten getrennt das Viertel und die angrenzenden Waldstücke, ich zu Fuß, er auf dem Roller. Nach einer Stunde gab ich auf. So würde ich ihn nie finden, es war inzwischen stockdunkel, ich stolperte nur noch über Wurzeln und trat in Pfützen. Ich konnte nichts mehr sehen, und auf Zuruf reagierte er nun einmal nicht. Ich hätte einen Meter an ihm vorbeigehen können, ohne ihn zu bemerken.

Ich rief – mal wieder und mit gemischten Gefühlen – die Polizei. Langsam fragte ich mich, ob das nicht irgendwann teuer würde. Oder ob sie mir das Jugendheim auf den Hals hetzen würden, da ich so offensichtlich unfähig war. Aber was für eine Wahl hatte ich? Jetzt war er über eine Stunde fort. Er konnte inzwischen überall sein. Außerdem war es kalt.

Ich machte mich auf den Rückweg, da die Beamten sich zuerst am Haus melden würden, wie immer. Inzwischen wusste ich auch, dass sie aktuelle Fotos wollten – ich hatte jetzt stets welche vorbereitet – und eventuell ein paar Wäschestücke. Wegen der Hunde, klar, wir hatten ja Übung. Per Handy gab ich Jonathan Bescheid. Der Ruf ging durch, aber er nicht richtig ran, ich hörte nur seine Stimme, die »Simon« rief, immer wieder »Simon«, dann Wasserplätschern, dann nichts mehr. Ich rief Jonathans Namen, bekam aber keine Antwort. Als ich erneut versuchte anzurufen, hob niemand mehr ab. Bei keinem meiner Versuche mehr. Dieser Schrei, »Simon«, hatte da nicht Panik mitgeschwungen? Und dann das Platschen – mir wurde himmelangst. Daraufhin wählte ich mit zitternden Fingern erneut die Nummer der Polizei und sagte, dass wir wohl die Teiche der Gegend berücksichtigen müssten.

Von denen gab es einige. Wir kannten sie gut von unseren Spaziergängen, und Simon hatte in der Tat mehr als einmal versucht, in einem davon zu baden. Sie waren aber tief, mit steilen Ufern; ich hatte es ihm nie erlaubt. Der Ruf »nein, das ist gefährlich« war Routine auf unseren Spaziergängen. Vor meinem geistigen Auge sah ich Simon, der, endlich ohne die verbietende Stimme der Mutter, schwimmen gegangen war in dieser Januarnacht – für ihn kein Problem, er zog sich auch mitten im Schnee eben mal nackt aus. Ich sah Jonathan, der versuchte ihn zu retten. Bestimmt hatte er das Gewicht seiner Kleider unterschätzt, wenn sie sich voll Wasser sogen, hatte die Temperatur nicht bedacht. Und Simons Klammergriff.

Simon konnte Hundepaddeln, sogar recht gut, mit Hilfe von Schwimmflügeln kam er zügig im Wasser voran. Er neigte aber dazu, sich an einen dranzuhängen, wenn man in seine Nähe kam, ohne Sinn dafür, dass er einem damit Probleme bereitete, weswegen ich in tieferen Gewässern nie mit ihm schwamm, ohne selbst eine Schwimmhilfe dabeizuhaben. Andernfalls würde ernsthaft die Gefahr bestehen, dass er mich unter Wasser drückte. Wie würde er sich erst verhalten, wenn er Angst hatte? Ich sah die beiden bereits untergehen.

Die Polizei rief die Feuerwehr; jetzt war das ganze Viertel von Blaulicht erleuchtet, die Nachbarn standen auf den Straßen, rieben sich die Oberarme warm und unterhielten sich, der Dampf aus ihren Mündern färbte sich rot und blau von den Lichtern der vielen Wagen. Ich hörte ihre Fragen und Unterhaltungen, während ich an ihnen vorbeistolperte, um zu den Einsatzkräften zu gelangen, und ich hasste sie fast so sehr wie mich.

Wie im Traum verfolgte ich, wie die Scheinwerfer das verfaulte Schilf und Gestrüpp um die Teiche beleuchteten. In winzigen Stücken wurde die Landschaft in der Dunkelheit sichtbar, hier ein Fetzen, da ein zitternder Ausschnitt. Ich fürchtete mich vor jedem neuen Bild. Ich dachte: Jetzt habe ich gar kein Kind mehr. Und dass ich Jonathan in den Tod geschickt hatte. Und dass, wenn ich wählen könnte, ich mir wünschen würde, er würde leben und Simon wäre tot. Ich schämte mich dafür, aber es war so.

Immer wieder wählte ich Jonathans Nummer. Meist vertippte ich mich, schaffte es nicht bis zum Ende der Ziffernfolge, ließ das Scheißhandy fallen; es war wie in einem

Alptraum, den ich manchmal habe. Aber ich versuchte es wieder und wieder. Da ging er ran.

Es war alles ein Missverständnis gewesen, das Wasserrauschen stammte von den Rädern seines Rollers, der durch die Pfützen fuhr. Jonathan war da.

Simon war fort. Eine Stunde später lief er den Beamten in einem ganz anderen Waldstück in die Arme, nahe seiner ersten Schule. »Da warst du für eine Stunde der Größte«, war alles, was Simon zu der Aufregung sagte. Ich dachte, wir müssten es machen wie der Vater in dem Buch: Alle warnen, dass sie nicht freundlich sein durften, sonst wären wir bald jedes Wochenende live bei so einer Show dabei.

Die Polizisten fragten, ob es mir gut ginge, und zogen dann ab.

Simons Vater kam und nahm beide Jungs für den Rest des Abends mit.

Mein Freund kam ebenfalls. Völlig ausgelaugt saßen wir vor einem Glas Wein, dann noch einem, es gab nichts anderes zu tun. »Stell dir vor«, meinte er irgendwann, »ich wäre in meinem Stress zu schnell gewesen und hätte Simon überfahren, irgendwo auf der Landstraße am Wald. Ich hätte dir das nie sagen können. Dann säßen wir jetzt hier, und er läge in meinem Kofferraum.« Wir sponnen eine Geschichte daraus, die Ausgangssituation einer von Anfang an zum Scheitern verdammten Beziehung. Ich überlegte, ob es noch mehr solcher Situationen geben könnte und ob sich daraus ein Konzept für eine Storysammlung entwickeln ließ. Die würde ich dann »Unmögliche Lieben« nennen. Eine Katharsis, wie Autoren sie betreiben. Das Hirn ist in Bewegung, und die Gefühle entladen sich.

Später machte ich daraus tatsächlich eine Story, allerdings mit einem verirrten Demenzkranken in der Rolle der

Leiche, ein kleines Dramolett, kein Drama. Die eigentliche Geschichte zu schreiben soll meinem Freund vorbehalten bleiben.

Mittwoch, 8. 7. 2010

Lange im Bett gelegen und mir deshalb Vorwürfe gemacht, aber nicht genug.

Mir nach diesem langen Anlauf am Computer eine Seite zum Krimi-Exposé abgerungen; das Streitgespräch zwischen Held und Onkel wird einfach nicht böse genug. Wenigstens stattdessen zu Tom Waits getanzt.

Mich gefragt, wo die schwangere Katze steckt und ob sie schon wirft. Sie eingesperrt in meiner Wäscheschublade gefunden und mich bei ihr entschuldigt, dass ich sie zwang, auf meine Dessous zu pinkeln. Versucht, die Katze mit Tom Waits anzufreunden, aber sie mochte nicht.

Simon von der Schule abgeholt und das Lob für ihn von der Schulbegleiterin entgegengenommen. Direkt zu Aldi gefahren, wo er sich die Limonade über die Füße kippte. Mir aber nur einmal weglief, um einen Becher Crème fraîche zu zerkauen. Dafür half er zum ersten Mal in seinem Leben stetig mit, die Sachen aufs Band und danach vom Wagen in den Kofferraum zu räumen, statt nur eine Sache in die Hand zu nehmen wie sonst. Hab ihn exzessiv gelobt, dass er so eine Hilfe ist.

Hab ihn beim Aussteigen wie üblich ermahnt, den Schulranzen mitzunehmen und die Tür zu schließen. Hat sogar geklappt. Etwas von den Einkäufen wollte er aber nicht tragen, nicht mal die runtergefallene Tüte mit Möhren aufheben. Hab mit vollen Armen nach ihr geangelt und die Tomaten dabei gequetscht, den Mais fallen und ihn liegen lassen. Dann eben erst mal keine Tomaten-Gemüse-Soße.

Kochte Milchreis, checkte nebenbei die Post. Beim ersten Löffel verzog Jonathan das Gesicht, und ich begriff, warum in der Kü-che plötzlich eine leere Salzpackung herumgestanden hatte. Man soll beim Reiskochen eben dabeibleiben. Habe Simon erklärt, dass ein Unterschied zwischen Zucker und Salz besteht, den er bei künftigen Mitkochversuchen beachten sollte. Allerdings ohne viel Hoffnung. Alles weggeschüttet und Toast Hawaii im Fami-lienmanufakturverfahren hergestellt.

Jonathan schlug vor, diesen Abend »Angriff der Killerbienen« zu schauen. Ich war begeistert, der Streifen hatte null Bewer-tungspunkte in der Fernsehkritik – wird bestimmt sehr lustig. Wir waren uns einig, denselben Geschmack in Sachen Trash zu haben.

Habe, davon angeregt, Jonathan beim Essen zwischen zwei Bissen mit dem Roman »Murp« bekannt gemacht – unser ge-planter Abend war nämlich eine klassische Murp-Sache, sinn-frei und eben drum so erholsam – und ihm die Baumarktszene vorgelesen.

Simon davon abgehalten, die Thuja auf dem Balkon als Nachtisch zu essen. Zum Glück lenkte ihn ein akuter Anfall von Trampolinitis ab, so dass ich Jonathan noch die Stauszene vorlesen konnte, die einfach selig macht. Er wurde auch selig, umarmte mich und trampolinierte seinerseits, weshalb Simon auswich und mich zu einem Spaziergang zwang.

Schlug vor, Kuchen vom Bäcker zu holen. Auf dem Weg dahin, als wir am Ärztehaus vorbeikamen, sagte Simon: »Wollen wir nicht mal zum Arzt gehen, damit er mich untersucht und mir eine Spritze gibt und dann bin ich wieder gesund?«

Hab ihm erklärt, dass sein Autismus keine Krankheit ist, sondern eine besondere Art, die Welt zu sehen. Dass er durch Spritzen nicht weggeht, dass wir damit aber zurechtkommen werden und dass ich ihn liebe. Er hat mich umarmt und sich anschließend huckepack nehmen lassen.

Schleppte seine 30 kg über die Ampel, angestrahlt von allen

Passanten und Autofahrern. Strahlte zurück. Wir entschieden uns für Puddingkuchen.

Simon aß den gesamten Pudding von seinem Kuchen, ehe ich den Tisch fertig gedeckt hatte. Aber er hat den Kakao gemacht. Simon machte sich noch über das chirurgisch sauber isolierte Bisquitteil seines Kuchens her und stieg danach zum dritten Mal an diesem Tag in die Badewanne.

Irgendwie kam Jonathan darauf, dass er »Matrix 1« noch nicht kannte. Betroffenheit; ich beschloss, um seine humanistische Bildung abzurunden, den Film heute Abend mit ihm zu gucken, natürlich vor den »Killerbienen« im Spätprogramm. Er hat ja nur noch drei Wochen Schule.

Versuchte, Simon mit Tom Waits anzufreunden, aber er mochte nicht. Er wollte Trampolin springen.

Zog ihn zum dritten Mal an diesem Tag an, zum vierten Mal, den Morgen mitgerechnet, und ging zum Trampolin. Er sprang ausgelassen und akrobatisch, mit voller Energie. Ich betrachtete eine Hummel im Gaukelflug, schwer beladen mit Pollenpäckchen an beiden Seiten. Dazu sang ich die einzigen zwei Zeilen Tom Waits mit, die ich kannte. Simon verlangte die Wiederholung, wieder und wieder, eine halbe Stunde lang. Ich hoffe, die Nachbarn haben gut isolierte Fenster. Meine schwangere Katze schmiegte sich an mich und vergab mir. Die Hummel hatte Probleme mit dem Wind. Ich sang.

Sandra vom familienentlastenden Dienst kam und wurde von Simon zu einem Ausflug verschleppt. Dankbar sank ich vor meinen Computer. Im Wohnzimmer lag alles voller Füllsel aus dem Stoffball, den Simon zerkaut hatte. Der Topf mit den Milchreisresten wollte geschrubbt sein. Das Katzenklo quoll über. Meine Dessous warteten auf einen Waschgang. Da wäre auch Wäsche aufzuhängen. Ich ignorierte es und machte mir deshalb Vorwürfe. Abermals nicht genug.

Eine halbe Stunde schreiben, dann schlafen, aufgeweckt von meinem zurückkehrenden Sohn. Jonathan setzte sich an mein Bett, streichelte mich, lächelnd wie eine Mutter, die ihr krankes Kind tröstet, und sagte: »Schlafen ist doch das Schönste auf der Welt.« Ich meinte, das Zweit- oder Drittschönste, Liebhaben wäre noch besser und knuddelte ihn.

Simon war unruhig diesen Abend, und auf einmal brach es aus ihm heraus: »Frau Mustermann ist nicht nett.« Mustermann, das war seine erste Lehrerin gewesen, die ihn mit ihrer Ignoranz fast zerstört hätte. Diese Dame hatten wir vor zwei Tagen zufällig wiedergesehen, nur durchs Autofenster, keine Partei hatte Lust, die andere wahrzunehmen und grüßen zu müssen. Simon war damals nichts anzumerken gewesen, er hatte nichts gesagt. Aber 36 Stunden später brach es aus ihm heraus.

Jonathan betrachtete Simons Im-Kreis-Laufen und meinte, so sei es gestern Abend bei Papa auch gewesen. Dort angekommen, habe Simon plötzlich geheult und sei gekreiselt, dann aber problemlos eingeschlafen. Ich erwiderte, dann wird es heute auch so sein. Jonathan ging zu Simon, kniete sich vor ihn und küsste ihn. Dann zog er ab, Computer spielen. Ich freute mich über seine Gelassenheit und bewahrte meine eigene.

Ich erklärte Simon, dass diese Frau verständnislos war und böse. Dass er nie wieder zu ihr zurückmüsse. Dass wir darauf achten würden, dass er künftig Menschen und Orte um sich haben werde, die ihn verstanden und schätzten. Trotzdem gab es Tränen und ein wenig Geschrei. Ich zog das Abendritual durch, damit er begriff, dass sich nichts änderte und er Halt an der Routine finden konnte. Im Bett dann fiel mir auf, wie seine Hände in die Luft griffen. Ich begann, die Finger einzeln fest zu umfassen und zu benennen. Darüber wurde er ruhiger. Ich formte seinen ganzen Körper so, mit festen Griffen. Etwas später verlangte er, nur noch leicht in den Handflächen gekitzelt zu werden, dann schlief er ein. Geschafft. Ich liebe ihn so sehr.

Jetzt ist es halb neun, Jonathan sitzt am Computer, und ich lasse ihn. Die »Matrix«-Lektion kann warten. Eventuell gucke ich »Snowcake«. Oder lese den »Gantenbein« an, für den Lesekreis, mal sehen.

Heute Morgen noch habe ich mich gefragt, wie ich es schaffen soll, die Verzweiflung, die in mir ist, so weit zu strecken, dass sie mich nicht überwältigt und ich durch die Tage komme. Ich habe mit meiner Mutter telefoniert, vielleicht war das die Wende. Ich habe ihr ehrlich gesagt, wie es mir geht, ohne Beschönigung, aber auch ohne Gejammer. Konnte meine kaputte Ehe bedauern, meine Fehlentscheidungen, meine Zukunftsangst formulieren und weinen, ohne zu verzweifeln. Sie hat es gut verstanden. Wir haben in Ruhe überlegt, was wird.

Sie ihrerseits hatte Angst davor, mal in einem Pflegeheim zu enden und so zu sterben wie ihre Mutter, über Jahre hinweg. Ich bot ihr an, mit ihnen zusammenzuziehen. Das hatte ich früher schon getan. Und zu meiner Freude fand sie es diesmal überlegenswert, gab zu, dass ihr der Gedanke gefalle. Ich täte es wirklich gerne, ich würde sie gern pflegen. Sie haben es wahrhaftig verdient. Obwohl wir nur über traurige Dinge sprachen, wurden wir, glaube ich, beide durch das Gespräch getröstet. Und wir fühlten uns einander sehr nahe. Danach hatte ich Kraft für alles Weitere.

9. und 10. 7. 2010

Endlich einmal ein paar gute Nachrichten: Der Verlag will den Autisten-Krimi haben; sie werden bieten. Jetzt kann es natürlich noch sein, dass sie eine beleidigende Summe anbieten, aber ich bin ja fast nicht mehr beleidigbar. Und gerade der Krimi liegt mir am Herzen, denn autismustechnisch ist Bayern ein Entwicklungsgebiet. Wenn es mir gelingt, Autismus hier zu einem

Thema zu machen, kann ich damit etwas für Simons Belange tun. Das wäre mir wichtig.

Am nächsten Tag dann kam das Schreiben vom Landratsamt/Jugendamt; sie haben meinem Widerspruch stattgegeben und bewilligen bis Dezember jetzt wieder unsere bisherige Therapiestundenzahl. Ihr Arschlöcher, dachte ich mir und reckte die Faust. All der Schrecken, die Wut, die viele Mühe mit den Präzedenzurteilen und Infotexten, die ich gelesen habe, bis ich meinen schönen Dreiseitenbrief mit perfekter, juristisch wasserdichter Argumentation beisammenhatte. Die Angst um Simon und vor der Zukunft. Und einfach nur, weil sie es halt mal versucht haben. Jeder spart ja heutzutage. Und im Dezember das Ganze dann wieder. Arschlöcher. Ich werde sie im Dezember wieder mit Gutachten bombardieren und mit Argumenten eindecken. Und notfalls schreibe ich wieder an den Landrat. Ich hasse sie alle, alle.

Andererseits, zwei Triumphe am Stück, ich sollte mich freuen. Hab ich auch ein bisschen.

Freitag hab ich Vreni vom Zug abgeholt. Ich musste mit Simon eine halbe Stunde auf sie warten, nachdem wir vorher schon in der Bücherei und bei McDonald's gewesen waren, das war zäh, aber er hat sich großartig gehalten und flippte nicht aus. Wir sind ein wenig spaziert, sind gerannt, haben über Züge geredet und über Geschwister. Vreni ist Christophs Schwester, das weiß Simon, deshalb tituliert er sie manchmal als seine Schwester. Ich hab ihm erklärt, dass er keine hat, jetzt will er eine. Aber das wird nicht mehr passieren, thanks to god.

Nahm Vrenis halbmannshohe Zitronenverbene in Pflege, die morgen Gabi zum 50. als Geschenk überreicht werden soll, zusammen mit einem selbstgetexteten Lied über Zitronenverbenentee. Ich stelle sie in die Garage, wo sie prompt ihren ganzen Duft entfaltet. Anderntags bin ich unterwegs, um für Gabi noch eine weibliche Kiwi zu kaufen, da sie schon eine einsame männ-

liche Pflanze besitzt. Leider bieten alle Kiwis inzwischen als zweigeschlechtliche Pflanze an, Unisex, wenn das die Zukunft ist, dann sehe ich schwarz für mich. Wird Gabis Kiwimann sich damit begnügen müssen, in einer Ménage à trois zu leben. Ich binde frische Kiwis mit rosa und blauen Schleifchen dran fest und bringe Simon zu seinem Vater. Die Feier wäre nichts für ihn.

Samstag, 18. 7. 2010

Heute ist das große Ereignis, das Sommerfest von Simons ehemaligem Kindergarten. Es findet auf der Kirschbaumwiese bei Weiher statt, wie immer. Und wie immer bei Regen und Sturm, wie es aussieht. Simon ist voller Vorfreude, er lacht und hüpft und wedelt mit den Händen. Unmöglich, etwas anderes mit ihm zu tun, als zu warten. Warten füllt ihn vollkommen aus. Er kann und will nichts anderes tun. Als es nur noch eine Stunde dauert und ich das angespannte Nichtstun nicht mehr ertrage, setze ich mich an den Computer und überlasse ihn sich selbst. Er lässt mich erstaunlicherweise in Ruhe. Warum, das bemerke ich erst, als er vom Balkon hereinstürmt und den Kater packt. »Jetzt mache ich es mit dem Paul«, verkündet er und will wieder hinaus. Da ahne ich etwas, springe auf und rette das Tier vor einem schwungvollen Wurf vom Balkon. Nur langsam wird mir, als ich hinaustrete, klar, was ich da sehe: Simon hat alles vom Balkon geworfen, was da war: den Eimer mit Pflanzenresten, die Gießkanne, Schaufeln und Gartenscheren, leere Blumentöpfe. Volle Blumentöpfe. Die Isomatte, die zum Trocknen dalag. Den Topf der Clematis, die selbst noch im Klettergitter an der Wand festhängt, Wurzeln in der Luft. Den Sack mit Blumenerde. Den Teddy, der auf der Leine hing. Zum Glück war sonst keine Wäsche mehr da. Die leeren Katzenfutterdosen, die Kiste, in der sie gesammelt werden. Holztiere. Alles liegt unten im Di-

ckicht aus verkrüppelten Thujastauden, Blumen und Unkraut. Er war wohl wirklich sehr aufgeregt.

Ich schimpfe, aber nicht sehr überzeugend. Er kommt auch willig mit, alles wieder einzusammeln. Nur zwischen den tropfnassen Bodendeckern herumstapfen, das will er nicht. Ich klaube zusammen, was geht, die Scherben der Töpfe, die das Grün bedeckt, lasse ich liegen. Einige Sachen, die ich finde, etwa ein altes Brillengestell, sind gar nicht von uns und ruhen wohl schon lange hier. Ich lasse sie ruhen und das Unsrige dazu. Simon guckt bockig. Ich muss mir das Lachen verkneifen. Ich hätte mit ihm Trampolin springen sollen.

Auf dem Sommerfest dann verhält er sich vorbildlich. Er hüpft fröhlich auf die Leute zu, begrüßt sie mit Namen, nimmt die Gesichter überraschter Kinder zwischen beide Hände und flötet: »Mein Lieber« oder »Na du?« Manche entziehen sich dieser überwältigenden Zärtlichkeit unangenehm berührt, andere lassen es sich gefallen. Simon ist glücklich. Ständig streift er am Buffet vorbei, langt in alle Schüsseln und isst gierig und rasch. Ich muss hinterhersein, dass er nicht alles Angebissene zurücklegt. Er nimmt gerne etwas im Vorübergehen und wirft es angenagt wieder weg.

Zum Glück sind viele, fast alle der Kinder aus unserer Zeit da. Und auch ihre Eltern. Ich werde ebenfalls umarmt, begrüßt, mit Scherzen empfangen. Die Stimmung ist locker, fast übermütig. Simon pfeift auf die Vorführung von »Peter und der Wolf« und will lieber unser Zelt aufstellen, schließlich ist eine Übernachtung geplant. Am Aufbau beteiligt er sich nur durch Drängeln, Kichern und Hüpfen. Als das Zelt steht, will er schlafen gehen. Es ist erst fünf Uhr, und ich weiß, dass mir eine harte Zeit bevorsteht. Aber er ist dem Argument schließlich zugänglich, dass es noch nicht Schlafenszeit ist und doch noch viel geschehen wird. Stockbrot, fällt ihm ein, als ich das Lagerfeuer erwähne. Ja, das *kennt er. An Lagerfeuern wird Stockbrot gemacht. Der Gedanke setzt sich bei ihm fest. Er läuft los, um Peter zu fragen, ob es Stockbrot geben wird. Das tut er ab da regelmäßig, obwohl Peter jedes Mal bedauernd verneint.*

Zweimal will Simon weglaufen, es sind Impulse, aus dem Moment geboren. Er rennt plötzlich zum Rand der Wiese und weiter. Ich sehe es jedes Mal und gehe hinterher. Er will mir Tschüs winken und beharrt: »Das darf man.« Ich sage: »Nein, darf man nicht« und bestehe darauf, zurückzugehen, überlasse ihm aber die Wahl des Weges. Er braucht ein wenig Bewegung, und die Ruhe abseits des Trubels wird ihm guttun.

Beim zweiten Mal unternehmen wir eine lange Wanderung. Simon entscheidet sich für eine Route querfeldein, durch hohe Wiesen voller Kornblumen und blühendem Gras. Ich dirigiere ihn an den Kornfeldern vorbei, die ihn magisch anziehen. Wir finden eine Pferdekoppel. Ein hässliches Pony stupst ein Pferd, das es ungeduldig vertreibt. Aber das Pony lässt sich nicht verdrießen. Voll überschießender Energie beginnt es zu galoppieren; es hat reichlich Platz dafür, rast die Koppel entlang, wendet und kehrt wieder, wendet erneut und lässt seiner Freude mit trommelnden Hufen freien Lauf. Drei-, vier-, fünfmal kommt es an uns vorbei, ansteckend in seiner Lust am Augenblick. Es beginnt zu regnen, als wir die Ortschaft Weiher erreichen.

Ein Mann renoviert seine Garage, dazu klingt ein Stück von Simon and Garfunkel aus dem Radio. Lange nicht gehört, ich summe ein wenig mit. Der Regen wird stärker, wir begegnen niemandem mehr. Simon verkündet, er müsse mal, also dirigiere ich ihn, inzwischen schon ziemlich nass, in eine Ecke am Straßenrand zwischen Ligusterhecke und BMW. Als ich an seiner Haltung erkenne, dass er nicht nur wie üblich pinkeln, sondern auch sein großes Geschäft erledigen will, rufe ich entsetzt: »nein«, aber es ist zu spät. Vor meine Füße kollern zwei Kotbrocken. Ich habe natürlich kein Taschentuch dabei. Da kommen Hundespa-

ziergänger, die entgeistert auf den geduldig in den Regen gereck-
ten nackten Po meines Kindes starren, während ich lossprinte,
um am Rand der Vorgärten geeignet große Blätter zu pflücken.
Ich säubere Simon, so gut es geht. Es stinkt. Endgültig nass und
elend langsam, da ihm mit dem nur halbsauberen Po unwohl ist,
suchen wir uns unseren Weg zurück zu den anderen.

Im Zelt mache ich Simon sauber und kann ihn nur mit Mühe
abhalten, sich aber jetzt sofort den Schlafanzug anzuziehen.
Stockbrot, fällt ihm zum Glück ein, und er läuft wieder los.
Tanja sitzt tapfer im Regen und zupft an ihrer Gitarre. Simon
kennt die Melodie, also setzen wir uns dazu und greifen zu den
Klanghölzern, bald kommen mehr. Wir singen »Zwei kleine
Wölfe gehen des Nachts im Dunkeln. Man hört den einen zu
dem andern munkeln: Warum gehen wir denn immer nur des
Nachts herum? Man tritt sich an den Wurzeln ja die Pfoten
krumm. Wenn's nur schon heller wär. Wenn nur der Wald von
Sternenlicht beleuchtet wär.« Das fesselt ihn erstaunlich lange,
und mich ehrlich gesagt auch. Die Wiederholung lullt einen ein
und lässt einen die Nässe vergessen. Wir basteln noch Jonglier-
bälle aus Reis, Alufolie und Luftballons, das heißt, ich bastle,
Simon nagt sie dann wieder auf. Bis Peter vorbeikommt und
Simon sich nach Stockbrot erkundigen geht.

Irgendwie wird es Abend, irgendwie wird es acht Uhr. Wir
setzen uns zum großen Picknick mit hin. Simon hält es in der
Runde eine ganze Weile aus. Ich könnte ihn küssen, unterhalte
mich hier und da, immer das Kind im Blick, trinke mein Bier.
Gabi muss früher los zum Nachtdienst und wird bedauert. Sie
bedauert uns, die wir im Regen zurückbleiben. Ja, das wird
sicher kein Spaß. Ich suche lange, bis ich eine Hecke finde, an
der ich selber pinkeln mag, feuchtes Gras um die Fesseln, Nacktschnecken überall, noch immer den Geruch von Simons Geschäft
in der Nase.

Seinen Abendlöffel mit den Medikamenten kriegt Simon statt

mit Joghurt wie sonst auf einem Stück Tomatensalat. Er akzeptiert, will dann aber wirklich schlafen gehen. Also marschieren wir los. Schuhe aus, ins Zelt geschlüpft, Schlafsäcke ausgepackt und ausgerollt, die nassen Kleider ausgezogen, eher abgeschält. Simon ist im Schlafanzug, schon sichtlich aufgeregt. Noch bin ich zuversichtlich, aber dann passiert es: Ich war zu faul, mir selbst auch einen Schlafanzug einzupacken, fühlte mich auch wohler mit dem Gedanken, in meinen – warmen – Kleidern zu schlafen. Aber das konnte er nicht akzeptieren. Seine wachsende Angst hatte ein Objekt gefunden und hakte sich ein. »Du sollst einen Schlafanzug anziehen. Du hast doch einen.« So verkündete er es in anschwellendem Diskant. Die ersten Tränen. Der sei doch schön. Und praktisch. Und auch ganz sauber. Er suchte alle Argumente, die ihm im Zusammenhang mit Kleidern einfielen, weil sie ihm schon einmal präsentiert worden waren, von mir nämlich, wenn ich ihn überreden wollte, etwas anzuziehen. Der passe mir doch gut. Ich solle auch meinen Schlafanzug anziehen.

Das war nun ganz und gar unmöglich. Ich versuchte, es in meinem Ton deutlich zu machen. Aber es zog nicht. Schließlich setzte er sich auf und verkündete, was eigentlich Sache war: »Ich will heim.«

Ich kann nicht sagen, dass ich mich gesträubt hätte. Also Schlafanzug aus, die nassen Kleider wieder – mit Mühe – übergezogen. Die Schlafsäcke eingerollt und weggestopft. Alles in die Taschen gepackt. Schuhe an, Jacken an, raus aus dem Zelt. Zelt abbauen. Es nieselte noch immer. Unglaublich, was sich unter dem Überzelt schon an Nacktschnecken gesammelt hatte in den wenigen Stunden. Wie hätte das am nächsten Morgen ausgesehen? Ich beeilte mich, weil Simons Melatonin zu wirken begann; ich wollte zu Hause sein, ehe es nachließ und er nicht mehr in den Schlaf kam. Aber ich war stolz über meine Ruhe dabei. Tatsächlich verlor ich nicht einmal meine gute Laune. Ich war gelassen. Ich musste an Simons Vater denken und wie oft und laut er dabei geflucht hätte. Bei diesem Abbau, aber schon beim Aufbau zuvor. Bei allen solchen Tätigkeiten, wo eben ein Handgriff nach dem anderen getan werden musste. Und ich war froh. Unser Zelt hatte unter einem verkrüppelten Baum gestanden, abgebrochen in der Mitte, mit Wunden an der Rinde und nur einem neu nachgewachsenen Zweig, der sich über unsere kleine Kuppel spannte. Aber der war voller Kirschen. Es schien mir das rechte Symbol für unsere Rumpffamilie zu sein.

Vollbepackt gingen wir an den anderen vorbei, die noch beim Essen saßen. Indre sprang auf, als sie uns sah, und half mir tragen. Ich erklärte ihr die Situation, und sie war mit mir einig, dass es besser sei, es endet so und harmonisch. Simon war wieder guter Dinge und schleppte einen vollgepackten Korb. Indre und ich lachten. Vorne bei den Autos musste sie pinkeln. Typisch Indre: Sobald sie blankzog, kam prompt ein Auto, spätabends und mitten in dieser Einsamkeit, den Feldweg entlang. Sie hüpfte wie ein Frosch mit runtergelassenen Hosen, während ich mit ausgespannter Decke in den Armen herumlief und Sichtschutz spielte. Wir lachten und lachten über unser wunderbares Timing.

Zu Hause dann ging Simon klaglos ins Bett und schlief zufrieden ein. Und ich war im Grunde ebenfalls froh, nicht mehr im Nassen zu liegen. Der Regen rauschte gegen das Fenster. Alles war gut.

»Bring ihn mir, wenn er Transzendentalphilosophie sagen kann.«

So hatte sich einer meiner Studienkollegen, der folgerichtig
später Professor für Philosophie wurde, nach Jonathans Geburt geäußert. Damals hatte ich das für einen gelungenen
Scherz gehalten, aber damals hatte ich ja auch ein Kind,
das sämtliche Anforderungen erfüllte. Jonathan sprach,
also dachte er auch. Und wie er nachdachte! Vergrübelt und
theorielastig. Mit sechs Jahren fragte er mich, ob die Welt
eigentlich real sei oder nur in unseren Köpfen produziert
werde.

»Verstehst du mich, Mama?«, hatte er besorgt gefragt,
und ich hatte voller Entzücken verstanden, schließlich hatte
er die grundlegende Frage der Philosophie überhaupt aufgegriffen, die der Erkenntnismöglichkeit. Ich hatte ihm mit
dem Gleichnis Brechts geantwortet, in dem erzählt wird,
dass eine Gruppe von Wissenschaftlern und Theologen sich
in einem Kloster in den chinesischen Bergen traf, um die
Frage ein für alle Mal zu klären. Leider, so die Geschichte,
kam es nicht dazu, da vor Ende der Debatte ein Erdrutsch
das Kloster mit Mann und Maus vernichtete.

Simon nun konnte fast gar nicht sprechen. Es reichte
knapp für die Verständigung über Essen und Trinken, aber
keineswegs für irgendwelche reflektorischen Diskurse. Ob
er dazu in der Lage gewesen wäre, überhaupt welche zu

denken, das wussten wir zehn Jahre lang nicht. Der Satz von der Transzendentalphilosophie klang mit einem Mal ganz anders in meinen Ohren, bitter und höhnisch. Nach seiner Einstellung zur Frage der Erkenntnistheorie erforscht, hätte Simon sich bestenfalls als Solipsist outen können. Leider fehlten ihm die Worte dazu. Dachte er? Denkt jemand, wenn er nicht spricht oder provokativer gefragt: Wieso gehen wir davon aus, dass jemand nicht denken kann, nur weil er nicht so redet wie wir?

Die Antwort auf diese Fragen fanden wir mit den ersten Worten, mit der Logopädie. Da war Simon acht Jahre alt.

Frau Schleinich, Simons Logopädin, öffnete uns ein Jahr nach der Diagnose Autismus die Tür zum Geist unseres Sohnes, indem sie uns Gestützte Kommunikation lehrte. Sie war auf die Arbeit mit Autisten spezialisiert und bat mich gleich zu Anfang, keine überzogenen Erwartungen zu hegen. Es sei ein Weg, der vor uns liegt, den jeder für sich gehen müsse, in seiner Geschwindigkeit, nach seinen Bedürfnissen und Fähigkeiten. Die Gestützte Kommunikation funktioniere nicht einfach wie ein Übersetzungsprogramm. Es gäbe Autisten, sagte sie, die erlernten das Tippen auf dem Buchstabenbrett recht rasch und begriffen auch durchaus die Möglichkeit, damit in einen Austausch mit ihrer Umwelt zu treten, entschieden sich dann aber dagegen, eben weil sie diesen Austausch nicht wollten. Sie habe ein Mädchen gehabt, das sich ganz bewusst und mit Vorankündigung wieder vom Kommunizieren verabschiedete, weil es sie überforderte, die Umwelt für den Kommunikationsakt wahrnehmen und sich ihr öffnen zu müssen. Sie blieb lieber ein Insich.

Andere, wie ein Mädchen in Simons Alter, kämpften verbissen mit dem Buchstabenbrett, um endlich mit der Außenwelt in Kontakt zu kommen. Dieses Mädchen wollte es unbedingt schaffen, ein bestimmtes Wort laut auszusprechen. Diesen Wunsch hatte sie ihrer Therapeutin mit Hilfe des Buchstabenbretts mitgeteilt. Sie buchstabierte das Wort eigenwillig, es war nicht ohne weiteres zu verstehen. Wie sich endlich und nach einiger Mühe herausstellte, handelte es sich um den Namen des Pferdes, auf dem sie Therapiestunden hatte. Nach über einem Jahr des Ankämpfens gegen ihre Behinderung, nach zahllosen Versuchen des Artikulierens musste das Mädchen seinen Traum begraben. Die Laute wollten einfach nicht aus dem Mund kommen. Das geliebte Tier beim Namen zu nennen schaffte sie nie. Aber sie hat es *versucht*.

Was würde Simon tun?

Im Laufe vieler Monate lernten wir, er und ich, Gestützte Kommunikation und fanden darin den Schlüssel zu dem, was uns heute an Dialog möglich ist. Dank dieser Technik erkannten wir, dass Simon normal intelligent ist, wissbegierig und lernversessen.

Das Kind, das auch an der neuen Schule zunächst stumm an der Seite seiner Schulbegleiterin dagesessen und nie seine Stimme erhoben hatte, außer um zu schreien und rauszurennen, konnte auf einmal einen Beitrag zum Unterricht leisten. Diese Beiträge waren klug und richtig. Simon zeigte, dass er vorgelesene Texte aufnahm, indem er problemlos die Fragen dazu beantwortete – durch Deuten auf die richtige unter den angebotenen Antworten. Irgendwann merkte Frau Kaarmann, dass sie sich das Vorlesen sparen konnte: Simon las. Er beherrschte Englisch, sein Wortschatz auch in der Fremdsprache war beachtlich, er rechnete und rechnete, sogar bis in den Millionenraum. Simon wurde das Kind, dem man die Fragen stellte, die keiner beantworten konnte; er konnte es.

In dem »Manifest«, das ich sechs Jahre zuvor für Simons

Ärzte geschrieben hatte, stand noch, dass ich bezweifele, dass Simon wisse, wozu Sprache gut sei, nämlich um seine Seele auszudrücken. Inzwischen waren bei manchen Menschen Zweifel aufgekommen, dass Simon überhaupt eine Seele hatte, dass er mehr war als ein falsch verschalteter Klumpen Fleisch ohne Empathie und Empfindungen. Jetzt konnte aufleuchten, was in ihm war.

Und wir lernten noch etwas, nämlich wie einseitig und ungenügend die Wertschätzung der rationalen Intelligenz ist. Wenn man von der Universität kommt, dann schätzt man, um es gelinde auszudrücken, Bildung und analytische Intelligenz übermäßig hoch. Der Wert des Menschen misst sich für einen an seinen analytischen Fähigkeiten, an seinem Talent, eine brillante Theorie aufzustellen – und natürlich an dem rhetorischen Vermögen, sie darzustellen.

Mein Mann, meine Freunde und ich, wir waren Germanisten, Historiker und Philosophen, Ironiker allesamt und stolz darauf. Sozialwissenschaftler, »Psychos« und Erzieher, das waren für uns damals nicht einmal Wissenschaftler. Diese Wertorientierung, die einem Leute verdächtig macht, die mit den Regeln der Logik nicht viel anfangen können oder nicht wissen, dass Attila nicht der war, der mit den Elefanten über die Alpen ging, oder worum es sich bei einem akatalektischen Vers handelt, kippt, wenn man ein Kind bekommt, das möglicherweise geistig behindert ist. Erst in den Schmerz, dann in den Trotz. Und dann lernt man. Zum Beispiel, wie dankbar man für einen engagierten Erzieher oder Therapeuten sein kann. Für Menschen, die sich aus Interesse und Freude mit anderen Menschen beschäftigen, und zwar nicht wegen deren IQ. Die geistige Originalität in einem weiteren Sinn erfassen. Die vor allem eine Aura besitzen, die sie warm und zugänglich macht. Die Herz haben und Empathie. Was nützt einem Klugheit, las ich vor kurzem irgendwo, wenn sie weder weise noch gütig macht? Gar nichts.

Simon ließ das nur allzu offensichtlich werden. Es gab einfach Menschen, in deren bloßer Gegenwart er sich öffnete, auf die er in einer Art und Weise zuging, von denen andere nur träumen konnten. Es gab Menschen, die ein Echo in ihm auslösten. Bei anderen blieb er taub und stumm.

Bei einem Abendessen hatte ich die Gelegenheit, einen unserer Nachbarn kennenzulernen, einen weiteren Philosophieprofessor; seine Forschungsgebiete waren bezeichnenderweise Glücksvorstellungen und Moral. Sein Weltbild ließ sich mit drei Sätzen umreißen: »Natürlich bin ich arrogant, ich kann es mir leisten.« – »Das hat uns früher auch nicht geschadet.« – Und: »Es sind eben nur zehn Prozent der Menschen bildbar.« Wenn all die Jahre des Studiums nicht mehr hervorgebracht hatten als das, dachte ich damals, dann war es kein Schaden, dass mein eigener Weg mich so weit vom akademischen Leben fortgeführt hatte. Diese Sorte Mensch hatte niemandem etwas zu geben, schon gar nicht Simon und mir.

Ich begann, die Echomenschen zu schätzen, die warmen, die auratischen, offenen. Die geerdeten und neugierigen, die herzlichen. Diejenigen, die uns sehr wohl etwas zu geben hatten. So wie jetzt seine Logopädin.

Nach der ersten Stunde befragt, ob er ihren Namen wiedergeben könne, machte Simon ihr das größte Kompliment, das er zu vergeben hatte, indem er sie mit dem vielleicht hilfreichsten Menschen verglich, den er kannte. Er antwortete: »Das ist eine andere Frau Kaarmann.«

Julia Moll-Rakus, deren Gedicht im Geschwisterkinder-Kapitel steht, erzählte mir während unseres Mailaustausches, dass ihr Bruder schon fast dreißig war, als er gestützt zu kommunizieren lernte. Er gehört einer Generation an, in der Autismus noch eine wenig bekannte Krankheit war und die Therapiemöglichkeiten eingeschränkt bis inexistent. Einer seiner ersten Sätze war: »Der Kopf ist nicht dumm, aber alle denken das.« Bei Simon war es ähnlich. Auch wenn es lange dauerte bis zu seinem ersten Satz.

Wir begannen damit, ihn fehlende Buchstaben in Wörtern bezeichnen zu lassen. »*W_lke*. Tipp auf den Buchstaben, der eingesetzt werden muss.« Dann legten wir ihm Bildkarten vor. Er sollte tippen, was er sah: Katze, Baum, Wolke, Frosch. Anfangs musste man die Wörter noch laut dazu aussprechen, später schaffte er es, sie ohne die lautliche Brücke vom Bild weg in Buchstaben umzusetzen, ein Prozess, der Autisten offenbar schwerer fällt.

Mit der Zeit wurden die Wörter länger, die Bilder komplexer. Wir fanden zu Zweiwort- und Mehrwortsätzen »Der Mann isst Suppe.« – »Die Frau mäht den Rasen.« Der nächste Schwierigkeitsgrad war das freie Formulieren. Was kann man über einen Tisch sagen? Was würden Sie über einen Tisch sagen wollen?

»Er ist aus Holz«, schlug die Therapeutin vor. Simon war gefordert und tippte: »An einem Tisch kann man essen.«

Es folgten kleine Dialoge. »Was macht ein Gespenst?«

»Ein Gespenst tut Dinge.«

»Was für Dinge?«

»Gruselige.«

So mager dieser Dialog war, für mich war er seinerzeit eine Offenbarung.

Die Erkenntnis, dass Simon flüssig lesen konnte, fiel als Nebenprodukt dieser Übungen an. Sicher waren wir, als er dazu überging, Fragen zu ganzen Texten statt zu Bildkarten zu beantworten, ohne dass ihm diese Texte laut vorgelesen worden waren. Damit war dann auch ein Modell für den

Sachkundeunterricht in der Schule gegeben: Er bekam Texte gezeigt und dazu Fragen vorgelegt, erst im Multiple-Choice-Verfahren, dann mit freier Antwortmöglichkeit. Es funktionierte.

So arbeitete mein Sohn sich durch die Stunden, ich absolvierte parallel Seminare im Stützen und wurde auch immer wieder in die Therapiesitzungen gebeten, wo ich ihn stützte, während die Therapeutin uns beobachtete, korrigierte und an unserem Stil feilte. »Achten Sie darauf, dass er sich nicht gegen die Bewegung spannt.« – »Vergessen Sie nicht, die getippten Buchstaben laut zu benennen.« – »Leerzeichen nach jedem Wort nicht vergessen.« – »Stellen Sie sicher, dass er gut sitzt und die Füße Bodenkontakt haben.« Zu Hause arbeiteten wir unsere Hausaufgaben ab.

Ich versuchte bald, vermutlich viel zu früh, Simon kleine Fragen zu stellen. Ich war einfach süchtig danach, seine »Stimme« zu hören. »Was macht ein Schiff, mein Schatz?«, fragte ich entsprechend der Aufgabenstellung. Simons Antwort lautete: »Es fährt auf dem Meer.« Sofort versuchte ich, der Sache einen persönlichen Dreh zu geben: »Wo würdest *du* hinfahren wollen?« Und mein Sohn antwortete: »Nach Sardinien.«

Sardinien, das war der mythische Sommerort meiner Kindheit. Als Erwachsene war ich mehrfach mit meinen eigenen Kindern dort gewesen, vor fast zehn Jahren, als Simon noch klein und scheinbar heil war, bevor der Kindergartenzusammenbruch gekommen war und wir nie wieder wegfahren konnten. Es gab Fotos davon, Bilder von Simon mit sonnengebleichten Haaren und sandgepuderter Karamellhaut, wie er im unsicheren Lauflerngang über den Sand watschelte. Es rührte mich zu erfahren, dass er dort noch einmal hinwollte, hatte ich doch nicht einmal gedacht, dass er sich daran erinnern konnte. Immer wieder und immer öfter gelang es mir so, einen kleinen Blick auf den inneren Simon zu werfen.

Der Prozess des Tippenlernens dauerte alles in allem zwei Jahre. In der Schule war Simon danach so weit, am Unterricht aktiv teilzunehmen, schriftlich Aufgaben zu erledigen, sich im Morgenkreis zu äußern und zu zeigen, was er konnte. Er bearbeitete die für ihn aufbereiteten Stoffe am Tippbrett und bald auch am Computer. Frau Kaarmann besorgte ihm ein iPad, weil das »weniger behindert aussah«, sondern im Gegenteil richtig cool, und weil es so bequem überall dabei sein konnte.

Nein, Simon war nicht »so weit«, es zeigte sich, er war weiter. Er tippte: »ich will richtig lernen und das in einer anderen schule und der olle unterricht macht mich verrückt. tuppertei ist das und ich werde unzufrieden und fange an zu toben.« Oder – denn Englisch beherrschte er ebenfalls fast fließend, wie wir feststellten: »I want a teacher who can tell me something about helium and chemistry.«

»Ich will etwas über Relativitätstheorie wissen«, tippte Simon in sein iPad, »etwas über Haie«, »ich will gute Wasserexperimente«, »Bruchrechnen«, »etwas über das kaputte Atomkraftwerk«.

Letzteres elektrisierte mich, denn sein Wunsch war sichtlich die Frucht der Gespräche, die ich mit Jonathan beim Frühstück über Fukushima geführt hatte, während Simon Salz in seinen Griesbrei schüttete und fürchterlich vor sich hin krümelte, dreimal aufsprang, um das Hundefutter zu kosten, und endlich verschwand, um noch Playstation zu spielen, ehe er sich zwei verschiedene Socken überzog für die Schule. In seinen eigenen Worten lautete das Statement folgendermaßen: »Richtig gut ist der title im radio zu hoeren, und so geht das: epalina und epalina und so weiter. Im radio singen sie das immer den ganzen tag. So schoen ist das und ich will es immer hoeren. Bis es teil meiner gedanken ist und ich es auswendig kann. Am liebsten den ganzen tag und die ganze nacht. Am liebsten alle tage und nächte und bis zum ende der welt. Denn das kommt bald weil das atomkraftwerk so kaputt ist und alle menschen sterben werden wenn sie verstrahlt sind. Da sind wir den atomen ausgesetzt und wir können nichts machen. Deshalb kann ich nicht schlafen.«

Simon war in der Zeit tatsächlich abends unruhig gewesen und lange wach. Als ich das gelesen hatte, holte ich eine Weltkarte, zeigte ihm, wo Fukushima liegt und wie groß die Schutzzone ist. Danach schlief mein Sohn wieder besser.

Völlig zuverlässig war das, was er da in der Schule tippte natürlich nicht: »Am Samstag habe ich einen katastrophalen tag erlebt. Da habe ich so eine wut gehabt, weil der papa mich so angeschrien hat. Da hat er einen christbaum suchen wollen im wald und er hat einen tag lang gesucht. Und dann ist er zornig geworden weil er nicht fündig wurde.« Einen Christbaum? Der Eintrag, ein »Redebeitrag« aus dem montäglichen Morgenkreis, stammte vom April! Wahr ist allerdings, dass Simon an jenem Samstag bei seinem Vater war. Und dass er den Tag als katastrophal erlebte, glaube ich ihm. Aber warum das so war, das konnte er nicht erklären. Der Weihnachtsbaum, den wir in der Tat, noch als heile Familie, viele Jahre zuvor selbst im Wald geschlagen hatten, taugte in dieser Situation nicht einmal als Metapher.

Im selben Zug erzählte Simon, er habe mit mir am Sonntag drauf eine Radtour nach Ravensburg unternommen, wo es »turtle tart« gab. Und er sei wütend auf mich gewesen, weil ich ihm ein Kuchenstück unterschlagen hätte. Wir waren nie in Ravensburg, wenn wir auch manchmal Radtouren machen, und viel Kuchen essen wir auch, schon weil

Simon so auf Süßes versessen ist. Dass es einen »turtle tart« wirklich gibt, wusste ich allerdings mit meinen sechs Jahren Schulenglisch nicht.

So mischt sich in Simons Aussagen Verblüffendes mit Phantastischem, Reales mit Erinnertem, Fiktives mit Metaphorischem. Er trennt nicht scharf zwischen verschiedenen Zeit- und Realitätsebenen und macht es einem damit extrem schwer, ihm zu folgen. Bruchrechnen und Helium sind zweifellos Themen, die zu bewältigen ihm leichter fallen als seine persönliche Geschichte und seine Empfindungen.

Jüngst fertigte Simon eine Übersetzung des Songs »Mad world« von Tears for Fears an, das er zu seinem Lieblingslied erklärte, »weil der Text richtig gut ist«. So weit scheint er wie andere Teenager zu sein und die Popmusik so etwas wie der Spiegel seiner Seele. Wenn Sie das Lied kennen, dann wissen Sie, dass Simons Seele zu den melancholischen gehört.

Zu Hause ging die kommunikative Entwicklung insgesamt ein wenig schleppender voran als in der Schule. Zwar erledigte Simon brav alle Hausaufgaben – er übersetzt gerade »Den kleinen Prinz« aus dem Englischen quasi vom Blatt – und subtrahierte anstandslos sechsstellige Zahlen. Mit mir frei kommunizieren jedoch wollte er lange nicht. Wenn ich das Buchstabenbrett herausholte, um von ihm zu erfahren, warum er jetzt wieder nach mir geschlagen oder aufgeschrien hatte, dann brüllte er »nein«, rannte in sein Zimmer und knallte die Tür zu. Zwang ich ihn doch ans Brett, war er äußerst hibbelig, sprang ständig wieder auf und lieferte meist nur Buchstabensalat ab.

Inzwischen, nach drei Jahren, habe ich erstmals kleine Erfolge damit. Wenn er jetzt brüllt, sage ich streng und kühl: »Nee, du kannst mehr als den Schreihals geben. Jetzt hock dich hin und tipp mir, was du hast.« In der Hälfte der Fälle klappt das. Oft allerdings stellen seine Antworten mich genauso vor ein Rätsel wie seine Schreie.

Neulich zum Beispiel bestand er darauf, »Oskar« haben zu wollen. Wer oder was Oskar sein sollte, war nicht zu eruieren. Ich ging alle Bücher, Filme, Spiele in Gedanken durch, fragte Lehrer und Betreuer, wir waren und blieben ratlos. Auf der Tipptafel gab er mir abwechselnd an, Oskar sei ein Kaninchen oder eine fiktive Figur. Nach Tagen kam ich darauf, einfach durch die Kontexte, in denen das Wort auftauchte, dass es sich um seinen Bruder Jonathan handeln musste. Er vermisste ihn, verständlich genug, und wollte ihn wiederhaben.

Letztens erst hatten wir wieder so einen Fall klassischer Uneindeutigkeit. Er kam von dem Samstag bei seinem Vater völlig aufgelöst, lief wild herum und versuchte mir an den Hals zu greifen, wobei er ständig schwer verständliche Satzfetzen brabbelte. Offensichtlich war nur, dass er eine Mordswut im Bauch hatte, und dass sie mit seinem stattgefundenen Besuch beim Vater zusammenhängen musste. Getippt erhielt ich, im Abstand von einigen Stunden, folgende zwei Botschaften: »Der Papa hat mich gehauen« und »Der Papa hat mir den Wackelpudding nicht gegeben«. Das bot nun eine gewisse Bandbreite an Konfliktqualitäten. Denkbar als Anlass für einen Ausraster dieser Größenordnung war beides. Entweder oder? Weder noch? Oder sowohl als auch?

Ein Anruf beim Vater ergab, dass Simon im Schwimmbad aus für ihn nicht ersichtlichen Gründen plötzlich losgeschrien und ständig nach seiner Brille gegrapscht hatte, weswegen er ihn laut schimpfte und ihm ernsthafte Vorhaltungen machte, in denen auch die Frage vorkam, wie das mal werden solle, wenn Simon größer wäre. Also weder noch. Simon, der nicht gerne geschimpft wird, war offenbar der Ansicht, dass ihm ein Unrecht angetan worden war, dessen Größenordnung sich im Bereich von Schlägen oder vorenthaltenem Pudding bewegte, weswegen es sich in dieser Form angemessen ausdrücken ließ.

Natürlich ist eine weitere Lösung denkbar: Etwas, was weder der Vater noch ich bemerkt haben, hat Simon im Schwimmbad an jenem Samstag so aufgebracht, dass er schreien musste. Unsere anhaltende Unfähigkeit, diesen Umstand zu ergründen, sowie sein eigenes Unvermögen, es uns schlicht zu sagen, haben Simon so frustriert, dass er noch sonntags um Mitternacht nicht in den Schlaf fand. Ignorabimus. Ignorabimus, wirklich?

Wochen später dann, nach viel Frust und Schreierei, waren wir so weit, die Puzzleteile zusammenzusetzen. Oskars, Kaninchen und Wackelpudding verschwanden zusehends aus Simons Argumentationen. Das Verlangen nach dem Bruder dagegen blieb. Als es Stück für Stück umschlug in ständig wiederholtes Verlangen nach dem Vater – »Ich will zum Papa«, »Wo ist der Papa?« – als Wutanfälle dazukamen, gemurmelte Sätze und Augenblicke, in denen er einfach so in Tränen ausbrach, ergab sich endlich das Bild: Der Weggang des Bruders hatte bei Simon auch die Trennungsgeschichte seiner Eltern noch einmal aufgerührt. Plötzlich tat weh, was er die Jahre über wohl verdrängt hatte. Er wollte seine Familie wieder, und er war jetzt in der Lage, mir zu tippen, dass er sauwütend war, weil ich »den Papa nicht mehr mag«.

Mit Tränen in den Augen versuchte er, als das endlich raus war, mich zu zwicken, dann wieder brüllte er los und drosch auf den Kleiderschrank ein. »Geh jetzt raus«, schrie er mich an.

All das morgens um sechs war harter Tobak. Knapp drei

Monate zuvor hatte sein ausziehender Bruder mich ganz ähnlich angeschrien, dass er mich hasse, weil ich seinen Vater verlassen habe und nicht mehr achte. Langsam wurde ich sauer: Ich war zwar diejenige, die gegangen war, aber ich war nicht die Einzige, die diese Beziehung innerlich gekündigt hatte und den jemand »nicht mehr mochte«. Ich hatte keine Lust mehr, die Schuldige für alle zu sein.

Aber das war und blieb ein nebensächlicher Aspekt in dieser Auseinandersetzung. Wichtiger war: Es gab endlich eine klare Aussage, der man vertrauen und auf die man reagieren konnte. Alles in allem sogar erfrischend normal. Es dauerte nur eine Weile, bis ich mich darüber freuen und vernünftig reagieren konnte.

Ich versuche, ihm zu sagen, dass er noch immer und für immer von allen geliebt wird, aber auch, dass es mit der Familienzusammenführung nichts werden wird. Dass ich gerne alles für sein Glück täte, das aber nicht tun kann.

Als er aufhörte zu schreien, begann das Weinen. Simon weint, wenn er weint, schwer und verzweifelt. Es tat so weh, seinen Kummer zu sehen, den ganz normalen Kummer eines Kindes, das seine Familie verloren hat. Nur dass man dieses Kind nicht in den Arm nehmen kann, um es zu trösten. Wie gerne würde ich ihn an mich drücken, halten und wiegen und ihm zuflüstern, dass alles gut wird. Aber er hält diese Berührung nicht aus, wenn er aufgeregt ist.

Mehr als andere ist er allein mit seinen Gefühlen, die er noch weniger als andere versteht und beherrscht. Nur mit Worten kann ich ihn berühren, Worte, von denen ich nicht weiß, ob es die richtigen sind, wie sie ihren Weg zu ihm finden und was sie in ihm auslösen.

Können Worte in so einem Moment überhaupt helfen?

Ich hörte ihn in seinem Zimmer toben, nachdem er mich hinausgeschickt hatte, während ich hilflos in der Küche herumstand und mehr als sonst spürte, wie allein er war. Wir waren es beide.

Kann man einem Autisten erklären, wie das ist, wenn eine Beziehung zerbricht? Was wird er verstehen, was akzeptieren? Ist das jetzt der Durchbruch, wird alles besser, wo wir endlich drüber reden, rudimentärer zwar, wie bei anderen sprechenden Menschen, aber immerhin? Oder wird er auf der Familienzusammenführung beharren, wie er seinerzeit darauf beharrt hatte, wieder ein Kleinkind sein zu wollen? Als er lieber aufs Dach hatte klettern wollen, um von dort aus mit Gott zu hadern, als es hinzunehmen? Wird er auf Wiederherstellung der Vergangenheit bestehen wie auf der Wiederauferstehung von Popolino, dem weißen Hund? Wird er sich in seinem Kummer verirren wie in einem Labyrinth? Ich wusste es nicht.

So oder so: Wir verständigen uns miteinander. In dürren, wirren Sätzen, über Wochen hinweg, aber wir reden. Es ist ein langer Weg voller Irrtümer und folglich voller Frust für beide Seiten. Manchmal gerät man vollends in die Irre und könnte an seinen rätselhaften Aussagen verzweifeln. Dennoch glaube ich daran, dass mein Sohn kein unlösbares Rätsel ist, er empfindet nachvollziehbar, wie jedes andere Kind, und mit viel Zeit und Hilfe kann er dem auch Ausdruck verleihen. Simon ist eben doch nicht »durch und durch autistisch«. Nur unsere Möglichkeiten der Kommunikation sind durch und durch defizitär. Man muss geduldig sein.

Es aushalten, dass am Tag nach jenem großen Erfolg schon der nächste Rückfall kam. Simon sollte mit mir gemeinsam basteln, er hatte getippt, dass er sich in der Vorweihnachtszeit etwas zu basteln wünsche, ich hatte deshalb einen Adventskalender zum Ausschneiden ausgesucht, aus dem ein hübscher Weihnachtsmarkt entstehen sollte. Nach ein wenig hastigem Herumschneiden schon flüchtete Simon, ich rief ihn zurück, er brüllte aus seinem Zimmer: »Nein«, ich bestand darauf. Er kam, schrie in höchstem Diskant und ging auf mich los wie schon lange nicht mehr, ich konnte die Hiebe nicht alle abwehren, seine Arme nur mit Mühe festhalten. An Tippen, an irgendeine Verständigung war nicht zu denken. »Du wirst mir nicht weh tun«, rief ich wütend. Irgendwann biss ich ihn in die Hand, mit der er mir die Brille aus dem Gesicht geschlagen hatte.

Er rannte raus, lief auf und ab, murmelte, immer dasselbe, unverständlich. Ich saß in der Küche, geschockt, voller Scham, und starrte auf die kaputten Bastelbögen.

Später, beim Abendessen, nahm er im Vorbeigehen meine Hand, roch daran und küsste sie. Ich strich ihm übers Haar. Man muss geduldig sein.

P.S. Vor einigen Tagen stellte ich ihm das Aufsatzthema: Was ist Fukushima? Simon tippte: »es ist ein seltenes atomunglueck in japan. Ein atomkraftwerk hat sich erledigt. Das ist eine ubertragung aus seinem erdbeben.« Als ich ihn bat, zu sagen, was er dazu dachte, tippte er: »Ich furze auf das schreiben.«

Non scolae sed vitae ...?

Dennoch: In der Schule blühte Simon auf, seit die Tipptafel es ihm erlaubte, Fragen im Sachkundeunterricht zu beantworten, Rechenaufgaben zu lösen und am Morgenkreis teilzunehmen. Es wurde offenkundig, dass er der Intelligenteste in seiner Klasse war, jemand, den die Lehrerin fragte, wenn sie eine gute Antwort brauchte, und das tat und tut seinem Selbstwertgefühl sehr gut.

Sogar an einem Literaturwettbewerb nahm er teil, ausgerichtet von wortfinder e. V., der sich an behinderte Menschen wendete. Die Schule gab uns die Ausschreibung, Frau Kaarmann fragte, ob er mitmachen wolle, es gehe darum, einen Text zum Thema »Zeit« zu verfassen. Simon stimmte zu und schrieb zwei Gedichte: »Ich habe Zeit« und »Im Sommer«, die beide unter die Siegertexte aufgenommen und in einem Kalender abgedruckt wurden:

Ich habe Zeit
Manchmal habe ich zeit und sofort alles zirkuliert in mir
und es ist ein gutes gefuehl.
Gerne habe ich das gefuehl im magen.
Um die Zeit zu geniessen suche ich den bettbezug zu fuehlen
und das ist ein richtig gutes gefuehl zum halten wenn er so
gut riecht.

Im Sommer
Wetter zum baden
Trinkst du viel wasser
Oje hast du zeit für mich?
Wenn aber
Nicht
Dann halte ich sie mit dir fest
Und wir toben durch den sommer

Ich schicke, weil ich den Text eben in seinen Aufzeichnungen fand, noch eine Erstveröffentlichung hinterher:

Herbstgedicht
Ein Wind weht stürmisch im wald
Er laesst seine taten zerstoererisch im wald zurueck
Die tiere haben angst und verstecken sich alle in hoehlen
damit sie der wind nicht wegpustet
Waldbaeume bersten im sturm und werden alle zerbrochen
und gehen einen totenweg zum restlichen leben.

Immer wieder tippte Simon, er wolle in eine »richtige« Schule, ohne »Kindergeburtstag«, wie er die spielerischen Elemente bei der Lebenshilfe nannte. Wir gaben uns eine lange Bedenkzeit. Immerhin war Simon zwei Jahre zuvor noch eines der verhaltensauffälligsten Kinder im Förderzentrum gewesen, das wochenlang den größten Teil der Unterrichtszeit mit seiner Schulbegleiterin auf dem Flur saß, wo er um seine Fassung rang und darum, das Schreien zu unterdrücken. Es hatte zwei Jahre gedauert, bis er es schaffte, ohne eine vertraute Person in den morgendlichen Schulbus zu steigen. Ebenso lange hatte er gebraucht, bis er in kleinen Schritten in der Tagesstätte heimisch wurde, wo Ausflüge und dergleichen noch immer ein Problem für ihn darstellen. »Ich möchte, dass du mich an der Hand hältst und mit beruhigender Stimme zu mir sprichst«, hatte er erst kürzlich seiner Schulbegleiterin getippt, die ihm nun an den Nachmittagen nicht mehr zur Seite stehen kann; der Bezirk finanziert eine Eins-zu-eins-Betreuung an Nachmittagen nur bei Gefahr von Selbst- oder Fremdgefährdung. Angst und Langeweile fallen nicht in diese Kategorie.

Für den Augenblick lief alles rund, aber ganz schnell konnte Simon durch ein paar Neuerungen in seinen Abläufen wieder in die Krise getrieben werden. Die Erinnerung an die Zeit seiner Einschulung saß mir noch immer in den Knochen. Die Schulleitung gab zu bedenken, dass es wichtiger sein könnte, Simon eine Homebase zu verschaffen und die Chance, sozial dazuzulernen, als ihn intellektuell zu trimmen. Das könnte auch schiefgehen, sie hätten erst vor kurzem den Fall eines Kindes gehabt, das die neue Schulsituation seelisch nicht bewältigte und in eine schwere Depression verfiel.

Dazu kamen praktische Erwägungen. Simon war quasi in der vierten Grundschulklasse, jedenfalls dem förderschulischen Pendant dazu. In der Vierten ging es im normalen Schulleben dort draußen um den Übertritt ans Gymnasium. War es ratsam, gerade in dieser angespannten Lage den Klassen, Lehrern und Eltern ein Kind mit erhöhtem Förderbedarf anzudienen? Wir entschieden uns dagegen und warteten ab.

Mit dem Übertritt in die fünfte Klasse allerdings änderten sich für Simon die Bedingungen. Er kam in die sogenannte Hauptschulstufe. Das hieß für ihn: neues Klassenzimmer, neuer Lehrer, neue Mitschüler, neue Regeln. Ab jetzt wurde die Pause draußen abgehalten statt in der behüteten Schulküche, und das Mittagessen gab es in der lauten, stimmenerfüllten Mensa.

All das hätte schon genügt, ihn in Aufruhr zu versetzen. Außerdem landete er in einer Klasse mit zwei bis drei Jahre älteren Jungs, die sich mitten in der Pubertät befanden. Um Stoffvermittlung ging es in den ersten Wochen mit dieser Gruppe kaum, dafür um Autorität, Struktur, Gruppendynamik und andere Themen, die Simon überhaupt nicht realisierte. Er sehnte sich nach intellektuellem Futter, während der Lehrer damit beschäftigt war, seine laute Bande irgendwie in Griff zu bekommen und die Praktikantin davor zu bewahren, sexuell belästigt zu werden. Lärm, Durcheinander und Aggression – das alles war überhaupt nichts für Simon. Dauernd verlangte er auf die Toilette, seine Standardstrategie, um sich unliebsamen Situationen zu entziehen, und sehr erfolgreich, da man ihm den Wunsch ja nicht gut abschlagen kann. Frau Kaarmann tat ihr Möglichstes, seine Verweildauer im Klassenzimmer von fünf auf zehn und schließlich fünfzehn Minuten zu erhöhen. Aber dort fand ja nichts statt, was Simon gereizt oder gutgetan hätte. Also wurde auch er aggressiv und fing an, sie zu schlagen. »Yes, hit her«, grölte dazu sein Banknachbar, ein Riese von vierzehn Jahren und einem Meter siebzig, ausgestattet mit einer ausgeprägten Neigung zur Provokation. Frau Kaarmann befand, wir sollten den Übergang in eine neue Schule beschleunigen.

In der Tagesstätte standen Fußball und Aikido auf dem Stundenplan, lauter Dinge, die Simon aufgrund seiner Behinderung gar nicht ausüben kann, ihm fehlen die koordinatorischen Möglichkeiten und für jede Form von sich dynamisch entwickelnden Gruppenspielen der Überblick. Fußball könnte er nur spielen, wenn man ihn permanent an der Hand hielte, mit ihm mitrennen und dazu dauernd kommandieren würde, was er als Nächstes zu tun hätte. Dann täte er vermutlich eine Weile mit, ohne den geringsten Schimmer, warum er erst dies und dann plötzlich jenes tun sollte und wozu dieses sinnlose, abrupt die Richtung wechselnde Rumgerenne gut war; das ging ja alles viel zu schnell für ihn.

Rasch zeichnete sich ab, dass Simon hier einfach nicht mehr hingehörte. Respekt vor der Leistung der Lehrer und Erzieher, die sich dieser Aufgabe stellten, die Gruppe war nicht einfach. Für meinen Sohn aber konnten sie in diesem Kontext wenig tun. Wieder einmal, nach drei lauschigen Jahren, in denen wir eine Heimat gehabt hatten, eine zuverlässige, vorhersehbare, vertraute Umgebung für Simon, waren wir heimatlos.

Entsprechend wuchs die Unruhe. Simon schlief nicht mehr, saß nächtelang in seinem Schaukelstuhl, spielte an seinem Penis herum und brüllte mit furchterregend tiefer Stimme. Er hasste seine alte Schule und fürchtete sich vor der neuen, die wir für ihn ins Auge gefasst hatten.

Wir – Frau Kaarmann, Simons Ergotherapeutin, der Vertrauenslehrer für Schüler mit Autismus aus Erlangen und Simons bisherige Lehrer – planten, Simon in der Fünften teilweise auf dem Gymnasium zu beschulen. Es war wie gesagt ein Experiment mit offenem Ausgang. In ganz Bayern gab es zu der Zeit nur zwei nichtsprechende Autisten, die ein Gymnasium besuchten, so hatte man mir gesagt. Simon würde einer davon sein. Das machte mich einerseits natürlich stolz. Andererseits wäre ich ganz zufrieden damit gewesen, wenn wir nicht gar so Avantgarde gewesen wären und es einen gebahnten Weg gegeben hätte, dem wir folgen könnten. Aber den gab es nicht. Die Schulkarrieren von Autisten verlaufen bunt und oft desaströs, eben weil bei ihnen die Schere zwischen intellektuellem Vermögen und Verhalten so weit auseinanderklafft.

Ich war ja auch nicht sicher, ob ein Kind geeignet für

das bayerische Gymnasium war, das einerseits fünfstellige Zahlen im Kopf dividierte, andererseits durchaus mal ohne Hosen vom Klo zurückkehren konnte. Aber eine Schule, die für beides sorgte, Bildungsinput auf hohem Niveau *und* saubere Hintern, gab es nun einmal nicht.

Ich hatte eine Flaschenpost ins Netz geworfen, Simons Lage und Vermögen geschildert und die Schule skizziert, die wir suchten: ein Internat mit der Möglichkeit, das Abitur zu machen, in dem die Kinder in heilpädagogischen Kleingruppen leben und eine 1:1-Betreuung möglich ist. Die Nachrichten tröpfelten spärlich – nichtsprechend und intelligent und dazu so überaus ängstlich ist eben doch selten. Einer der Antwortenden teilte mir mit, dass man bislang von sechs Autisten wisse, die mittels Gestützter Kommunikation bis zum Abitur gelangt seien. Über zwei davon, ein Zwillingspaar, Kornelius und Konstantin Keulen, gibt es ein Buch und einen Fernsehfilm. So prominent wollten wir mit unserer Entscheidung gar nicht sein.

Wir hatten die Wahl: zwischen der Skylla der Unterforderung im intellektuellen und der Charybdis der Überforderung im sozialen Bereich. Beides war gefährlich, beides konnte zu einem neuen Zusammenbruch führen.

Am Ende entschieden wir uns, ein Versuch mit ungewissem Ausgang.

Als wir begonnen hatten, das Experiment in die Wege zu leiten, hatten wir noch gedacht, die Georg-Zahn-Schule wäre eine sichere Bank im Hintergrund. Jetzt, wo Simon sich dort so unwohl fühlte, zeigte sich: Wir saßen zwischen allen Stühlen. Zwar hatte die Leitung des Gymnasiums überraschend offen reagiert; sie beschulten im selben Jahr bereits einen Aspergerautisten, ein hör- und ein sehbehindertes Kind und waren bereit, es mit Simon zu versuchen, so er nur eine Schulbegleitung mitbrachte. Aber es musste doch einiges vorbereitet werden. Simons neue Klasse sollte erst zusammenfinden, ehe er dazustieß. Auch war eine Aufklärungsveranstaltung geplant, bei der der Beratungslehrer für Autismus einen Vortrag über das Thema halten, Frau Kaarmann über Simon erzählen und die Kinder Gelegenheit bekommen sollten, Fragen zu stellen. Das wollte nicht nur organisiert sein, wir mussten uns auch darauf vorbereiten, dass uns vielleicht nicht nur positive Neugier entgegengebracht würde.

Außerdem kam just ein Schreiben des Bezirks ins Haus geflogen, der mir mitteilte, dass Simon nur noch für ein halbes Jahr mit Frau Kaarmann rechnen dürfe, danach genüge für seinen Unterstützungsbedarf eine Hilfskraft. Ich sah all unsere Felle davonschwimmen. Stellen Sie sich die Szene vor: ein gymnasialer Fachlehrer, der vor einem brüllenden, sich auf den Kopf schlagenden Autisten steht und fragt, was er hat. Dessen Begleitung zuckt die Schultern und meint: »Keine Ahnung, ich kenne den auch erst zwei Wochen.« Ein Unding. Außerdem beherrschte eine normale Betreuerin keine Gestützte Kommunikation. Bis ich die Bewilligung hätte, dass sie so einen Kurs absolvieren durfte, der auch nur alle halbe Jahre angeboten wurde, hätte Simon gar nicht am Unterricht teilnehmen können!

Ich alarmierte sämtliche Beratungsstellen, holte mir Tipps für griffige Argumentationslinien, verfasste, halb in Wut, halb in Panik, einen entschlossenen dreiseitigen Brief mit einem Widerspruch und erreichte, dass ein Sachverständiger eingeschaltet wurde. Zu unserem Glück war das eine Person, die einerseits wirklich etwas von Autismus verstand, andererseits Simon bereits kannte: Frau Wolf. Sie besuchte Simons Unterricht und bestärkte uns. Raus dort, so schnell es geht. Lieber überfordern, meinte sie zu mir, als unterfordern. Die gute Nachricht war: Sollte Simon den

Übertritt aufs Gymnasium schaffen, würde er dauerhaft eine Fachkraft an seiner Seite benötigen, weil die Kluft zwischen seinem und dem normalen Sozialverhalten so groß war, dass sie nicht von einer Hilfskraft überbrückt werden konnte.

Ich war unendlich erleichtert. Frau Wolf machte mir am Ende noch ein Kompliment: »Sie haben ihn gut hingekriegt«, sagte sie. Obwohl ich gut weiß, wie groß der Anteil unserer Helfer und Stützer daran ist, dass es im Grunde Frau Kaarmann ist, die ihn »hingekriegt« hat, tat das doch sehr, sehr gut.

Aber all das dauerte seine Zeit. Wenige Wochen nur, doch die Zeit zieht sich, wenn man nachts nicht schlafen kann. Und Simon, zwischen den Welten hängend, rannte aufs Klo, schlug um sich und schrie.

Zunächst nahm Simon am Gymnasium nur am Mathematikunterricht der fünften Klasse teil, vier Stunden die Woche. Einen Ausraster hatte er schon in der ersten Woche, sein Gebrüll sorgte dafür, dass alle Türen auf dem Flur aufgingen und die Nachbarklassen die Köpfe raussteckten, leider auch der Direktor, der nebenan zufällig einen Unterrichtsbesuch absolvierte. Zum Glück behielt der Mathelehrer die Coolness und überließ alles Frau Kaarmann, die sich Simon schnappte und mit ihm in die Bibliothek ging. Dort arbeiten Mütter als freiwillige Kräfte, von denen viele Frau Kaarmann kannten. Sie und Simon waren dort gut gelitten; sie erhielten sogar einen Leseausweis, obwohl Simon offiziell noch gar kein Schüler war. Wenn Simon es im Klassenzimmer nicht aushielt, dann flüchteten sie dorthin und übersetzten einen Lernkrimi aus dem Englischen. Überraschenderweise kam Simon dabei meist schnell wieder zur Ruhe.

Er wollte auf diese Schule, wollte auf das Gymnasium

gehen. Das bestätigte nicht nur Frau Kaarmann, das spürte auch ich. Weil mein Kind wieder schlief, seit die Stunden dort begonnen hatten und seine Angst vor der neuen Situation der Erkenntnis gewichen war, dass er ihr intellektuell gewachsen ist. Nach seinem ersten Besuch auf dem Gymnasium, fast fünf Wochen nach Schulbeginn, war er nach Hause gekommen und hatte förmlich von innen geleuchtet. Ich brauchte die Tipptafel gar nicht herauszuholen, um zu erfahren, dass es gutgegangen und dass mein Kind glücklich war.

»Er will dorthin«, sagt Frau Kaarmann. »Er ist so motiviert, und das ist unsere Chance.«

Er gehörte auch durchaus dorthin. Eine Schulaufgabe hatte er schon »mitgeschrieben«, nur vier Stunden nach seinem Debüt. Ich setze das Wort mitschreiben in Anführungszeichen, weil er für die Bearbeitung in die Bibliothek gegangen war – Frau Kaarmann hatte nicht riskieren wollen, dass er unter der ungewohnten Anspannung ausflippte und damit die anderen Kinder störte. In der Bibliothek hatte er dann, wie gewohnt gestützt, seine Antworten eingetippt. Einen Teil des Stoffes hatte er nicht mitbekommen, weil er zu dieser Zeit noch nicht Teil der Klasse gewesen war, entsprechend hatte er Lücken lassen müssen. Dennoch hatte es für ein »ausreichend« gereicht, was sein Lehrer, wie er unter die Arbeit schrieb, »recht erfreulich« fand angesichts der Umstände. Schließlich hatte Simon keine reguläre Grundschule besucht; seine Mathekenntnisse beschränkten sich auf das, was seine Schulbegleiterin ihm, unterstützt von Computerprogrammen, angeboten hatte, Simons speziellen Interessen folgend, und waren sehr punktuell.

Von dem Erfolg ermutigt, beantragte ich, dass er auch in Ethik sowie in Natur und Technik am Gymnasium zugelassen würde, den Fächern, die seinen bisherigen Mathestunden zeitlich nahelagen, so dass sich kompakte Anwesenheitszeiten ergaben. Noch besuchte Simon ja die alte Schule mit, er pendelte zwischen den Stunden, was nicht wenig Unruhe verursachte und ein gutes Zeitmanagement erforderte. Das Okay für Ethik kam nach kurzer Zeit. Seine Schulbegleiterin erhielt die Erlaubnis, einen der alten kleinen Busse des Förderzentrums für die Fahrten zu nutzen. Die Dinger hatten aber ihre Tücken, der Rückwärtsgang etwa ließ sich nur mit Glück einlegen, so dass jede Fahrt einem Abenteuerausflug glich, den die beiden nun an vier von fünf Wochentagen unternahmen.

Sicher war nichts, denn überall konnten sich Hürden auftun: Lehrer, die weniger verständnisvoll waren als der Mathelehrer, der ein hörbehindertes Kind hat. Anfälle von Simon, die es unmöglich machten, ihn den anderen zuzumuten, ausgelöst durch den Stress der neuen Situation oder auch nur durch ein verweigertes Stück »turtle tart«. Unsere schöne Normalität kann ja so schnell in Orgien aus Panik und Aggression umkippen. Nie gibt es Gewissheit.

Die erste Klippe schob sich bald in den Blick. Das erwählte Gymnasium war nämlich eine Seminarschule. In Simons Klasse sollte Mathe nun für einige Wochen am Freitag von einem Referendar gegeben werden. Am ersten dieser Freitage begann Simon bereits im Auto rumzuschreien und tippte auf Nachfrage, er habe »Angst« vor dem neuen Lehrer. Das Klassenzimmer betrat er erst gar nicht; sie kehrten unverrichteter Dinge wieder um, was zum Glück offenbar nicht groß auffiel. Nun hing es davon ab, ob Simon diese Angst am nächsten Freitag oder übernächsten Freitag überwinden konnte. Am Förderzentrum hätte er ein halbes Jahr Zeit dafür gehabt bzw. so lange, wie es eben dauert. An einem Gymnasium war das nicht so.

Der Beratungslehrer bereitete mich vorsichtig darauf vor,

dass Reaktionen anderer Eltern kommen könnten, die sich Sorgen machten, dass ihr Kind in einer Klasse mit so einem Problemfall vielleicht nicht die nötige Aufmerksamkeit erhielte oder dass man mit dem Stoff nicht durchkomme. Er meinte, es gäbe prinzipiell die Möglichkeit, auch den Eltern von Mitschülern eine Autismus-Aufklärung angedeihen zu lassen, um falsche Vorstellungen von vorneherein abzufangen. Er wollte dem Gymnasium entsprechende Angebote machen. »Aber vielleicht«, meinte er, »passiert ja auch gar nichts.« Eine Weile sah es so aus, als hätte ich für dieses Buch eine Erfolgsgeschichte erzählen können.

Was dann passierte, wenige Wochen später, war, dass Simon zunehmend auf seine Schulbegleiterin losging, eine zierliche Frau, die mit den Attacken nur gerade noch zurechtkam und langsam begann zusammenzuzucken, wenn er sich ihr nur näherte. Dann griff er seinen Lehrer an, dann die Therapeutin. Als Nächstes schlug er auf das Kind ein, das neben ihm im Bus saß. Dessen Eltern gingen auf die Barrikaden. Endlich tippte Simon, er wolle nicht mehr ins Gymnasium, er sei wütend auf seine Begleiterin, weil sie ihn nicht vor der neuen Schule schütze. Wir brachen das Experiment Gymnasium mit den Weihnachtsferien ab, zum Bedauern des dortigen Lehrers und des Direktors, die das Projekt als gelungen empfunden hatten, zur Erleichterung von Frau Kaarmann, die dem zunehmenden Stress, Simons Verhalten dort unter einer Auffälligkeitsschwelle zu halten, schier nicht mehr gewachsen gewesen war. »Alles geht dort so schnell«, sagte sie. »Es klingelt zum Stundenende, dann wird noch schnell die Hausaufgabe an die Tafel geschrieben, schon strömt die nächste Klasse herein. Simon und ich, wir sind da noch beschäftigt, das Mäppchen zu schließen und unseren Kram einzuräumen. Er muss das ja selber machen, es nützt ja nichts, wenn ich alles schnell, schnell für ihn erledige. Um uns herum sitzen sie dann schon und schauen uns erstaunt an.«

Es ging nicht.

»Dabei«, tippte Simon, »will ich doch nur ein rotes, ruhiges Schülerleben.«

»Interessant«, sagten alle. »Hat Rot eine besondere Bedeutung für ihn?« »Nicht dass ich wüsste«, sagte ich wahrheitsgemäß. »Kann sein, Rot ist ein Symbol, kann genauso gut sein, er hat nur versucht, ›ruhig‹ zu tippen und ist nach dem ›r‹ falsch abgebogen, so dass erst mal rot dastand, ehe er es im zweiten Anlauf dann doch schaffte.«

Ich weiß immer weniger.

Der Januar verlief ruhig, Simon schien froh, den Stress los zu sein, anstandslos besuchte er seine alte Schule. Im Februar häuften sich dann wieder die Warnhinweise, er schrie, schlug, langweilte sich sichtlich im Unterricht und erinnerte uns daran, dass er wohl nicht bleiben kann, wo er jetzt ist. Sein Psychiater war dennoch beim jahresanfänglichen Besichtigungstermin sehr zufrieden mit Simon. Es war einer der wenigen positiven Momente in den letzten Wochen: Simon wurde sehr gelobt und strahlte, die Mutter strahlte mit, für einen Moment waren alle glücklich, das Kind nahm die Hände seines Arztes und sagte: »Du liebst uns, gell?« Der Arzt musste lachen. So viel positive Energie.

Dr. Wilkes empfahl uns eine bestimmte Schule, ganz in der Nähe, mit Nachmittagstagesstätte, »prosozialer Atmosphäre«, viel Kompetenz, das Zentrum für Erziehungshilfe, früher sagte man wohl für »schwer Erziehbare«. Es sei weit besser als sein Ruf. Eine Perspektive tat sich auf, so einfach und klar und vielversprechend. Mit einem Mal schien mir alles ganz leicht zu sein.

Ich, auf Flügeln angesichts der neuen Perspektive, ging sofort zu der empfohlenen Schule und klopfte beim Rektor an. Ich landete hart: Der Direktor war zwar freundlich und entgegenkommend, nahm sich Zeit für mich, die ohne Termin bei ihm hereingeschneit war. Aber die Botschaft war unmissverständlich. Er wollte wissen, was der Arzt gesagt habe, wie er darauf käme, dass dies der geeignete Ort für meinen Sohn sei. So einen schweren Fall hätten sie noch nie gehabt. Mir müsse klar sein, dass ihre Klientel gewalttätig sei und wenig sozial eingestellt. In der Tagesstätte käme es unweigerlich zu Zeiten, in denen mein Kind in diesem Milieu unbeaufsichtigt sei. Er hätte große Bedenken, dass es Simon bei ihnen gut ginge.

Mit dieser Botschaft ging ich nach Hause, Szenen vor Augen, in denen mein Sohn zusammengeschlagen oder auf der Toilette vergewaltigt wurde. Kaum hatte ich die Tür aufgesperrt, kam der Anruf aus der Schule: Simon habe einen schweren Ausraster gehabt, mit dem Kopf gegen die Scheiben geschlagen, nur mühsam habe man ihn beruhigen können. Ich solle doch bitte aufhören, in der Schulangelegenheit für Unruhe zu sorgen, alles seinen Ämtergang gehen lassen und vor allem: vor dem Kind kein Wort mehr.

Ich war ratlos: Wenn ich nichts tat, geschah auch nichts, das war meine Erfahrung. Wenn ich etwas tat, irrte ich offenbar sinnlos in der Gegend herum und sorgte für Chaos, wurde als ahnungsloser Laie von einer Ecke in die andere geschoben.

Beim runden Tisch einige Wochen später an Simons Schule wurde mit allem erdenklichen Aufwand gearbeitet, Flipcharts, Zetteln, auf denen jeder seine Wünsche und Erwartungen notieren sollte, mit verschiedenfarbigen Stiften, Klebepunkten etc. etc. Es war eine große Inszenierung, die mir den Sinn zu haben schien, der uneinsichtigen Mutter die Realitäten nahezubringen: dass Simon ein schwerbehindertes Kind war, das an keiner anderen Schule als der

der Lebenshilfe je zurechtkommen würde. Dagegen stand die Einschätzung seiner Schulbegleiterin, Frau Kaarmann, die glaubte, Simons Frust über die aggressive, laute Umgebung sei der Auslöser für sein problematisches Verhalten. Dass sich seine Wutanfälle geben würden, wenn er nur in die richtige Lernumgebung käme, war ihre Überzeugung, ihr Glaube. Inzwischen wohl eher die letzte Hoffnung, ein Strohhalm angesichts Simons vieler Übergriffe auf sie und angesichts der Kratzer, die sie im Gesicht trug.

Was war es also: Quälten wir ihn mit Überforderung, Frau Kaarmann und ich? Quälte ihn die Schule mit Unterforderung? Oder quälte ihn die Aussichtslosigkeit seiner Behindertenexistenz, die ihn an eine Umgebung fesselte, in der er einzig sein konnte und doch nicht bleiben wollte? Ich hatte die Wahl zwischen Henne, Ei oder tragischer Verstrickung. Oder auch, neuer Einfall: War es einfach die Pubertät mit ihren hormonellen Schüben, die ihn neuerdings so aufbrachte? Pubertät, das ist keine leichte Zeit im Leben eines Autisten und seiner Angehörigen, das sagen alle, das stand überall, davor fürchtete ich mich schon länger. War es jetzt so weit?

Vielleicht war es auch alles zusammen, ich wusste bald überhaupt nichts mehr.

Es gab Menschen, die mir das eine erzählten, welche, die das andere suggerierten, solche, die mir bei jedem Meinungswechsel zustimmten, und diejenigen, die meinten, es wäre auch schon egal, was Simons Verhalten motiviere: Solange es so unerträglich sei, könne man es nicht tolerieren und er solle in ein Heim. Ich stand dazwischen, und ich war nicht stark.

Von Simon war nichts zu erfahren. Er schrie, er schlug, er wollte nicht kommunizieren. Fand er es aussichtslos, noch mit uns reden zu wollen, oder konnte er nicht ausdrücken, was ihn bedrückte, oder überbewertete ich ein hormongesteuertes Verhalten als seelische Not?

Ich schwamm wie selten, ich schwimme jetzt, da ich dies schreibe, noch immer. Die Lösung ist offen. Das Bild von Simon ungenau. Mein letzter Nervenzusammenbruch liegt vierzehn Tage zurück. Mir zittern die Hände, und wenn ich mit jemanden über ihn spreche, was zurzeit dauernd geschieht, muss ich die Augen schließen, damit ich nicht weine. Schon in ein paar Tagen besuche ich eine weitere mögliche Schule, weil ich eben nicht stillhalten will und mein Kind nicht aufgeben kann. Ich weiß nicht, was zuerst geschehen wird: Dass wir eine Lösung finden oder dass der kleine Riegel in meinem Kopf, der das Chaos zurückhält, endgültig aufspringt. Dabei geht es um so viel. Es geht darum, ein Kind zu erhalten oder zu zerstören.

Und schon das, sagen dann wieder andere Leute, sei falsches Denken, weil es eben Dinge gebe, die lägen außerhalb meiner Macht.

Aber noch sehe ich niemanden, der mir die Verantwortung abnähme, noch ist da niemand, der das Kind so liebt wie ich, dem es so sehr am Herzen liegt und der versucht, daraus das Beste zu machen. Simon hat zu mir keine Alternativen, also werde ich mich weiter bemühen, das Beste für ihn zu tun. Wer sagt denn, dass ich am Ende bin? Solange ich noch meine Klappe aufreißen kann, um mich zu beschweren, solange ich am nächsten Morgen wieder aufstehe, solange er mich weiter beim Aufwachen auffordert »Kitzeln!« und ich die Decke zurückziehe und über seinen Rücken und die Fußsohlen streiche und wir beide lachen müssen und einen Moment des Friedens haben – warum sollten wir da aufgeben? Nur ich könnte sagen, dass es zu viel ist. Aber das will ich einfach nicht, ich will nicht aufgeben. Außerdem kann ich es auch gar nicht. Mit einem

Autisten zu leben heißt, ständig die eigenen Gefühle beiseitezuschieben. Es hat ja keinen Zweck, laut zu werden, wenn er laut wird, traurig zu sein, wenn er traurig ist oder wütend, wenn er aufbraust. Wenn er auf Sie losgeht, dann halten Sie seine Hände fest und erklären ihm ruhig, dass Sie ihm nicht erlauben können, Ihnen oder sich selbst weh zu tun. So lange, bis es vorbei ist. Wenn er traurig ist, trösten Sie, bis auch das vorbei ist und er »Reibekäse« oder die Playstation einfordert. Was Sie selbst fühlen, an Erregung, Angst, Einsamkeit, Verzweiflung, Wut, Frust, Müdigkeit – das ist Ihr Hobby, das braucht keiner, Sie gewöhnen es sich besser ab. Vermutlich fällt es einer Autistenmutter auch deshalb so schwer zu sagen, wo irgendwann irgendwie mal eine Grenze gezogen werden müsste. Grenze? Welche Grenze? Sie sind ja schon über jede einzelne hinweggegangen!

Meine Eltern gaben mir immer das Gefühl, dass ich geliebt werde, egal, was passiert. Das war das erste Gesetz, das ich auch meinem Sohn beibringen wollte: Du gehörst zu mir, ganz und gar, wer immer du bist, was immer du tust, du wirst geliebt. Nicht nur zu Besuchszeiten, unverbindlich aus der Ferne oder mit irgendwelchen weltanschaulichen Einschränkungen. Es ist nicht leicht, hinter diesem einmal gefassten Anspruch zurückzubleiben.

Auch das Gerede von »Quality Time« kann mir da wenig helfen. Sei du selbst, dann geht es auch deinem Kind besser. Ich glaube nicht daran. Denn mein Kind will nicht ins Heim, das hat es bereits getippt. Schon sein Bruder, der ihm so ähnlich ist in vielem, hasste all die Skilager und Freizeiten, auf denen er regelmäßig krank wurde. Er wollte auch nie in ein Internat, was übrigens schon für mich das Grauen meiner Kindheit gewesen wäre. Wir sind so – Familienschmuser. Simon einer anderen Erfahrung auszusetzen hieße für mich, ihm weniger zu geben. All diese »Manchmal passiert Erstaunliches«-Geschichten und »Das Kind braucht auch seine Freiheit«-Thesen treffen auf uns nicht zu, das weiß ich einfach, da können mir Experten noch so sehr das Gegenteil verkünden. Simon wird sich im Heim nicht entfalten, sondern einen quasipsychotischen Schub bekommen, so wie bei allen Umstellungen. Falls es gelingen sollte, ihn nach einer Weile zu stabilisieren, wird er stark regrediert sein und wir werden wieder ein halbes Jahr verloren haben. Wer weiß, was noch alles verlorengeht, denn wer weiß schon, wie es nach dem Vertrauensverlust in ihm aussieht. Denn ich glaube sehr wohl, dass ich diesen Vertrauensverlust nicht nur in ihn hineinprojiziere, sondern dass er diesen auch tatsächlich erleben wird. Können wir Simon nicht stabil bekommen, wird er vielleicht nie mehr die Person sein, die er war. Das ist der Preis, wenn ich all die schönen Sprüche glauben soll, die mich ermuntern, meinen Weg zu gehen und mein Leben zu führen. Es ist ein hoher Preis und nicht die Wortführer bezahlen ihn und auch ich nicht. Nur ein elfjähriges Kind, das selbst nichts dazu sagen kann. Sie fragen, warum es mir so schwerfällt? Ich verstehe die Frage nicht.

Vater – Mutter – Kind … und Heim?

Der richtige Mann im richtigen Leben fand sich, als ich gar nicht an die Liebe dachte, sondern mich darauf konzentrierte, beruflich wieder stärker Fuß zu fassen. Ich hatte mich beinahe damit abgefunden, das Leben einer Autismusnonne zu führen, Simon und ich, und vielleicht einmal wir beide im Rahmen einer heilpädagogischen Wohngruppe, wo ich mitarbeitete, wie eine Laienschwester im Orden der Therapeuten. Was sollte es anderes geben?

Aber zumindest das Schreiben wollte ich mir erhalten. Da es mit Simon gerade gut lief, hatte ich Energie übrig, die ich investieren konnte und die sich auszahlte. Ich erhielt einen kleinen Preis. Ein Verlag kam auf mich zu, um einen Roman zu konzipieren. Und ich konnte einen Vertrag über einen Krimi abschließen, in dem ein Autist mitspielen sollte: »Gestorben wird immer«, was mir einen großen Wunsch erfüllte.

Mit »Das Leben ist mörderisch« hatte ich eine Sammlung schwarzer, bitterböser und zugleich komischer Geschichten, die auf Lesungen vorzutragen erstmals wirklich Spaß machte. Die Leute lachten, wenn ich las, über dieselben Dinge wie ich, und zum ersten Mal seit Jahren fühlte ich mich in meiner öffentlichen Rolle einigermaßen wohl. Zusätzlich zum Schreiben hatte ich begonnen, in einem regionalen Verlag als Lektorin zu arbeiten, einen Tag in der Woche. Ich gab dort Anthologien mit Kriminalgeschichten heraus und lernte auf diese Weise in rascher Folge meine in der Gegend arbeitenden Kollegen kennen, nachdem ich in der Szene jahrelang praktisch nicht existent gewesen war. Schließlich erfuhr ich vom Stammtisch der Krimiautoren Mittelfrankens und beschloss, auch dort einmal professionelle Luft zu schnuppern. Hier traf ich Christian, der ebenfalls das erste Mal dabei war und dessen Debütkrimi in den nächsten Tagen erscheinen sollte. Es ging mir gerade gut, vielleicht war das zu spüren, war da ein Funke, war ich *da*.

Wir wechselten an diesem Abend kaum ein Wort; später drei Mails, telefonierten zwei Stunden lang. Danach war im Grunde alles klar. Und ist bisher klar geblieben, über alle Krisen hinweg, von denen wir nicht wenige hatten und haben, vor allem, seit wir zusammengezogen sind. Kein Mensch hat es je geschafft, mir so sehr das Gefühl zu geben, vollkommen verstanden und angenommen zu werden, auch und gerade mit meinen speziellen Verwundungen. Noch nirgendwo habe ich mich so sehr zu Hause gefühlt. Zugleich schafft es niemand so gut wie er, mich rasend wütend zu machen und auf emotionale Achterbahnfahrten zu schicken. Wir lachen, wir reden, wir streiten, wir feiern, wir schmollen. Nach all den Jahren, in denen es mir zur zweiten Natur geworden war, meine Gefühle zu unterdrücken, war dieses Auf und Ab eine neue, aber in Teilen auch heilsame Erfahrung. Ich brauchte eine Weile, bis ich begriff, dass es ein Ausdruck meiner Lebendigkeit war. Dieses emotionale, durchaus nicht immer souveräne und wohltemperierte Bündel, das war ich.

Es erstaunte mich ja selbst, zu erfahren, wie schnell und stark meine Gefühle auffahren konnten. Dass sie überhaupt da waren! Dass ich nicht nur die nette Frau Korber war, die sich so selbstlos um ihren Sohn kümmerte. Da gab es noch ganz andere Seiten. Auch dunkle, auch aggressive. Und endlos todessüchtige, traurige. Christian nennt sie meine apokalyptischen. Und er kann sie aushalten.

Kurz: Ich war nicht irgendeinem Mann begegnet. Sondern dem einen, für den ich – wie es schien – gemacht war und er für mich. Aber war er auch für Autismus gemacht worden?

So glücklich ich war, die Apokalyptikerin in mir entdeckte sofort den Tragödienstoff, der in dieser Konstellation steckte. Sofort überkam mich die finale Angst, nämlich die vor dem Verlassenwerden, potenziert durch die mögliche Variante, trotz großer Liebe verlassen zu werden, loslassen zu müssen, was mein ganzes Glück ist, weil die Gesamtsituation einfach zu belastend war. Das klingt ein wenig melodramatisch, war als Möglichkeit aber nicht von der Hand zu weisen.

Es gab nichts zu tun, als die Angst einfach ganz weit nach hinten zu schieben und den Deckel draufzudrücken. Manchmal flammte sie auf, wenn kleine Bemerkungen fielen, wie etwa: »Das hatte ich mir einfacher vorgestellt.« So harmlos und berechtigt der Satz war, so erwartbar auch – bei mir schrillten sofort alle Alarmglocken. Ich dachte: Jetzt, jetzt kommt's. Jetzt sagt er, dass wir noch mal über alles nachdenken sollten. Dass er es einfach nicht packt.

Oder wenn er laut überlegte, ein Zimmer in der Nähe seiner Schule anzumieten, um manchmal einfach schlafen und in Ruhe korrigieren zu können: Eine gute, praktikable Idee war das, nichts weiter, angesichts der Tatsache, dass Simon oft um drei oder fünf Uhr schon durchs Haus marodierte. Aber für mich bedeutete sie sofort den Anfang vom Ende, den leisen, schrittweisen Ausstieg aus unserer Beziehung, vor dem ich mich so fürchtete. Dann musste ich die aufsteigende Panik unterdrücken und mich sehr bemühen, vernünftig zu reagieren. Oft gelang das erst im zweiten Anlauf.

Manchmal, wenn es schwierig wurde, war ich fast versucht, es von mir aus zu beenden, damit das Hoffen und Bangen endlich vorbei war. Es aufgeben, zwei Leben führen zu wollen, als Mutter *und* Frau, nicht mehr der Anstrengung hinterherzulaufen, zur Normalität zu gehören mit ihren Paarbeziehungen und der Beziehungsarbeit und dem Lächeln für die anderen und dem täglichen Frühstück für alle und der notwendigen Ausgeglichenheit. Dann sagte ich mir, ich hätte die Kraft nicht dafür. Also raus da, aufgeben, Schluss machen, ehe es der andere tat, die Lebenskreise verkleinern, in denen ich umherirrte, immer weiter verkleinern, Ruhe finden.

Alles wäre wieder klar, nur noch Simon, ich, die Pflicht und in weiter Ferne das Hochhaus, von dem ich irgendwann spränge. Etwas Besseres fiel mir nie ein.

»Spinnst du«, sagte mein Freund dann gemütlich. »Ach Baby, jetzt bist du wieder apokalyptisch.«

Es ist nicht einfach, ein Paar zu sein in Begleitung eines kleinen Autisten. Es gibt nichts an der Situation, das zu idyllisieren oder zu verharmlosen wäre. Sie schlafen nicht viel, das ist schon einmal das Erste. Und es ist etwas sehr Grundlegendes. Das Leben kann ausgesprochen überanstrengend und düster zu wirken beginnen, wenn man ständig übermüdet ist, die Gereiztheit steigt, die Nerven werden dünn. Es mag Nächte geben, in denen Sie durchschlafen und das Kind bis sechs Uhr morgens still ist. Aber Sie wissen nie, ob die nächste Nacht so eine Nacht sein wird. Oder die übernächste. Oder irgendeine in der kommenden Woche. Es gibt keine Gewissheit und von daher keine echte Entspannung.

Ich versuchte das Problem kurzfristig zu lösen, indem

ich uns vom Psychiater ein neues Medikament für Simon verschreiben ließ. Er nahm ja schon seit Jahren ein Antipsychotikum. Der Beipackzettel war und ist der blanke Horror; Sie wollen nicht wissen, was für Nebenwirkungen das Zeug hat. Jahrelang hatte ich mich deshalb jeder Medikamentation verweigert, trotz Simons Schlafverhalten. Anfangs hatten die Ärzte das auch angemahnt: lieber erziehen, hieß es, als sedieren. Dann, als die Jahre vergingen und sich abzeichnete, dass wir kein bloßes Erziehungsproblem hatten, war ich selbst diejenige gewesen, die zögerte, weil ich mein Kind nicht vergiften wollte, bloß weil ich zu schlafen wünschte. Die Beipackzettel, wie gesagt, trieben einem den Schweiß auf die Stirn. Schon beim gängigen Dipiperon-Saft, der viel in Heimen gegeben wird, hatte sich mir der Magen umgedreht, wenn ich las, was alles geschehen konnte. Monatelang hatte das Fläschchen zu Hause ungenutzt auf dem Fensterbrett herumgestanden, ein Fetisch, an den man sich klammern konnte, um sich nicht so ausgeliefert zu fühlen: Ich könnte ja Abhilfe schaffen, wenn ich wollte. Notfalls, und wenn es gar nicht mehr geht … Aber nie hatte ich ihn eingesetzt.

Während Simons Einschulungskrise war es dann so weit gewesen, als klar war, dass er einfach zu wenig schlief, um auf Dauer gesund zu bleiben, dass er einfach keinen Frieden fand und selbst unter dem Schlafmangel und der Erregung massiv litt. Ich hatte zu der angestaubten Flasche gegriffen und uns voll eingeschenkt. Dann stellte sich heraus, dass Dipiperon bei Simon nicht wirkte! Auch das nächste Mittel auf der Liste nicht. Und das übernächste. Der Beelzebub, mit dem wir den Teufel hatten austreiben wollten, versagte glatt.

Bei Autisten ist das manchmal so, ihre Stoffwechsel sind einfach zu verschieden; es gibt welche, bei denen schlagen nicht einmal Narkosen an. Eine Weile half Tavor, manchmal gegeben und in kleinen Dosen, nur mit Vorsicht, da es bekanntlich süchtig macht. Aber seit Christian bei uns lebt und Jonathan fort ist, dazu die Schulsituation alles unter Spannung setzt, turnt Simon samt Tavor bis Mitternacht auf seinem Schaukelstuhl herum und schreit: »Du hast es mir weggegessen.«

Christian überlegte ernsthaft, ins Hotel auszuweichen, um endlich zu genügend Schlaf zu kommen, um seinen Schulalltag zu bestehen. Also ließ ich Simon etwas Neues verschreiben. Meditierte drei Tage lang über der Liste der Nebenwirkungen, fragte mich, ob ich ein Egoist sei. Beschloss dann, dass ich diese Beziehung nicht auch noch verlieren wollte, und gab Simon die Tropfen. Danach schlief er, wenngleich nicht gut, ein, er murmelte lange und wanderte viel, manchmal fand ich morgens alle Lichter in der Wohnung angeschaltet vor. Eine Weile schlief er mit den neuen Tropfen zuverlässig durch bis morgens 6.30 Uhr. Dann traten Nebenwirkungen auf, das Kind wirkte depressiv, erwachte morgens verzweifelt weinend. Wir setzten die Tropfen ab und kehrten zu Tavor zurück, mit erhöhter Dosis.

Das Ergebnis ist wechselnd. Wann die Wirkung endgültig nachlässt? Was beim nächsten Vollmond passiert, der immer eine Sondersituation bewirkt, da Simon zum Werwölfchentum neigt? Sicher wissen kann man es nie.

Man weiß überhaupt nicht viel: Wird der Nachmittag ruhig verlaufen, so dass Christian, der Lehrer ist, nebenbei seine Korrekturen machen kann, oder wird Simon einen Anfall bekommen und werden alle Zeichen auf Krise stehen, so dass mein Freund erstens wegen der Unruhe und zweitens wegen seiner aufgewühlten Partnerin und der Gespräche über die ewigen Fragen, was jetzt schon wieder los ist und was man tun könnte, keine eigene Arbeit gebacken kriegt?

Werden Sie zu Hause Frieden vorfinden, oder brennt die Bude? Täglich spannende Fragen. Entspannend dagegen ist es selten.

Denn: Sie sind nie alleine, es sei denn, das Kind ist gerade bei seinem leiblichen Vater. Immer steht es im Zimmer, von kurzen Phasen abgesehen, die es sich an seiner Playstation vergnügt. Egal, ob Sie flirten, schmusen oder streiten, kochen oder über ein neues Buchprojekt reden, Ihre bescheidene Amour fou zu leben versuchen, über Freunde lästern oder die Einkäufe planen: Simon ist dabei und fordert Beachtung.

Er scheint nie auf die Situation, die er vorfindet, zu reagieren, so dass man in Versuchung gerät, zu reden, als sei er nicht da. Was sich, da er große Ohren hat und alles aufnimmt, schnell negativ auswirken kann. So lief er neulich wieder tagelang im Kreis, schüttelte die Hände und fragte: »Bist du nett? Bist du nett?« Offenbar voller Sorge, ich könnte es nicht sein. Bis ich ihn zwang, sich hinzusetzen und mir zu tippen, was »nett« denn für ihn bedeutete. Und er tippte: »dass ich nicht ins Heim muss«. Zuvor hatten wir über die Möglichkeit gesprochen, ihn in den Ferien mal zwei Wochen in Verhinderungspflege zu geben. Damit mal ein Urlaub möglich wäre. Hatte er also doch zu gut zugehört.

Seine mangelnde Empathie bedeutet aber auch, dass er nie Rücksicht nimmt, sich vielleicht mal zurückhält oder anpasst, wenn es geraten wäre. Wenn er da ist, steht er auch meist im Mittelpunkt. »Ich will Spaghetti«, verlangt er lautstark mitten in eine Umarmung hinein. Oder unterbricht einen Satz mit der Idee: »Ich will einen Ausflug machen.« – »Kannst du mir helfen?« – »Gib mir die Dose.« – »Ich muss mal.« Für jede kleine Verrichtung braucht er Hilfe und unterbricht Sie deshalb bei dem, was Sie gerade tun.

Er lacht, wenn Sie weinen, lärmt, wenn Sie nachdenken,

er ist eine stete Geräuschkulisse, immer unruhig. Immer getrieben vom nächsten kurzlebigen Wunsch. Nie wirklich angekommen da, wo er gerade ist.

Ist er nicht im Zimmer, sollten Sie nachschauen gehen, was jetzt gerade kaputtgeht, welche Topfpflanze er massakriert, ob der Hund noch heil ist. Sie wissen nie, wie das Klo aussieht, wenn Sie es betreten. Christians Kampf, dass Simon sich zum Pinkeln hinsetzt, geht jetzt in den x-ten Monat.

Irgendwann kommt zuverlässig von irgendwoher der Schrei. Dann sollten Sie, was immer Sie gerade tun, unterbrechen und nachsehen gehen. Wenig, was Sie beginnen, können Sie ungestört zu Ende bringen. Mein Freund hat es aufgegeben, sich zu wundern über halb ausgeräumte Geschirrspülmaschinen, herumliegende Staubsauger oder angebranntes Essen. Er fragt nicht mehr, wenn er die Teile eines Armreifes oder Fetzen einer Zimmerpflanze findet. Sein eigenes Zimmer ist stets abgesperrt, ein Alptraum, wenn die Schularbeiten, die er zum Korrigieren nach Hause bringt, von Simon bekritzelt oder zu Konfetti verarbeitet würden. Der Irrsinn dieses Alltags macht Menschen, die das nicht schon Jahre gewohnt sind, schwer zu schaffen.

Am schlimmsten aber sind die Fragen, die Simon dauernd aufwirft, und die keiner beantworten kann. Wieso kann er Kopfrechnen, aber nicht das Klo sauberhalten? Wieso übersetzt er fließend aus dem Englischen, kann aber nicht korrekt mit »Ja« oder »Nein« antworten? Wieso macht er seine Playstation heute nicht alleine an, gestern ging es doch? Und wenn er so bildungsbeflissen ist und dringend ins Gymnasium will, wieso tut er dann, alleine gelassen, nichts anderes, als an seinem Penis herumzuspielen?

Die Frage quält den Neuling, während ich inzwischen mit den Achseln zucke. Es ist halt so. Ein paar Erklärungen habe ich parat, vieles habe ich gelernt hinzunehmen. Mein Freund aber grübelt und sucht nach Antworten. Nicht alle, die er findet, sind richtig, dann muss ich ihn in langen Debatten zu überzeugen suchen. Und nicht alle Antworten, die er findet, sind bequem für mich. Vieles, womit ich mich eingeigelt und zufriedengegeben habe, wird hinterfragt, einiges zu Recht. Ich muss mich bewegen.

Mit gemischten Gefühlen sah ich meinen Freund durch all die Phasen gehen, die ich selbst schon durchgemacht hatte, gezwungen, sie noch einmal mitzuerleben, noch einmal all die wechselnden Gefühle mit nachzufühlen. Von der hochgemuten Zuversicht des Anfangs, als er die Ärmel hochkrempelte und sich sicher war, den Jungen als ausgebildeter Pädagoge schon hinzukriegen, über die Verwunderung, die Ratlosigkeit, die Wut, den Frust, die Verzweiflung.

Manche seiner Reaktionen haben mir weh getan, wie die, da wäre nichts: »Dein Kind ist ein Klumpen Fleisch, zu dessen Sklave du dich machst, und du verkleisterst das mit Sentimentalität, weil du es nicht sehen willst.« Meine ganze Welt drehte sich im Kreis, war in den Grundfesten bedroht, ich konnte nicht einmal nachdenken über das, ob da möglicherweise etwas dran war. Ich schrie nur vor Schmerz. Es blieb eine Phase. Heute sieht Christian das anders.

Ein anderer Impuls war: »Der verarscht mich doch« oder »Der macht das mit Absicht«. Macht er das? Eher nein. Aber da Simon dazu neigt, zu lachen, wenn man ihn schimpft, das ist bei ihm einfach ein Ausdruck von Unsicherheit und Erregung bzw. des Wunsches, es möge doch alles wieder zum Lachen gut werden, kann er schon so wirken. Keine von Simons Reaktionen, weder Sprache noch Mimik oder Gestik, wird je für sein Gegenüber befriedigend sein.

Christian dachte nach und dachte nach, er rätselte, hinterfragte, stellte in Zweifel, las und versuchte zu verstehen. Er ging manchmal Irrwege, manchmal hatte er recht, in jedem Fall wühlte er meinen liebgewordenen Alltag auf. Aber, und dafür liebe ich ihn, er setzte sich damit auseinander. Er wollte das Richtige tun, und er wollte verstehen.

Manche seiner Reaktionen waren besonders aufschlussreich für mich, erleichternd sogar. Sie zeigten mir, die ich selbst schon keinen rechten Zugang mehr zu meinen Gefühlen habe, welche enormen Emotionen Simon zu wecken imstande ist. Und dass man auch das Recht auf diese Emotionen hat, ein Recht auf die Wut, auf die Verwirrung und auf die Enttäuschung. Dass sie ganz natürlich waren. Teilweise hätte ich am liebsten seitenweise mitschreiben mögen für dieses Buch: was Christian zu einer Situation sagte, wie er empfand, denn er konnte sich viel frischer und klarer ausdrücken als ich. Zum Beispiel seine Traurigkeit darüber, dass man mit Simon praktisch nichts *gemeinsam* tun kann.

Christian ist Hobby-Modellbauer, und er hätte sich gefreut über ein Kind, dem er seine Flugzeuge hätte zeigen und etwas beibringen, mit dem er gemeinsam hätte basteln können. Aber abgesehen von Simons dafür völlig ungeeigneter Feinmotorik ist so eine gemeinsame, andauernde Tätigkeit mit ihm fast völlig unmöglich. Sie können Simon schon zwingen, bei einem Brettspiel eine Figur zu schieben oder Ihnen beim Handwerken ein Brett zu halten. Oder eben Hausaufgaben zu machen, täglich tue ich das ja. Er und Sie befinden sich dabei aber meist nicht in derselben Welt, zumindest nicht sichtbar. Seine Augen sind abgewandt, er ist unruhig, und dauernd strebt er fort. Nie scheint er dort sein zu wollen, wo er ist. Fragen Sie: »Ist das schön?«, ruft er: »Ich will jetzt gehen« oder sagt »ja« auf eine dressierte Weise, die klarmacht, er will jetzt nur einfach aus der

Situation rauskommen. Nichts ist möglich ohne enormen Kraftaufwand von Ihrer Seite.

Währenddessen reden Sie ununterbrochen, weisen ihn an, weisen ihn hin, schlagen ihm vor, was er wie zu sehen hat, überwinden ganz nebenbei seinen Widerstand und suchen es mit Humor zu nehmen. »Ist das nicht toll?«, fragen Sie, rufen: »Schau mal«, loben: »Da haben wir aber was geleistet.« Ignorieren sein Wegstreben, manchmal seine Wut, schlucken den eigenen Frust hinunter. Mit Worten erzeugen Sie eine Situation und eine Gemeinsamkeit und suchen zu vergessen, dass es ein Monolog ist. Ich bin schon dankbar geworden, wenn Simon sich dem nicht entzieht. Und hoffe, dass er etwas davon hat.

Dieses beglückende Gefühl, in jemandes Augen zu sehen und zu spüren, wir denken gleich, wir schwingen gleich, wir genießen das jetzt gemeinsam, das bleibt Ihnen mit einem Autisten im Alltag meistens versagt. Wie viele Ideen habe ich nicht schon entwickelt und wie viel Frust hinuntergeschluckt, weil Simon nicht annähernd meine Begeisterung dafür entwickelte. Wie oft war alles schon nach wenigen Minuten vorbei.

Manchmal sieht man, dass Simon sich über etwas Erreichtes freut, über eine gelöste Aufgabe, über ein Lied im Radio, aber er freut sich alleine, man ist nur Zuschauer, muss sich begnügen. Wie selten die Momente, da er dabei auf mich zugeht und mich anfasst, um mir ins Gesicht zu lachen, um seine Freude zu teilen, worüber auch immer. Zweimal bisher in meinem Leben hat er mir bei so einer Gelegenheit einen Kuss aufgedrückt! Kostbarkeiten! Ich vergesse nie, dass es sie trotz allem gibt. Mir scheint sogar, dass sie häufiger werden. Aber sie eröffnen sich nur dem lang vertrauten Menschen. Sie dauern nicht lange. Die Durststrecken dazwischen sind groß.

Ich bin daran gewöhnt, durch Simon und vielleicht auch, weil meine Ehe schon eine ganze Weile ähnlich funktioniert hatte: als von mir organisiertes Projekt mit schweigendem Teilnehmer. Christian dagegen nimmt es noch immer schmerzlich wahr.

Dadurch habe ich wieder gelernt, wie wichtig das ist: gemeinsam zu leben, so viele Gefühle, Gesten, Momente zu spüren, die sagen: Ich bin da, bin bei dir, oder einfach: Du und ich. Ohne dieses *Du* kann man nicht wirklich überleben.

Christian engagiert sich für Simons Erziehung. Weil das eine Perspektive ist, letztlich für uns alle. Je besser er sich verhält, desto besser kommen wir alle miteinander klar. Sie ist notwendig. Durch ihn habe ich einen neuen Motivationsschub bekommen und eine Utopie vor Augen. Aber einfach ist es nicht.

Innerhalb der Autismusforschung gibt es, grob gesagt, zwei Erziehungsschulen. Die amerikanische setzt auf strikten Drill, ein 25-h-Wochenprogramm, das mit Konsequenz, klar geregelter Belohnungsstruktur und Wiederholung am Erwerb von sozialen Grundfähigkeiten arbeitet, wie dem Handgeben, Grüßen, Augenkontakt etc. Es gibt Mütter, die von enormen Erfolgen berichten, die sie bestärkt hätten, konsequent zu bleiben, obwohl sie anfangs Scheu hatten, ihre Kinder so hart und streng anzusprechen.

Man kann das Programm erwerben, sich schulen lassen und es zu Hause durchziehen. Im *Stern* war mal ein Artikel über eine Familie, die sich dafür extra einen Arbeitsraum im Keller eingerichtet und einen Kredit aufgenommen hatte. Die Mutter übernahm die Schulung. Wenn man es sich leisten kann – es kostet so viel wie ein Auto der gehobenen Mittelklasse – und die Zeit dafür hat, muss man es sich auch noch zutrauen, das durchzuziehen.

Die europäische Schule setzt mehr darauf, den Kindern in ihre eigene Welt zu folgen, sie, so weit es geht, zu lassen und einsichtiges Verhalten statt Dressur zu produzieren. Zugang finden, dort abholen, wo sie sind. Musik, Zeichnen, Bewegung. Das klingt schön, auf dieser Basis funktionierten auch die meisten von Simons Therapien, ich bin mir aber ehrlich gesagt nicht sicher, ob »Einsicht« eine auf Autisten anwendbare Größe ist. Intellektuelle Einsicht, ab einem gewissen Alter, ja. Möglicherweise ist Einsicht ja gar nicht das Problem, ist sie im Prinzip vorhanden. Nur ist der Weg zur Umsetzung ins Verhalten weit und schwer und mit vielen, unglaublich vielen Wiederholungen und strikter Konsequenz gepflastert.

Christian ist eher ein Anhänger der amerikanischen Richtung. Weil er immer wieder sieht, dass es funktioniert, wenn er Simon strikte, kurze Anweisungen gibt. Simon folgt ihm besser als mir, das muss ich zugeben. Ich selbst würde gerne einen Mittelweg beschreiten, ohne zu wissen, ob es den gibt. Die Strenge mit Freundlichkeit kombinieren. Klarheit statt Kasernenhof.

Simon hat ein wenig Angst vor Christian, und das zu sehen tut mir weh. Auf der anderen Seite führt diese Angst dazu, dass Simon mich morgens in Ruhe lässt, wenn ich im elterlichen Schlafzimmer neben Christian liege und damit von ihm beschützt bin. Ich, als Profiteur dieser Angst, kann ein wenig länger schlafen und will das auch. Mit schlechtem Gewissen drücke ich mich in die Kissen.

Wir haben eine große 7 an die Tür gemalt. Sieben Uhr – vorher darf Simon nicht rein, er soll sich selbst in seinem Zimmer beschäftigen, schaukelstuhlschaukeln, singen. Im Grunde könnte er lesen. (Noch immer weiß ich nicht, warum er nicht eigenständig zu einem Buch greift.) Auch beherrscht er es manchmal, seine Playstation selbst einzuschalten. Manchmal aber eben nicht. Dann vergisst er, neben dem Spielgerät auch den Fernseher anzustellen. Oder die blöde CD hängt und es geht nicht weiter, dann starrt er eine Stunde hilflos das Fehlerbild an. Herzzerreißend. Aber etwas dagegen unternehmen morgens um sechs? Um fünf? Um vier?

Was ist konsequent? Was ist herzlos? Was kann Simon aushalten, ja muss er aushalten? Wo ist Hilfe einfach nötig? Christian und ich, wir diskutieren.

Pinkeln im Sitzen, sitzen bleiben beim Essen, bis man fertig ist – das sind die beiden Projekte, die Christian aufgelegt hat und an denen wir mit Strenge und Konsequenz zu arbeiten versuchen. Sie sind sinnvoll, sie sind essentiell. Keine Einrichtung, noch nicht einmal seine derzeitige Schule, wird Simon annehmen, wenn er Bruchrechnen kann, aber nicht alleine aufs Klo. Und essen im Sitzen, das ist eine Selbstverständlichkeit, überall wird das erwartet werden. Auch wir hätten gerne ein wenig Ruhe, wenigstens bei der Nahrungsaufnahme. Die Chance auf ein Tischgespräch. Oft genug sind die Mahlzeiten die wenigen Augenblicke am Tag, da man Zeit füreinander hat.

Wir überwachen diesen Prozess, überwachen die eigenen Reaktionen – habe ich etwas versäumt? War diese Ermahnung sinnvoll? –, wir reden darüber, wir füllen unseren Alltag mit Autismus, so wie dieses Kapitel, das eigentlich von uns als Paar handeln sollte, ganz mit Autismus gefüllt worden ist, bis selbst ich es fast nicht mehr ertrage und frage: Können wir nicht mal über was anderes reden?

»Wieso?«, sagt mein Freund, »das ist doch wichtig.«

Ich liebe Christian für sein Engagement. Ich bin ihm endlos dankbar dafür, dass Simon ihn bewegt, ihn beschäftigt und seine Energie beanspruchen darf und dass er akzeptiert, dass Simon nicht zuletzt zu mir gehört, auch wenn er immer mal wieder damit hadert, dass die Dinge sind, wie sie sind. Dass Christian seine Kraft investiert und mir hilft, die Kraft aufzubringen, mein Kind zu erziehen, jeden Tag. Simon einfach vor sich hin wursteln zu lassen wäre einfacher.

Auf der anderen Seite sind unsere Ansichten oft verschieden. Er führt mir vor Augen, wie oft ich inkonsequent und nachlässig bin, auf Fehlverhalten positiv reagiere, zum Beispiel mich Simon zuwende, weil er rumschreit, statt es zu ignorieren nach dem Grundsatz: »Wer schreit, kriegt gar nichts!«, den ich mal eingeführt hatte. Wie oft ich verhängte Sanktionen einfach vergesse oder gar nicht bemerke, wenn aufgestellte Regeln übertreten werden. Wie groß meine Hemmschwelle ist, neben der lieben Mama auch mal eine Autoritätsperson zu sein. Die Simon aber braucht.

Mir ist im Gegenzug sein Kurs manchmal zu hart, ich bezweifle dann nicht den Sinn der Konsequenz, wohl aber den der Härte, die er dabei an den Tag legt. Manchmal glaube ich, Christian würde ein Kind zum Schwimmenlernen ins kalte Wasser werfen. Dann bezweifle ich auch die Selbstlosigkeit dieser pädagogischen Intention. »Nur weil es dir so gegangen ist«, werfe ich ihm vor, »muss Simon das jetzt nicht auch durchmachen!« Schon sind wir bei den Vorwürfen. Es ist eine stete Gratwanderung.

Und: Wo ist das Paar hin, das seine Zeit damit verbrachte, zu flirten und über die eigenen frivolen Dialoge zu lachen?

Am freien Samstag atmen alle auf; Simon ist weg, einen ganzen Tag und eine Nacht. Da merken wir erst, was für ein Alb, was für eine stete Konzentration über den anderen Tagen lag. Es gibt so viel, was mit einem Mal zu tun wäre, so vieles, was hineingepackt werden müsste in den herrlichen Freiraum, der sich vor uns auftut. So viel kommt über die

Woche zusammen, was wir die ganze Zeit schon mal tun wollten. Lass uns ausschlafen. Lass uns essen gehen, lass uns in die Thermen fahren, in die Fränkische Schweiz. Wollen wir Wii spielen? Er müsste noch korrigieren, ich müsste schreiben. Könntest du meinen Text mal querlesen, bitte? Wollten wir nicht endlich die Lampe aufhängen? Wir sind übrigens eingeladen. Ich würde so gerne mal ein paar Tage am Stück mit dir wegfahren. Tja.

Bücher stapeln sich. Freunde werden vernachlässigt. Müdigkeit ringt mit dem Wunsch nach Aktivität. Und die Zeit läuft.

Der eine Tag ist so kostbar und so leicht verdorben durch ein Zuviel oder Zuwenig an Unternehmungen und Schlaf. Ganz wird er nie halten können, was er verspricht.

Inzwischen neigen wir dazu, ihn eher leer zu halten, wenig Action, wenig Menschen, dafür, ganz wichtig, das hat Simon uns gelehrt: viel du und ich.

Sonn- und Feiertage sowie Schulferien stellen eine stete Gefahr dar. An Sonntagen und in den Ferien, also genau dann, wenn andere sich entspannen und sich eine schöne Zeit machen wollen, mein Freund eingeschlossen, bin ich innerlich angespannt und unglücklich, weil ich Simon den ganzen Tag um mich habe. Schon im Voraus mache ich Pläne, die aber nie den ganzen Tag abdecken oder verhindern können, dass nicht doch Langeweile aufkommt. An keinem anderen Tag bin ich so in Gefahr, mir selber leid zu tun, wie an Sonntagen. Das Leben, so scheint es, meint es sehr stiefmütterlich mit mir.

Morgens will ich meinen Partner noch bereitwillig schonen und gehe gleich, wenn ich Simon um 8 Uhr vom Vater geholt habe, mit ihm und dem Hund los, damit Christian endlich mal ausschlafen kann. Das späte Frühstück dann nehmen wir gemeinsam ein. Manchmal ist auch für den

Nachmittag ein gemeinsamer Ausflug oder ein Hunde-spaziergang vorgesehen. Aber zumeist trennen sich unsere Wege nach dem Frühstück für viele Stunden. Er muss ar-beiten oder will sich entspannen, er hat ja auch das Recht dazu. Sosehr ich mich bemühe, ihm das nicht übelzunehmen und mir zu sagen, dass Simon nicht sein Sohn ist und eben nun mal mein Job: gegen 16 Uhr, wenn meine Batterien all-mählich leerlaufen, fühle ich mich ausgenutzt, am Ende und voller Selbstmitleid. Da kracht es gerne mal.

Schon in meiner Ehe waren die Wochenenden die Hölle, dieser Wettbewerb im stummen Verpissen und Stehlen von Viertelstunden für sich. Alles schweigend, versteht sich.

Wenn es diesmal besser laufen soll, muss ich wohl ganz klar formulieren, welche Erwartungen ich an diesen Tag habe und wie Christians Anspruch auf Freizeit mit meinem auf Unterstützung irgendwie miteinander versöhnt werden könnte.

Es fällt mir nicht leicht: Wie viel darf man von einem Partner verlangen?

»Frag doch einfach«, sagt mein wunderbarer Freund. »Sag, was du willst. Ist doch Unfug, alles stumm in sich rein-zufressen.« Und nimmt Hund und Kind für einen Ausflug und schickt mich ins Bett.

Ich werde die Angst nie loswerden. Die Angst, dass alles scheitern wird. Und umgekehrt werde ich immer an der Neigung kranken, besonders nett sein zu wollen, außer-ordentlich zugewandt, extra einfach im Umgang, pflege-leicht, originell, verwöhnend, verführend, was immer gerade gefordert ist, eben beinahe die perfekte Frau. Einmal weil ich das so gerne sein möchte, perfekt sein. Und weil ich so gerne hege und pflege und die Leute blühen sehe und her-ausfinde, was sie lieben, um es ihnen zu geben. »In deiner

Umgebung«, pflegt mein Freund zu sagen, »regrediert alles in Rekordzeit.«

Ich tue das aber auch, um damit all das auszugleichen, worauf ein Partner von mir Simons wegen verzichten muss. In regelmäßigen Abständen, gerne sonntags, überfordere ich mich mit diesem Projekt, um in ganz und gar unperfekte Verhaltensweisen zu fallen: Unzufrieden bin ich dann, nörgelnd, fordern, abweisend und introvertiert und wieder einmal bereit, lieber meinem Unglück entgegenzulaufen. Möchte die Katze ersäufen, den Hund aussetzen, den Mann ins Nirvana schicken. Nur mit dem Kind, der eigentlichen Ursache von allem, da kann ich nicht einmal in meinen wildesten Phantasien etwas tun. Ich sitze in der Falle und wüte stumm gegen mich und diejenigen, die nichts dafür können. Ich igle mich ein und drifte davon.

Es ist einfacher zu sehen, dass das falsch, ja fatal ist, als es zu unterlassen.

Mein Freund sagt: »Ich lass dich nicht los.«

Dann liebe ich ihn wieder wahnsinnig und bin zerknirscht, und er sagt: »Blödsinn, wir sind doch beide beschädigt. Jetzt gucken wir, dass wir mit diesem kaputten Auto heil und gut durchs restliche Leben kommen.«

Mein Freund hat eine Geschichte geschrieben, »Die Reise zum Mond«. Sie handelt von einem autistischen Jungen. Jedes Mal, wenn er sie bei einer Lesung vorträgt, bekomme ich eine Gänsehaut. Weil sie so wahr ist und Christian so vieles begriffen hat.

Mein Freund sagt: »Er bestimmt unser Leben.« Weil ich das jahrelang für mich akzeptiert habe, aber für ihn, für mich *und* ihn nicht akzeptieren möchte, habe ich geantwortet: »*Wir* sollten unser Leben bestimmen.« Das läge ganz bei uns, meint er, und streckt mir seine Hand hin. Ich nehme sie und halte sie ganz fest. Ich hoffe, es gibt diese Chance, sich nicht zu zerreißen zwischen den Ansprüchen von Kind und Partner, sondern alles an seinen Platz zu bringen.

Ich will ja. Ich weiß nicht, ob ich die Kraft habe, aber ich will.

Früher oder später wird Simon in einer »Einrichtung« leben – ich meide das Wort Heim noch, wo ich kann. Es ist eine Realität, der ich ungern ins Auge blicke.

Für Autisten einen guten Platz zu finden ist schwierig, da die Heimlandschaft nicht auf sie ausgerichtet ist. Geistig behindert oder körperlich, das sind die beiden Kategorien; Autisten sitzen da ein wenig zwischen allen Stühlen. Oft sind viele Anläufe nötig, bis sie ihren Platz gefunden haben, und gerade Autisten haben ja ein Problem mit häufigen Änderungen, da beißt sich die Katze also in den Schwanz.

Simon wird später einmal umso mehr Auswahl und umso mehr Möglichkeiten und Freiheiten haben, je weniger Betreuung er benötigt. Mein Wunschtraum für ihn wäre, dass er mit einer Form des betreuten Wohnens auskommt und sein Leben und seinen Alltagsablauf dadurch in weiten Teilen selbst bestimmen kann. Wenn er viel Unterstützung und Aufsicht braucht, Tag und Nacht wie bisher, wird er in ein klassisches Heim müssen, aller Wahrscheinlichkeit nach in eines für geistig Behinderte, wo am intensivsten betreut wird, aber dort würde er unter Umständen geistig verkümmern. Das zeigte mir das fehlgeschlagene Experiment mit der »Verhinderungspflege«:

Ich hatte von der Möglichkeit erfahren, behinderte Kinder auf Kassenkosten für kurze Zeit in ein Heim zu geben, damit man auf Kur fahren oder überhaupt mal Urlaub, mal Pause machen kann; Verhinderungspflege nennt sich das in schönem Amtsdeutsch. Das Heim pflegt, weil ich verhindert bin. Mein Freund wollte gerne mit mir mal in die Ferien fahren, mir Paris zeigen, die Stadt, die er so liebt. Auch ich wollte das liebend gerne. Der Gedanke, mal ein paar Tage am Stück auszuschlafen, mal eine ganze Woche nicht an Simon zu denken, mal aus der Wohnung und den engen Alltagsbahnen herauszukommen, war so verführerisch, dass ich hoffnungsvoll wurde. Warum, sagte ich mir, sollte es nicht klappen? Nur weil Simon die letzten Jahre nirgendwo anders als in seinem Zuhause hatte schlafen wollen? Weil jeder Versuch einer Auswärtsübernachtung, selbst wenn er dabei an meinen Körper geschmiegt hatte schlafen dürfen, ein Desaster geworden war? Eben drum.

Aber die Aussicht war so verlockend, dass ich an Wunder glauben wollte. Außerdem machte das Heim einen denkbar guten Eindruck. Autistische Kinder wurden in Wohngruppen betreut, alles sah überschaubar und familiär aus, ich revidierte alle schlimmen Bilder, die ich bislang von solchen Einrichtungen hatte. Das Leben dort war lebbar. Sie kannten sich mit Autismus aus, arbeiteten mit Teacch. Die Leiterin war bei allen Treffen so einfühlsam, das Team jung und engagiert.

In mir fanden Erdrutsche an Gefühlen statt. Perspektiven taten sich auf. Nicht nur ein Urlaub lag plötzlich in Reichweite, eine Woche, zwei Wochen am Stück, am Ende, in ein, zwei Jahren, sogar drei Wochen! Mal wieder ein Sommer am Strand, friedlich in der Sonne liegen, dem Meer lauschen, ungestört ein Buch lesen und die Zeit vergehen lassen!

Nein, es ging noch weiter. Der Gedanke kam, dass Simon hier heimisch werden, langsam, über mehrere Aufenthalte, sorgfältig aufgebaut, in ein Leben dort hineinwachsen könnte. Und zwar nicht »irgendwann«, in weiter Ferne, wenn meine Kräfte nachgelassen hätten und ich einfach nicht mehr konnte, sondern in zwei, drei Jahren schon. Ich könnte ohne Reue ein Leben ohne Simon führen. Frei sein. In die Stadt gehen, wann ich wollte, mal im Kaffeehaus in Ruhe mit Freunden etwas trinken. Ausschlafen am Wochenende. Durchschlafen. Nicht immer die Ohren nach ihm spitzen, auch wenn ich gerade etwas ganz anderes tat. Nicht mehr beim Staubsaugen den Sauger ausschalten, weil ich mir eingebildet hatte, ich hätte ihn schreien hören. Ruhig werden. Mich nicht mehr überfordert fühlen.

Seine Pubertät nicht miterleben müssen, keine Sorge mehr haben, ob ich seine Schläge irgendwann nicht mehr abwehren könnte, ob ich den Schlafentzug durchhielte, die dauernden Sorgen, die Verantwortung. Nicht jeden Tag durch die ganze Skala von Gefühlen geschleudert werden im Zug seiner Anfälle von Wut und Verzweiflung. Mich nicht ständig fragen, was ich noch, was ich besser tun könnte.

Die ganze Zeit über hatte ich mir nicht vorstellen können, mein Kind je loszulassen, mit einem Mal, weil sich die Möglichkeit auftat, dass es ihm fern von mir tatsächlich gutgehen könnte, konnte ich es. Es war ein seltsam giftigsüßes Gefühl.

Als ich damit begann, mir das vorzustellen, fuhr alles Achterbahn. So viel Hoffnung, so viel Zweifel. So viel schlechtes Gewissen trotzdem dabei. Alle rieten mir zu, Eltern, Therapeuten, Freunde. Mein Freund natürlich, der mit mir leben will und ohnehin darauf pocht, dass wir uns eine Zukunftsperspektive für uns schaffen sollen.

Im Heim ginge es ihm besser, hieß es, da hätten sie mehr Möglichkeiten, könnten ihn optimal fördern. Niemand, der einem auch nur im Ansatz ein schlechtes Gewissen einredete. Es scheint eine Sprach- und Verhaltensregelung zu geben, die alle Therapeuten, Ärzte und Psychiater einhalten: Wenn die Eltern signalisieren, dass sie so weit sind, das Kind abzugeben, dann wird ausschließlich gestützt.

Ich glaubte all dem Zuspruch nur halb, ich wollte ihm glauben und konnte es doch nicht. Ich saß in der Liebesfalle. Ich wusste nicht mehr, was ich denken sollte. Aber wenn es klappen würde, wenn Simon dort auskäme ... Wenn ein Wunder geschähe ...

Natürlich geschah nichts dergleichen. Der Aufenthalt musste nach wenigen Tagen abgebrochen werden, Simon war völlig durch den Wind, hatte die Nächte nicht geschlafen und die Tage damit verbracht, in Sekundenabständen nach mir zu fragen. Kein Raum für Konzentration auf was auch immer jenseits davon, keine Chance für die Betreuer auf Zugang zu ihm. Wir versuchten es noch einmal mit Einzelnächten, in großen Abständen. Damit er sich langsam an die neue Umgebung gewöhnte. Eine Nacht jeden Monat, dachte ich, und dann nach einem halben Jahr langsam steigern, bis zum einwöchigen Aufenthalt im nächsten Sommer – so sah ein vernünftiger Plan für Simon aus. Aber das Kind war in den Brunnen gefallen. Simon sträubte sich mit allem, was er hatte.

Und, wie das Heim mir mitteilte, Simon passe nicht zu ihnen. Er sei geistig zu wach. Das intellektuelle Niveau der anderen Insassen und das daraus resultierende Beschäftigungsprogramm würden ihm auf Dauer nichts bieten, er würde sich langfristig nicht wohl fühlen können. Im Gegenzug aber waren die anderen Bewohner pflegeleichter als er, und der Aufwand an Betreuung für meinen Sohn sei auf Dauer nicht zu leisten. Also dasselbe Problem wie in der Schule: einerseits zu klug, andererseits zu schwierig, nichts passte zusammen. Nach nur einem weiteren Versuch bat man uns, von künftigen Besuchen Abstand zu nehmen.

Ich sammelte all meine widerstreitenden Gefühle wieder ein – das alte schlechte Gewissen hier und die Enttäuschung über die geraubten neuen Hoffnungen dort – und versuchte, wieder in die Spur zu finden. Ich teilte meinem Freund mit, dass ich es wohl auf absehbare Zeit nicht schaffen würde, mich von meinem Sohn zu lösen und ihn in ein Heim zu geben. Was immer das für unsere Zukunft bedeutete.

Als wir uns noch nicht lange kannten, hatte er gemeint, er gebe sich zwei Jahre, die würde er es mit Simon aushalten. Aber wenn das Kind in die Pubertät komme, sollten wir eine Lösung finden.

Meine Mutter mahnte, auf Dauer zähle das Paar, Kinder gingen aus dem Haus, Männer blieben. Viele würde ich nicht finden, die das mitmachen … Mein Vater meinte, ich hätte zwei Möglichkeiten in meinem Leben: »Entweder du behältst Simon, dann gehst du kaputt, kannst nicht mehr schreiben und verlierst dein ganzes Leben. Oder du gibst ihn weg, dann kannst du deine Beziehung behalten und deine Arbeit.«

Meine Freunde sagten, ich solle endlich mal an mich denken.

Die Therapeuten sagten, das sei nun einmal Simons Zukunft, es sei ganz natürlich, dass ich an eine Heimunterbringung denken würde.

Ich saß da und heulte. Weil ich nicht stark genug war. Weil ich nicht überzeugt genug war. Und auch, weil ohnehin kein Heim Simon nehmen würde, selbst wenn ich wollte, solange er nicht kooperationsbereit und selbständiger ist. Oder eben nur eines, das mit so starken Störungen wie seiner und so auffälligem Verhalten fertig werden kann. Und genau da hatte ich nie hingewollt mit ihm.

Mein Freund sagte, er wolle mich zu nichts zwingen und er bleibe bei mir, wie immer ich mich entscheide. Aber er wünsche sich, dass ich etwas für unsere gemeinsame Zukunft tue, meinen Beitrag dazu leiste, eine Perspektive zu schaffen. Dann wolle er das ebenfalls tun. Das war eine große Tat von ihm.

Dann kam der nächste Morgen, 3.15 Uhr, Simon erwachte mit einem Schrei und fuhrwerkte durch die Gänge, gegen die Wände schlagend. Christian brüllte noch im Halbschlaf zurück: »Der Terrorist muss weg.« Nachmittags brachte er mir Blumen mit und war wieder im Lot. Aber das ist kein Alltag, es ist ein Durchwursteln von Katastrophe zu Katastrophe. Ich weiß, dass all das nicht ewig funktionieren wird. Ich weiß, dass Christian ein besseres Leben verdient hat. Aber habe ich es? Wie soll ich es leben, wenn es Simon so viel kosten wird?

Vor kurzem habe ich Simons Vater zu einem Gespräch mit dem Kompetenz-Zentrum gebeten: Thema Heimunterbringung. Er war offen, ruhig, kooperativ. Er hat mir Simon nach meinem Zusammenbruch, der auf den Termin folgte, tagelang abgenommen und sich bereit erklärt, ihn künftig noch häufiger zu betreuen. Simon übernachtet jetzt vier Mal die Woche bei seinem Vater, mit dem ich dafür das Pflege- und Kindergeld teile. Er sagte, er würde in seinem Sohn immer eine Aufgabe sehen, sich nie von ihm zurückziehen. Das war sehr wichtig für mich: zu erfahren, dass ich dieses Kind nicht alleine lieben muss. Vieles hatte sich mit diesen Sätzen von ihm in mir gelöst, eine jahrelange Angst. Vielleicht war das mit ein Grund, warum ich am selben Abend völlig die Beherrschung verlor, das Zittern zu einem Schlottern wurde und das Weinen einfach nicht aufhörte.

Der andere Grund war: Ich kann mir inzwischen vorstellen, dass Simon in einem Heim leben wird. Ich unternehme ja sogar die für die Unterbringung notwendigen Schritte. Ich besuche Einrichtungen, spreche mit den Leitern, kontaktiere die Beratungsstellen, tue, was nötig ist.

Aber ich kann mir bei alldem nicht vorstellen, wie ich vor Simon trete und es meinem Kind sage. Was ich für ihn plane. Was jetzt geschehen wird. Und dass es das Beste für ihn ist. Ich kann es einfach nicht. Wann immer ich daran denke, während ich die Besichtigungstermine mache und die Gespräche führe und an den Abenden danach regelmäßig zusammenklappe, fühle ich mich wie jemand, der auf einem Floß einem Wasserfall zutreibt und dabei noch rudert.

Simon selbst hat die Frage danach, wie es weitergeht, einmal mit seinen eigenen seltsamen Worten gestellt: »Wie heißt die Hauptstadt von Zukunft?«

Heißt sie Heim? Wann wird sie kommen? Ich weiß es nicht.

Wofür es gut ist

Das Gerede der Leute, die meinten, einen tieferen Sinn in Simons Behinderung sehen zu müssen, ist mir immer schon auf die Nerven gegangen. »Mei, wer weiß, wofür's gut is, gell?« Oder gar: »Der liebe Gott wird's schon wissen.«

Gott, an den ich nicht glaube, kann getrost aus dem Spiel gelassen werden. Wenn Simon eine Prüfung für mich sein soll, wie jemand so freundlich war zu mutmaßen, was zum Teufel hat der arme Junge dann verbrochen, diese Prüfung darstellen zu müssen?

Eine Weile sagte ich mir trotzig: Simon ist *mir* gegeben worden, weil ich ihn lieben *kann*.

Aber hilft das weiter?

Natürlich verweise auch ich auf die Menschen, die Simon Sympathie entgegenbringen und einen Sinn für seine manchmal sehr liebenswerte, ganz und gar unverstellte Art haben. Es sind gar nicht so wenige. Er hat seinen ganz eigenen Charme.

Dann wieder muss ich an Jonathan denken, der seinen Bruder liebt, aber trotzdem eines Tages völlig aufgewühlt aus dem Ethikunterricht kam, wo es wohl um Abtreibung gegangen war und die legalen und legitimen Gründe dafür, mithin auch um Behinderung und lebenswertes Leben, worüber vermutlich viel Gutmenschliches gesagt worden war. »Die haben alle keine Ahnung, wovon sie reden«, sagte mein Sohn. Er war blass und so wütend, wie ich ihn selten gesehen habe. Nein, ich glaube nicht, dass er sich einen anderen Bruder wünschen würde, wenn er die Wahl hätte.

Natürlich führe ich auch Simons Schönheit an, man soll Schönheit nicht unterschätzen. Sie ist magisch. Sie verführt und bezaubert und hält auch mich bei der Stange, keine Frage. Noch heute schmuse und tändle ich so gerne mit ihm und schnuppere an seiner Haut, die noch immer kindlich duftet. Er kann mich hinreißen mit seinen riesigen Augen, seinem Engelsgesicht, wenn er schläft, seinem kräftigen kleinen Körper, der noch so kindlich-perfekt ist, und mit seiner Fröhlichkeit manchmal.

Lieber allerdings würde ich Nick Hornby aufgreifen, der vom wilden Zauber der Anarchie erzählt. Ja, den spüre ich auch oft in Simons Schreien und Gesängen, in der Art, in seinem Anblick, nackt im Schnee wie ein Fabelwesen, in seinen hemmungslosen Sprüngen und seiner völlig unverstellten Begeisterung.

Mit Autisten, würde ich weitergehend hinzufügen, ist man fast völlig dagegen gefeit, zu verspießern. Wer sich, wie ich, nie wirklich ein Leben im Mainstream gewünscht hatte, mit Reihenhaus (in dem ich dann doch landete) und Feierabend und bürgerlichem Beruf und Schwätzchen mit den Nachbarn und freitagabends Ausgehen in den guten Kleidern, der ist bei einem Autisten richtig.

Sie werden nie mehr wie die anderen sein, denn was Sie erleben, versteht eh kein Mensch. Sie werden den Rest Ihres Lebens durch Bizarrerien auffallen und Extravaganzen. Sie werden sich im Gegenzug durch eine wachsende Gleichgültigkeit gegenüber den Regeln der bürgerlichen Gesellschaft und ihren Werten auszeichnen. Sie werden fremden

Männern fröhlich erklären, warum Ihr Sohn sie auf die Glatze küsst, und zusehen, wie Ihr Kind in jedem Fischteich badet. Sie werden darauf pfeifen, pünktlich, verbindlich und korrekt gekleidet zu sein, das schaffen Sie eh nicht mehr. Sie werden alle links liegen lassen, die sich mokieren und verwundern und schlicht zu blöd sind zu begreifen. Die bringen Ihnen nichts, die brauchen Sie nicht. Für Höflichkeit sind Sie ohnehin viel zu müde.

Gratuliere, Sie gehören zu einer Avantgarde der ganz wenigen, und Ihr Leben ist wahrhaft *interessant.*

Sie werden es im Ausnahmezustand verbringen, wie in einer permanenten Amour fou. Sie werden Himbeereis zum Frühstück essen und im Fahrstuhl Rock 'n' Roll tanzen, warum auch nicht. Simon liebt Himbeereis, egal, um welche Uhrzeit, und das Lied, das aus den Boxen im Aufzug kommt, kennt und liebt er, also los.

Sie werden nie mehr Small Talk treiben, weil alles, was Sie umtreibt und permanent beschäftigt, so existentiell und drängend ist, dass es in jedem Gespräch aus Ihnen herausplatzt und Ihrer Konversation eine zutiefst menschliche, philosophische Note verleiht.

Ihre Freunde werden Sie anstrengend finden, weshalb Sie nur noch gute Freunde haben, solche, die den Namen wirklich verdienen. In Ihrem Umfeld gibt es keine Oberflächlichkeiten und keine Unverbindlichkeiten. Jedenfalls nie lange, dafür fehlt Ihnen die Kraft.

Was ist Klugheit wert, wenn sie weder weise noch gütig macht? Nichts, und da liegt ein weiterer Wert von Simons Krankheit für mich. Sie hat mir geholfen, meine einseitige Intellektualität aufzulösen, mit der ich schon lange nicht mehr glücklich war, ohne doch zu begreifen, wieso. Am handgreiflichsten wurde es natürlich im Desaster meiner

Ehe, die als Studentenehe begonnen hatte und nie so recht ins außeruniversitäre Dasein fand. Da kamen die Zweifel an der eigenen Weiblichkeit. Aber es war nicht allein die Frage von Begehrtwerden und Begehrenswertsein, wenn darin auch ein großer Teil des Problems steckte.

Nach dem Abgang von der Universität hatte es begonnen, dass ich mich orientierungslos und unglücklich fühlte, nirgendwo angekommen, weder im Reihenhaus noch im neuen Beruf als Autorin. Ich hielt Lesungen als Schriftstellerin, aber ich war keine. Ich benahm mich eher wie eine Musterschülerin; eine Rezensentin konstatierte das einmal voll kaum verhohlener Abneigung. Ich begriff ihre Aversion nicht, ich hatte doch ein gutes Referat gehalten? Was wollten die denn alle von mir, diese Menschen, die da auf einmal Temperament und Charisma und Geheimnis erwarteten, Charme, gar Kapricen, mit einem Wort: Künstlertum? Nichts davon hatte ich zu bieten. Ich war einfach weiter, was ich bis dahin zeit meines Lebens zu sein versucht hatte, erst in der Schule, dann an der Universität: ein kluges, ein wenig weltfremdes Kind.

Meine Kindheit war davon geprägt gewesen, auch meine Jugend. Ich galt als gute Schülerin, als Bücherwurm, als altklug, weit weniger als hübsch oder extrovertiert oder lebenslustig oder freundlich. War ich wohl auch nicht, jedenfalls richtete ich mich problemlos in der Rolle ein. Schon Schminke schien mir ein übermäßiges Heischen nach Aufmerksamkeit, das mir für mich persönlich als lächerlich erschien. Ich sah gern auf den Boden und hoffte, dass die Leute mich nicht wahrnahmen. Erst in Debatten über den Aufbau des Weltalls oder den Sinn moralischer Gesetze lebte ich auf. Im Schülertheater bekam ich einstimmig die Rolle des königlichen Rates zugesprochen. An der Universität erwartete man eine einschlägige Karriere von mir.

Als ich Mitte zwanzig war, sagte meine eigene Mutter mal zu mir: »Hübsch bist du nicht, aber du kannst was aus dir machen.« Sie meinte vermutlich Make-up und ein wenig Flirt-Training. Ich dachte an einen akademischen Grad. Den hatte ich dann ja auch. Dazu eine tote Ehe und einen Stall voller Selbstzweifel. Es war, mit oder ohne Simon, Zeit, dass ich eine Frau, dass ich ein erwachsener Mensch wurde. Es war Zeit, dass ich mehr wurde als nur klug, zumindest ein wenig lebensklug.

Durch Simon begann ich, dem allem mehr Aufmerksamkeit zu widmen. Das hat viele, bunt durcheinandergehende Gründe.

Zum einen hat Simon mir klargemacht, wie wichtig es ist, jemanden zu lieben, zu halten, zu akzeptieren mit aller Kraft. Er hat mich weicher gemacht, geduldiger und verständnisvoller.

Zum anderen wieder saugt er mich so aus, dass ich gezwungen bin, ernsthaft darüber nachzudenken, was ich vom Leben will und erwarte. Denn von alleine passiert nichts. Wenn ich lachen will, neugierig sein, mich öffnen will für andere Menschen, dann muss ich das selbst und jetzt tun. Oder gar nicht.

Zum Dritten hat Simon mir viel von meiner Lebensangst genommen. Was sollte mir denn jetzt noch zustoßen? Was sollte mir denn noch passieren, was schlimmer sein konnte? Tatsächlich waren sowohl meine Arachnophobie als auch die Flug- und Reiseangst eines Tages einfach weg. Ich erschlage inzwischen Spinnen, als wäre es nichts – sogar mit meinen eigenen Schuhen! – und steige fast problemlos in Flugzeuge. Geheilt, weil ich ganz einfach andere Sorgen habe.

Also wagte ich es jetzt auch öfter, meinen Mund aufzumachen und etwas Spontanes zu sagen, mal jemanden anzusprechen, eine Frage zu stellen, einen Spruch loszulassen, auch mal zu riskieren, dumm dazustehen.

Ich hatte mein Leben unauffällig hinter Büchern verbringen wollen. Das konnte ich vergessen. Simon und ich, wir fallen auf wie bunte Hunde. Und Simon braucht mich. Er braucht einen Verteidiger, einen Dolmetscher, einen Brückenbauer, eine Puffmutter des sozialen Kontaktes, einen Ritter in silberner Rüstung, einen Entertainer, einen Kumpel, der sich mehr traut als er, einen Menschen, der ihm die Welt bringt, der ist, was er nicht sein kann, einen, der die Menschen für ihn gewinnt und sie lockt. Graue Mäuse voller Angst, die braucht er nicht.

Für meinen Sohn und für mich: Ich wollte offener werden, extrovertierter und charismatischer. Lebenslustiger und eigenständiger. So vieles, was ich nie gewagt, aber heimlich ersehnt habe.

Für mich und für meinen Sohn: Ich konnte mich der Welt gegenüber nicht weiter in meinen Panzer aus Arroganz und Lebensangst verkriechen. Simon braucht jemanden, der da ist und wahrgenommen wird. Jemanden, der connectet, wo er nicht connecten kann. Der gemocht wird, wo er nicht um Sympathien werben kann. Jemanden, der sich und dem Leben vertraut, wo er nicht vertrauen kann, und der das auch ausstrahlt.

Für Simon wollte ich heil werden und stark und warm und sicher. Trotz Simon wollte ich lebensfroh werden und echt und funkelnd. Für mich wollte ich endlich ich werden. Vielleicht ein bisschen viel auf einmal. Aber im Ansatz nicht schlecht.

In meinem Fall brauchte es wohl so drastische Maßnahmen wie ein autistisches Kind, damit ich mich endlich auf den Weg machte.

Ach ja, noch ein Bonus: Sie werden der Oberphilosoph schlechthin, denn Ihr Leben lang treibt Sie die wichtigste aller Fragen um: warum?

Bei den Philosophen können Sie nachlesen, was unsere auf Spaß und Fortschritt basierende, alles optimierende, alles versprechende, vieles verdrängende Gesellschaft so gerne vergisst: dass unser Leben nicht auf Gewissheiten gebaut ist. Keine Versicherung hilft gegen Schicksalsschläge; viel weniger, als man denkt, ist planbar. Nicht für alle Probleme gibt es eine Lösung. Und ein glückliches Leben ist nicht nur eine Frage der Wahl der richtigen Bank. Wir eifrigen Selbstoptimierer auf der gesetzlich freigegebenen Suche nach Glück vergessen gerne, dass es so etwas wie Schicksal gibt.

Pascal definiert den Menschen im Gegenteil über seine Haltlosigkeit: Der Tod kann kommen, jede Sekunde, ohne Vorwarnung. Wir wissen nichts, nicht einmal, ob wir morgen noch da sein werden. Unheil kann kommen, und wir wissen nicht, wann und warum. Krankheit gehört zu unseren Daseinsbedingungen, und Leid. Das ist die *conditio humana*.

In der Theorie wissen wir das alle. Wir Autismusgeschädigten leben sie im Grunde nur ein wenig unmittelbarer, jeden Tag.

Meine Mutter machte die Erfahrung in ihrem Bekanntenkreis. Anfangs hatte sie sich geschämt, von Simon zu erzählen. All die Sorgen, das Unglück, interessierte das überhaupt jemanden? Später dann erlebte sie, dass ihre Berichte die anderen dafür öffneten, auch etwas von sich preiszugeben. So erfuhr sie von Scheidungen, Depressionen, von kranken Kindern, von Elend und Sorgen. »Überall«, stellte meine Mutter entgeistert fest. »Da siehst du immer all die heilen Fassaden und dabei: überall.«

Ich weiß nicht, ob dieses Wissen die Qualität einiger

ihrer Bekanntschaften verbessert hat, ich hoffe es für sie; es bringt einen einander immer näher, wenn man offen miteinander ist und die Schwächen nicht verdeckt. Wichtiger aber ist, glaube ich, dass sie anfing zu begreifen, dass das menschliche Leben nun einmal so aussieht: Schwäche, Leid, Krankheit, das ist der Normalfall. Heile Welt, wenn sie nicht ohnehin eine Lüge ist, das ist eine Sache ohne Dauer. Aber das ist nicht schlimm, es kommt nur einfach darauf an, wie man sich dazu stellt, was man daraus macht. Ob man dieses Leben annimmt.

Dass ihr Mann Parkinson hat und sie selbst einen, wenn auch gutartigen, Tumor im Gehirn, dass ich geschieden bin und Simon Autist ist, das klingt nach einer Katastrophenserie, so, als wären wir Familie Hiob. Sind wir aber nicht, wir sind nur menschlich. Trotz allem sind wir eine glückliche Familie, glücklicher als die perfekte Fassade, die wir so lange angestrebt hatten, uns gemacht hätte. Sie hätte doch nie gestimmt, weil dahinter immer noch die Vergangenheit meiner Eltern stand, die Monster ihrer Kindheit, von denen auch ich nie ganz loskam, behütet, wie ich war. Glücklich sind wir, weil wir uns nicht belügen, weil wir so, wie wir sind, zueinanderstehen und uns nahe sind. Es liegt an uns.

Wir Autismusangehörigen wissen, es gibt keine Sicherheit, kein Glück von Dauer, Krankheit ist normal, Gesundheit ein Zufall, die aufklärerische Mär vom steten Fortschritt eine zweischneidige Angelegenheit, wenn nicht eine Lüge. Soweit wir nicht an Gott glauben wie ich, wissen wir, dass es nur auf uns ankommt, auf unsere Fähigkeit zu hoffen und die Kraft der Liebe. Nur sie kann alles ändern. Aber hätte es für die Erkenntnis den Autismus gebraucht? Wozu dauert er fort, wo wir unsere Lektion doch gelernt haben? Und, vor allem, was kann Simon dafür?

Doch, und doch: Klagegedicht einer autismusgeschädigten Mutter

Wieso?
Wieso?
Wiesowiesowiesowieso?
Wieso?
Oder anders gefragt:
Warum?
Mal ganz ehrlich: Musste das sein?
Erzählen Sie mir nicht, dass das für was gut ist, weil alles
für was gut ist oder, dass man nie weiß, wofür es gut ist. Ich
weiß ja, wofür es gut ist: für die Liebe. Alles klar. Dreißig
Jahre analytisch-intellektuell, und dann das. War wohl an
der Zeit, hat mich weitergebracht. Menschlich und so. Hat
mich vieles gelehrt. Alles wahr. Nur die Liebe zählt. Aber
jetzt hab ich's ja kapiert.
Können wir jetzt bitte wieder aufhören?
Muss er sich deshalb jede Nacht ab drei Uhr schreiend auf
den Kopf schlagen? Müssen diese Wutanfälle sein, aus
heiterem Himmel, bei denen er boxt und beißt? Er ist bald
stärker als ich.
Muss er alles kaputtkauen? Muss er immer an der Tür
rütteln, wenn ich aufs Klo gehe,
immer schreien, wenn ich den Raum verlasse?
Ich will mein Geld zurück.

Und was soll ich Simon sagen?
Ich liebe dich, so wie du bist? Ja, verdammt. Ich tu's ja sogar.
Aber was bist du?
Behindert? Anders? Du fragst dich ja selber schon, warum
zum Teufel so vieles nicht klappt, wie du es willst. »Warum
kann ich Kopfweh von Traurigkeit nicht unterscheiden?

Warum kann ich nicht sagen, was ich denke?
Warum diese Höllenangst, wenn meine Selbstwahrnehmung
versagt?
Warum gehe ich noch immer an der Hand meiner Mutter?
Warum kann ich nicht aufhören mit dieser Bewegung?
Warum habe ich keine Freunde?«
Warum?
Warumwarumwarumwarum?
Warum sage ich manchmal nichts, wenn du dich heimlich
abschnallst?
Warum wasche ich manchmal das Obst nicht, ehe ich es dir
gebe?
Warum zwinge ich dich nicht, den Fahrradhelm zu tragen?
Warum untersage ich dir nicht, alles Grünzeug in den Mund
zu stecken, das du findest, auch das der Eibe?
Ich mag die Antwort nicht, ich schäme mich dafür, für diese
Hoffnung auf den Schlag des Schicksals.
Wenn's passiert, passiert's, denke ich und schaue weg.
Gleich darauf rüffle ich dich an: Anschnallen, schäl dir den
Apfel, guck, ob du auch alles Grüne ausspuckst. Schäme mich.
Dann wieder liebe ich dich wahnsinnig.
Deine großen, klaren, fernen Augen,
dein Kindergesicht, das keine Erfahrung zu prägen scheint.
Du bist zehn.
Deinen Duft und dein Schlafgesicht neben mir.
Die überraschenden Aussagen, manchmal, wenn du tippst,
wenn plötzlich diese Stimme erscheint, die deine eigene ist,
aus deinem Inneren, ganz kurz, wirklich du selbst, kleine
Kostbarkeiten, bewahrt und weitergegeben. Wie die Ahnung
eines verborgenen Landes.
Ein Orakel, das lange schlief und das zu hören einen tief, tief
berührt.
Die Litanei hat kein Ende. Es hört ja nicht auf.

Warum?
Warum? Warum? Warum? Warum? Warum? Warum? War-
um? Warum? Warum? Warum? Warum? Warum? Warum?
Warum? Warum? Warum? Warum? Warum? Warum? War-
um? Warum? Warum? Warum? Warum? Warum? Warum?
Warum? Warum? Warum? Warum?

Richard Sennett schreibt in seinem Buch über Intimität und Öffentlichkeit, dass die Zurschaustellung des Privaten die Ausbildung einer funktionierenden Öffentlichkeit zerstöre, in der die Menschen demokratisch und aufgeklärt miteinander umgehen könnten. Jede Öffentlichkeit sei darauf angewiesen, dass das Individuum sich dafür in eine Rolle begebe, die mit seiner Privatheit eben nur teilidentisch sei. So wie in der Kunst: ohne Rolle kein Theater. Oder in der Gesellschaft: ohne das Korsett des Benehmens kein Miteinander. Oder in der Politik: ohne abstrakte Zielsetzungen und ohne Kompromiss keine gemeinsamen Handlungen.

Ich schaffe es einfach nicht, so etwas zu lesen, ohne mich zu fragen, ob ich nicht der Untergang des Abendlandes bin, wenn ich das hier schreibe, ob ein so kompromisslos offenes Buch über mich und mein Kind nicht tut, wovor Sennett warnt?

Was will ich denn mit diesem Buch? Will ich beachtet werden? Aber ja! Will ich mal jammern dürfen? Na und wie! Am Ende noch Geld damit verdienen? Wäre nicht schlecht, schließlich zahlt die Kasse weder Simons Reittherapie noch ein ABA-Training.

Mir wird ganz anders.

Natürlich könnte ich es mir einfach machen und auf die

gesellschaftliche Relevanz des Themas Behinderung und Inklusion verweisen, das hier ja mitverhandelt wird.

Als ich Simon eine Marke prägen ließ, die ich ihm um den Hals hängen wollte, falls er mal wieder weglief – sein Name sollte draufstehen, eine Telefonnummer und, der Kürze halber: »Ich bin Autist und hilflos« –, als ich diese Marke also in Auftrag gab, schaute mich der wackere Handwerker an und fragte, was für eine Hunderasse das sei: Autist.

In den USA, habe ich kürzlich gelesen, sei eines von 150 Kindern autistisch, Tendenz steigend. Sicher wird es Zeit, dass die Menschen sich mit dem Phänomen bekannt und sich Gedanken machen, wie damit umzugehen ist. »Der gehört doch weggesperrt«, wie ein alter Mann meinte, dem Simon in einem Lokal unversehens durch die Haare fuhr, kann es ja nun nicht sein: Die Meinung markiert wohl auch nicht mehr den Mainstream, stirbt aber trotzdem nicht aus und beschert einem immer wieder eine Nacht, schlaflos vor Wut und Hilflosigkeit. Jede solche Erfahrung, jede Nacht weniger wäre ein Fortschritt. Also klären wir auf.

Sicher wäre ich froh, gesellschaftliche Debatten anzustoßen: über sinnvolle Einrichtungen für Autisten, in denen sie intensiv betreut werden, zugleich aber intellektuell nicht verhungern müssen, über geeignete Schulen, die das Thema Inklusion durch ein ganzheitliches Menschenbild bearbeiten, in dem das Andersartige tatsächlich seinen Platz hat. Schulkummer ist etwas ganz Typisches für Familien mit Autisten.

Stoßen wir Diskussionen an über eine die Familien entlastende Betreuung, denn noch immer ist es so, dass die schwierigen Autisten, die weder ins körper- noch ins geistig behinderte Schema passen, überwiegend zu Hause leben, versorgt von Eltern, die sich aufopfern, bis sie dann nicht mehr können und ihre vierzig-, fünfzigjährigen Kinder doch endlich abgeben müssen. Die Leiterin der Tagesstätte für erwachsene Menschen mit Autismus sagte mir, dass viele der Eltern, das sind Fünfzig- bis Sechzigjährige, die Abwesenheit ihres »Kindes« dazu nutzen, den fehlenden Nachtschlaf nachzuholen. Sie leben so, wie ich jetzt lebe, nur schon zwanzig Jahre länger. Wird es bei mir auch so sein? Muss das so sein?

Damit hätte ich dann doch wieder legitimen Input in die Kanäle des Öffentlichen gespeist, die Debatte befruchtet statt nur voyeuristisch verkleistert. Oder?

Es würde mich freuen, wenn es so käme. Aber ich bin kein politischer Mensch und kann diese Rechtfertigung daher nicht guten Gewissens für mich in Anspruch nehmen.

Wichtiger ist mir, Autisten ein Forum zu bieten, sie ins Blickfeld zu rücken als Menschen, die sich nicht selbst in den Augen der anderen definieren und positionieren können. Sie sind die ewig Unterschätzten, die ewig Interpretierten. So viel es geht von ihrem faszinierenden Innenleben zeigen, ohne sie dabei zu romantisieren oder zu beschönigen, das wäre gut. Sie sind ein ständiges Rätsel, vielleicht eines, das nicht vollends lösbar ist, aber sie sind es wert, dass man sich an der Lösung versucht, immer wieder, wie Sisyphus am Felsen. Hat Camus nicht ohnehin so das Leben definiert? Rollen wir den Felsen. Immer wieder findet man dabei ein Stück Seele, ein Stück Mensch, und jedes Stück ist so kostbar.

Ich hoffe außerdem, das Buch findet seinen Weg in die Hände von Angehörigen, von Müttern wie mir und Brüdern wie Jonathan, denn ich weiß von mir selbst, wie hungrig man nach einer Erfahrung sucht, die der eigenen gleicht, wie man sie verschlingt und wie froh man darüber ist, etwas so Belastendes teilen zu können, sich verstanden zu fühlen, es durch die Augen eines anderen noch einmal erleben zu können und neben dem heimatlichen Gefühl des »Ja, genauso ist das« vielleicht auch noch eine neue Perspektive, einen weiterführenden Gedanken für den eigenen Alltag zu entdecken.

Das aber geht nur um den Preis der Ehrlichkeit. Ich selbst wäre nicht daran interessiert, den fröhlichen Sekt-und-Selters-Bericht einer perfekten Autistenmutter zu lesen, den man zuklappen kann mit dem beruhigenden Gefühl: Na bitte, alles halb so schlimm. Wohin sollte solche Selbstberuhigung auch führen?

Gepackt dagegen hat mich die Aussage einer Mutter im Fernsehen, die erzählte, wie es so war, mit ihrem tobenden Dreizehnjährigen an der Hand durch den Verkehr zu gehen, der dauernd an ihr zerrte und den man nie loslassen durfte, sollte er sich nicht in Gefahr bringen. Unerwartet, ich glaube, auch für sie selbst, sagte sie in die Kamera, und man sah ihr die Scham an, die sie im selben Moment fühlte: »Manchmal dachte ich, wozu die Mühe, warum die Hand nicht einfach loslassen?« Ein Auto fuhr vorbei. Sie dachte nach. Dann sprach sie weiter und erklärte, dass sie heute einen Sinn in ihrem Leben sähe und eine Aufgabe.

Das war ein Moment, der mir weiterhalf, über mich selbst und Simon nachzudenken, der mir begreifen half. Paradoxerweise auch wieder Kraft gab. Ich durfte dieses verbotene Gefühl haben, durfte mir dieses Zögern verzeihen, als ich ihn an der Eibe nagen sah, dieses kurze Überlegen, ehe ich hinstürmte und ihm das Zeug aus dem Mund pulte, durfte es zulassen, musste mich nicht mehr schämen deshalb und konnte danach darüber hinausgehen. Egal, wie meine eigene Erklärung für dieses Weitermachen aussah. Und weitermachen muss man, Tag für Tag.

Und am Ende: Ich bin ein Geschichtenerzähler, das ist mein Beruf, das ist meine Passion. Simon ist die größte Geschichte, die mir in meinem Leben zugestoßen ist. Einfach klar, dass ich die erzählen musste. Auch wenn ich dafür auf Richard Sennett pfeifen muss, der ein kluger Mann ist.

Extra für dieses Buch habe ich mir heute eine Mappe gekauft. Die Unterlagen zu Simon sollen nicht in irgendeinem alten speckigen Ordner liegen. Sie ist rot, eine Nahaufnahme dicht gestreuter Rosenblütenblätter, kitschig, sentimental, wenn man so will. Ich neige an sich nicht zum Sentiment, aber bei Simon kann es offenbar nicht genug davon sein.

Mein Freund sagt, ich emotionalisiere meine Beziehung zu dem Kind unnötig, ich solle ihm klare Regeln für den Tagesablauf geben, da hätte es mehr davon.

Aber ich kann nicht anders. Da sich im Alltag das viele Gefühl kaum leben lässt, so ohne Sprache, mit eingeschränkter Erlaubnis, einander zu berühren, und seltenem Blickkontakt, legt man die Zuneigung in andere Dinge, vielleicht in überflüssige, vielleicht zu dick aufgetragen und vielleicht hat das Kind tatsächlich nichts davon. Es kriegt zu oft Lieblingsessen, zu viele Süßigkeiten, zu heftige Umarmungen, die es meist nicht will, Spaziergänge und Trampolinausflüge ganz nach Wunsch und kein Geschrei, wenn es wieder mal lustvoll sein Bett vollpinkelt.

Und ganz viele Liebeserklärungen.

Wenn ich mir dann sage, wäre besser, du würdest jetzt mit ihm Kommunikation trainieren oder Hausaufgaben machen, ihn zwingen, sein Matheprogramm am Computer durchzugehen, da hätte er was davon, das wäre gelebte Liebe, Engagement für die Zukunft, stelle ich manchmal auch fest, verräterischerweise: Das kostet Kraft, viel Kraft, mehr als ein »Ich hab dich lieb«.

Dann frage ich mich, ob es nicht auch ein wenig billig ist, dieses Gefühl? Hilflos, zumindest?

So ist das mit Simon. Man weiß nicht nur nicht, was er denkt oder fühlt, man verliert dabei immer auch ein Stück Gewissheit über die eigenen Gedanken, Empfindungen und Motive. Bin ich eine gute Mutter, bin ich eine Katastrophe für einen Autisten? Gebe ich ihm Halt, bin ich seine Handpuppe? Tun wir das Richtige, drücken wir uns vor den Aufgaben? Tut man je genug? Denkt und fühlt mein Sohn ähnlich wie ich oder stülpe ich ihm nur Interpretationen über, die ihn mir ähnlich machen sollen? Was meint Simon, wenn er sagt: »nett sein«, »lieben«? Geht es um Nützlichkeit oder geht es um mehr? Was wäre so schlimm daran, nützlich zu sein? Wird er jemals glücklich sein können, ist er es jetzt? Herrscht tatsächlich Harmonie, oder mache ich mir was vor in meinem aus Worten gebauten Puppenhaus? Oder sitze ich in der Falle, lebenslänglich? Ist das Leben heiter, oder ertragen wir es im Grunde kaum? Was ist gut, was ist schlecht, was ist einfach, wie es ist?

Die Sichtweisen klaffen so weit auseinander. Immer wieder müssen sie neu definiert werden. Immer wieder muss man sich für eine entscheiden. Immer wieder den roten Faden neu finden, der einem unter Simons verwirrenden Verhaltensweisen, den eigenen Selbstzweifeln und der Müdigkeit verlorengegangen ist. Letztlich muss man immer wieder neu entscheiden, wer er und wer man selber ist.

Jedenfalls, die Mappe ist rot, die Mappe ist schön. Als Erstes lege ich die Gedichte hinein, die Simon verfasst hat. Sie werden in einem Kalender abgedruckt werden, damit erhöht Simon die Zahl derer, die in dieser Familie publizieren, auf vier: sein werbetextender Vater, mein Lebensgefährte, der Krimis schreibt, Simon und ich. Sein Bruder sitzt immerhin schon ein halbes Jahr an seinem ersten Fantasy-Roman, wenn er auch noch nicht mit dem Ergebnis zufrieden ist.

Die Texte sind mittels Gestützter Kommunikation entstanden, und natürlich gibt es Stimmen, die sagen: Das ist geführt, getürkt, natürlich voll des guten Willens, kurz, sie seien das Ergebnis einer Projektion, wie mein Bild von Simon insgesamt eine Projektion sei, die Illusionen einer Mutter auf der Suche nach Trost für ihr kaputtes Leben. Alle werden sich da wohl nie einig sein.

Simon wird immer eine Frage der Interpretation bleiben. Er kann das Bild, das man von ihm hat, nicht selbst definieren, kann nicht mal Anspruch auf die richtige Interpretation anmelden, wie wir das immerhin können, die wir im Endeffekt ja auch davon abhängen, wie die Welt uns sieht und sehen will. Wir alle sind im Grunde eine Mischung aus unserer Selbstinterpretation und der Sicht der anderen auf uns.

Aber bei Simon ist es extremer. Das Spektrum reicht von: Da ist ein sensibles, hochbegabtes Kind bis hin zu: Da ist doch gar nichts.

Als ich anfing, dieses Buch zu schreiben, dachte ich noch, ich könnte eine Geschichte mit gutem Ende erzählen, dass Simon auf eine neue Schule käme und unser Leben auf einer neuen Stufe begönne, mit einem Kind, das zwar autistisch ist, aber sich bildet und auf diese Weise seinen Weg findet. Jetzt sieht alles wieder ganz anders aus, der Weg des Intellektes scheint überschätzt, die Chance auf neue Stufen überhaupt begrenzt. Wieder, wie schon so oft, stehe ich vor meinem Kind und frage mich: Wer bist du? Was kann ich tun?

Wieder werde ich auf die Frage zurückgeworfen: Was ist das nur, dieser verdammte Autismus? Ist er wirklich mein ganzes Kind? Ist Simon Autist durch und durch? Oder ist nur der Preis zu hoch dafür, zu dem durchzudringen, was darüber hinaus existiert? Zum ersten Mal in unserer gemeinsamen Geschichte fürchte ich, dass zumindest meine

Kräfte nicht reichen könnten. Etwas ist geschehen in den letzten Monaten, ich habe eine Grenze überschritten, die ich nicht genau benennen kann, von der ich aber ahne, dass es kein Zurück gibt. Etwas wird sich ändern. Aber kann ich damit leben? Lauter Gedanken, die ich lieber nicht denken möchte.

Ich weiß nur trotz allem: Da ist jemand, dieser Jemand verblüfft mich manchmal, und da er das kann, muss er unabhängig von meinen Projektionen existieren. Ich kann Simon spüren. Ich kann mich ihm nahe fühlen. Ich glaube an ihn. Ich möchte die anderen auffordern, ihn nicht zu übersehen.

Wenn ich es nicht tue, wer dann?

Danksagung

Es gilt, viel Dank abzustatten, all den Menschen, die uns mit Rat und Tat zur Seite standen, oft über Jahre hinweg, die uns ermutigt und zugelächelt haben und die so viel mehr waren als jene, die es auch gibt, die einem an Supermarkt-kassen anblaffen, man solle sein Kind halt mal erziehen, oder sagen: »Der gehört doch weggesperrt!«

Axel Brauns, selbst Autist, hat in seinem Lebensbericht die Menschen eingeteilt in hilfreiche und andere, in Bunt-schatten und Fledermäuse. Für uns waren die Buntschatten stets in der Mehrheit.

Dank an Dr. Wilkes, der Simon seine Diagnose stellte, der ihn stets freundlich aufnahm, ihm jede Therapie ermög-lichte und jedes Gutachten schrieb, das im Kampf mit der Bürokratie nötig war.

Dank an Brigitte Zähringer von der Frühförderung, die die erste Therapeutin wurde, die Zugang zu Simon fand, ihn zwei Jahre begleitete, sehr von ihm geliebt wurde und ihn nicht einfach verließ, sondern ihn in die sicheren Hände ihres Ausbilders weitergab.

Dank an Herrn Neumeier, der Simon als sein nächster und langjähriger Ergotherapeut viel abforderte, aber auch viel Sicherheit gab und selbst in den schwierigsten Zeiten bereit war, die Arbeit auf sich zu nehmen, zu dem Kind durchzudringen. Und bei dem ich im Wartezimmer stets eine Tasse Tee bekam.

Dank an Anita Kohler, die ich heute duzen darf und die Simon mit viel Engagement und Zuneigung in der Autismus-Ambulanz heimisch gemacht hat. Über Jahre war sie eine feste Größe in seinem und meinem Leben. So schade, dass Du jetzt so weit weg bist.

Dank an Frau Anrich, die ihr in dieser Rolle nachfolgte und versucht, Simon reif zu kriegen für den Umgang mit normalen Menschen.

Dank an Herrn Ursel vom Autismus-Kompetenz-Zentrum, der Klezmer mag und die Gedichte von Selma Meerbaum-Eisinger und sich so oft Zeit für ein Gespräch nahm, voller Sympathie und Wohlwollen. So viele gute Ratschläge, so viele wertvolle Tipps im Umgang mit Behörden und Stellen. Ohne ihn hätten wir uns unsere Schulbegleitung wohl nicht erkämpft und nicht behalten. Auch an Frau Winter, die ihm als für mich zuständige Betreuerin nachfolgte.

Dank an Frau Wolf, die mir viel über Autismus beigebracht und das Feuer entzündet hat dafür, ein solches Kind fit fürs Leben machen zu wollen.

Dank an Seppa Barner, die Simon mit viel gegenseitiger Sympathie und Nachsicht aufs Pferd brachte, an ihn glaubte und Spaß mit ihm hatte. Ich sehe die beiden noch immer singend durch die Landschaft ziehen.

Dank an Frau Schleinich und Frau Gallhoff, nein: heute Edenhofer, die Simon und mich das Kommunizieren lehrten. Ohne sie wäre so vieles nicht geschehen. Dank auch speziell für die Stütze und den Halt, den ich dort in schweren Zeiten erhielt. Er hat sehr gutgetan.

Dank an meine Therapeutin, Frau Weps, die mein unstetes Patientenwesen ertrug und mein jahrelanges Ausweichen vor mir selbst und ihr. Und die mir am Ende half mit dem Satz: »Es ist offensichtlich, was Sie wollen.« Da konnte auch ich es nicht mehr übersehen.

Dank an Dr. Krömker, der mir nie das Gefühl nahm, normal zu sein. Auch wenn ich es vermutlich nicht bin.

Dank an Ulrike Marschner und Sandra Klein-Resink vom Familienentlastenden Dienst, die Simon mit viel Zuneigung betreut haben. Ulrike begleitet ihn noch immer und im Grunde mich gleich dazu, wie eine echte Freundin. Dank Dir dafür. Und großen Dank an ihre Chefin und Koordinatorin Frau Lampa, die nicht nur die passenden Helfer findet, sondern sich auch alle Sorgen anhört.

Dank Dir, Peter Meyer, bei dem Simon drei paradiesische Jahre im Kindergarten verbringen durfte, anerkannt, geschätzt, gefordert und gefördert.

Dank an Frau Schmitz, die Leiterin der Georg-Zahn-Schule, die Simon damals so schnell und unkompliziert aufnahm und bis heute gut im Auge hat. Dank an Simons Lehrer dort, Frau Schilcher, Frau Bester und Herrn Stenger, die ihm Halt und Ruhe gaben und halfen, sein Potential zu entdecken. Dank den Betreuerinnen und Betreuern in der Tagesstätte, die sich auf das Abenteuer Simon mit Sympathie einließen: Frau Ebener und Frau Kandur, Herr Keuchel und Frau Postel.

Dank an Herrn Lucas, den Direktor des Emil-von-Behring-Gymnasiums in Spardorf, der auf die Frage, ob er einen nichtsprechenden Autisten in eine seiner fünften Klassen aufnehmen wollte, mit »Ja« antwortete. Einfach so. Und Herrn Fischer, der es auf sich nahm, Simon in Mathematik zu unterrichten, und das laut Frau Kaarmann »supercool« handhabe. Ich kenne Gymnasiallehrer, die hätten anders reagiert.

Dank an Herrn Beichler, den Beratungslehrer für Autismus in Erlangen, der unseren Schulspagat so klaglos, fix und kooperativ moderierte und auch weiterhin mit uns auf der Suche nach der richtigen Lösung ist.

Dank an Dr. Flessa und ihren Nachfolger, Dr. Naumann, die Simon als Kinderärzte betreuten, einfühlsam und mit viel Sympathie; er war und ist sicher kein einfacher Patient.

Dank an Frau Dr. Neuffer, die es tatsächlich mit viel Geduld und Nachsicht schaffte, dass Simon sich zahnärztlich von ihr behandeln lässt – ohne Vollnarkose, wie es vorher nötig war, wo mein Kind sich gegen die Maske mit dem Gas stemmte, bis es in Betäubung fiel. Sie hat uns viel erspart. Mäusemelken dürfte einfacher sein als ihre Arbeit.

»Ich habe heute überlegt, ob ich eine sehr rationale erzieherin habe und ich bin zu dem entschluss gekommen dass sie eine richtig gute ist und obercool. Ihr Name ist Frau Kaarmann.« So formuliert Simon das. Ich sage: Dank an Frau Kaarmann, die Simon schon so lange unterstützt und ohne die nichts von dem möglich gewesen wäre, was Simons Entwicklung ausmacht. Ich weiß, dass nichts, was ich sage, je genug sein könnte. Daher noch einmal Simon: Gefragt, was ihm zu dem Wort »best« einfiele, tippte er: »My best friend is frau kaarmann. Mrs. Nicest.«

Dank an all meine Freunde, an Felicitas und Eva und Mascha und Markus und Vreni und Rita und Kerstin und Doris und Monika, die sich meinen Kummer und meine Klagen anhörten, mit mir ausgingen und mich aufmunterten, mich in manchen dunklen Momenten aufgefangen haben mit einer Mail oder einem Telefonat und mich samt Simon immer wieder bei sich willkommen hießen. Auch wenn er auf euer Sofa gepinkelt hat, Andreas und Carola, es tut mir leid. Entschuldigung auch für das zerkaute

Spielzeug, Janek, und danke, Gabi und Christoph, dass ihr immer so zugewandt zu ihm wart. Danke, Nanette, dass wir kommen durften, um bei dir Übernachten zu üben und dich um deinen Schlaf zu bringen.

Dank an meinen Exmann, dass er sich nie davor gedrückt hat, die Verantwortung für sein besonderes Kind zu übernehmen und es zu betreuen, weit über das gesetzlich verpflichtende Maß hinaus, und mir damit die Freiräume gab, das alles packen zu können. Es ist wichtig zu wissen, dass es einen Ort gibt, an dem es Simon gut geht.

Dank an meine Eltern, ohne Ende. Für all die Unterstützung, finanziell, durch die viele Arbeit, die sie mir abnahmen, die Betreuung von Simon, all den Zuspruch und einfach ihre Liebe. Ohne sie wäre ich nie durch diese Jahre gekommen.

Dank an Jonathan, der der beste Sohn und beste Bruder ist, den irgendjemand sich wünschen kann. Und der mal der beste Schriftsteller der Familie werden wird, da bin ich sicher. Ich hoffe, er weiß, wie sehr ich ihn liebe.

Dank an Christian, meinen Lebensgefährten, meinen Seelengefährten, dafür, dass es ihn gibt, dass er da ist, dass er sich nicht vor Ruinen scheut und nicht vor Autismus und es aushält, mit mir ein Leben am Rand der Extreme zu leben, und mehr tut als das. Pour toi, pour toujours.

Großer Dank gilt auch meiner langjährigen Agentin, Karin Graf, ohne die aus mir keine freie Schriftstellerin geworden wäre, für ihr Engagement in den guten wie den schlechten Jahren. Und ihrer Mitarbeiterin Rebekka Goepfert, die dies hier für ein wichtiges Buch hielt, sowie meiner Lektorin bei Ullstein, Bettina Eltner, die derselben Meinung war. Sie gaben mir erst die Chance, von Simon zu erzählen.

Ich möchte auch einigen Menschen danken, deren Namen ich nicht kenne. Dem Herrn beim Imbissstand etwa, der sich so höflich erkundigte, ob er fragen dürfe, was dem jungen Mann fehle, interessiert zuhörte und meinte: »Da haben Sie eine große Aufgabe, ich wünsche Ihnen alles Gute.« Er weiß es wahrscheinlich nicht, aber so ein Satz kann einem Mut machen und den Tag retten.

Ich danke der Metzgereifachverkäuferin, die sich immer so geduldig Simons schwer verständliche Bestellung anhört und auf meine Erklärung hin meinte, sie habe auch ein behindertes Kind in der Familie. Auch weil sie so schön errötete, als ich ihr sagte, wie sehr ihre Freundlichkeit mich freut.

Dank der Eisverkäuferin, die meinte: »Ihr Sohn ist Autist, nicht wahr, ich sehe das, mein Sohn ist es auch.« Überhaupt den vielen, vielen Menschen, die freundlich waren und sagten: »Auch wir …« und damit eine Tür spontanen Verständnisses öffneten.

Und denen, die einfach nur freundlich waren, interessiert und rücksichtsvoll, eben weil das ihrem Wesen entsprach. Sie machen das Leben lebenswert.

Dank, Dank, Dank. Auch das könnte man noch anführen im Kapitel »Wozu es gut ist«. Denn ist es nicht gut, so viel guten Grund zu haben, dankbar im Leben zu sein?

Literatur

Die Liste der Bücher über Autismus ist lang. Ich möchte mich hier beschränken auf solche, die ich selbst mit Gewinn gelesen habe.

Bücher von Autisten

Axel Brauns: Buntschatten und Fledermäuse. Leben in einer anderen Welt (Hoffmann & Campe, 2002)

Temple Grandin: Ich bin die Anthropologin auf dem Mars (Droemer Knaur, 1997)

Konstantin und Kornelius Keulen: Zu niemandem ein Wort. In der Welt der autistischen Zwillinge Konstantin und Kornelius (Piper, 2003)

Rebecca Klein: Tanzendes Glück. Gedichtsammlung 1997–2009 (BoD)

Jasmine Lee O'Neill: Autismus von innen. Nachrichten aus einer anderen Welt (Huber, 2001)

Dawn Prince-Hughes: Heute singe ich mein Leben (Ullstein, 2005)

Susanne Schäfer: Sterne, Äpfel, rundes Glas (Verlag Freies Geistesleben, 2010)

Nicole Schuster: Ein guter Tag ist ein Tag mit Wirsing (Weidler, 2007)

Daniel Tammet: Elf ist freundlich und fünf ist laut. Ein genialer Autist erklärt seine Welt (Heyne, 2008)

Dietmar Zöller: Wenn ich mit euch reden könnte (Scherz, 1992)

Und alle weiteren Bücher von Dietmar Zöller

Bücher von Eltern autistischer Kinder

Miguel Gallardo: Maria und ich (Reprodukt, 2010)

Charles Hart: Ted. Leben mit einem autistischen Kind (Knaur, 1989)

Jenny Lexhed: Wenn Liebe allein nicht reicht (Südwest, 2008)

Charlotte Moore: Sam, George und ein ganz normaler Montag (Goldmann, 2004)

Dagmar H. Müller: Davids Welt. Vom Leben mit Autismus (Beltz, 2011)

Bücher über Autismus

Maureen Aarons, Tessa Gittens u.a.: Das Handbuch des Autismus (Beltz, 2000)

Susan Dodd: Autismus. Was Eltern und Betreuer wissen müssen (Spektrum, 2007)

Anne Häußler: Der Teacch-Ansatz zur Förderung von Menschen mit Autismus (Verlag Modernes Lernen, 2012)

Christian Klicpera, Paul Innerhofer u.a.: Die Welt des frühkindlichen Autismus (Reinhardt, 2002)

Joan Matthews, James Williams: Ich bin besonders! Autismus und Asperger. Das Selbsthilfebuch für Kinder und ihre Eltern (Trias, 2011)

Shira Richman: Wie erziehe ich ein autistisches Kind? (Hans Huber, 2009)

Brita Schirmer: Elternleitfaden Autismus. Wie Ihr Kind die Welt erlebt (Trias, 2006)

Peter Vermeulen: Autistisches Denken (Bosch & Suykerbuyk, 2011)

Peter Vermeulen: Ich bin was Besonderes. Arbeitsmaterialien für Kinder und Jugendliche mit Autismus (Verlag Modernes Leben, 2011)

Autisten in der Literatur

Petra Busch: Schweig still, mein Kind (Knaur, 2012)

Jon Fosse: Schwester (Bajazzo, 2006)

Marc Haddon: Supergute Tage oder die sonderbare Welt des Christopher Boone (Goldmann, 2005)

Thomas Kastura: Das geheime Kind (Droemer, 2010)

Christian Klier: Die Reise zum Mond. In: Tatort Franken II (ars vivendi, 2011)

Tessa Korber: Gestorben wird immer (btb, 2012)

Laurie Lears: Unterwegs mit Jan. Ein Bilderbuch (KIK-Verlag, 2000)

Jean Vautrin: Haarscharf am Leben (Rotbuch, 1993)

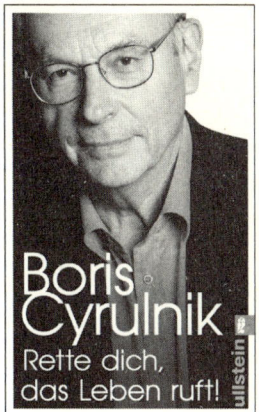
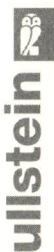

Véronique Poulain

Worte, die man mir nicht sagt

Mein Leben mit gehörlosen Eltern

Aus dem Französischen von Lis Künzli.
Klappenbroschur.
Auch als E-Book erhältlich.
www.ullstein-extra.de

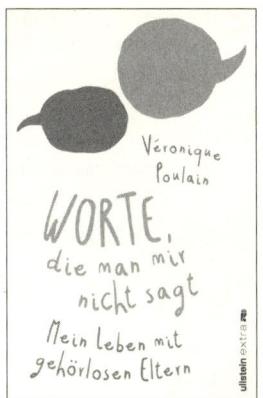

>*Eine wahre Geschichte voller Leben, manchmal bissig und dennoch voller Zärtlichkeit.*« Le Figaro littéraire

»Hallo, Ihr Arschlöcher!« So begrüßt Véronique Poulain eines Tages ihre Eltern, als sie aus der Schule heimkehrt. Die Reaktion: eine zärtliche Umarmung. Véroniques Eltern sind gehörlos. Das hat seine guten Seiten, kann aber auch ganz schön nerven. Als Kind ist Véronique mächtig stolz, wenn sie sich vor aller Augen in Gebärdensprache unterhält. Doch möchte sie nach ihrer Mutter rufen, muss sie sich etwas einfallen lassen. Und anders als man denkt, sind Gehörlose nicht unbedingt leise Menschen. Véroniques Eltern schmatzen genüsslich, pupsen geräuschvoll in der Öffentlichkeit und haben lauthals Sex. Ganz still ist es bei ihr zu Hause nie. Und richtig wild wird es, wenn ihre Mutter hinterm Steuer eine Diskussion beginnt.

ullstein extra

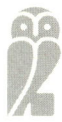